U0310168

数字卫生
健康中國

陈竺
二〇一二年二月六日

主 编 简 介

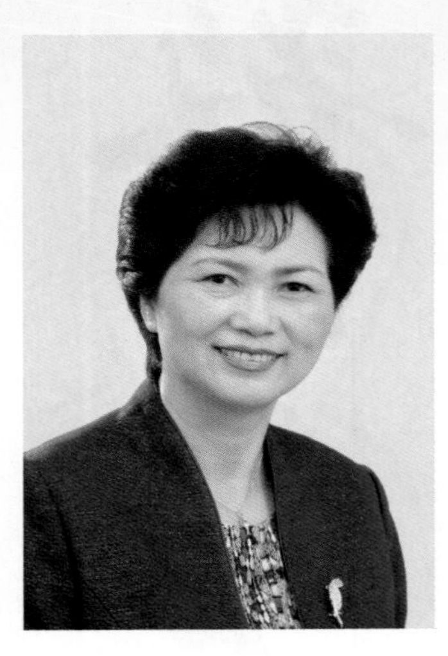

李兰娟，中国工程院院士，浙江大学医学院附属第一医院教授、博士生导师、主任医师，传染病诊治国家重点实验室主任，国家重点学科内科学（传染病）学术带头人。曾任浙江省卫生厅厅长、浙江省科协主席。现任传染病诊治国家重点实验室主任、浙江省传染病重点实验室主任。全国政协第十一届委员。兼任中华医学会副会长、教育部生物与医学学部主任、中国卫生信息协会副会长、中国生物医学工程学会副理事长、中华医学会感染病学分会主任委员、全国人工肝培训基地主任、中华预防医学会微生态学分会主任委员、国际血液净化学会理事、浙江省医学会会长，以及《中华临床感染病杂志》、《中国微生态学杂志》、《浙江医学》主编等。

从事传染病临床、科研和教学工作30余年，在传染病诊治方面取得了开创性成就，为我国传染病诊治作出了重大贡献。主要研究方向：传染病诊治、肝衰竭与人工肝脏，以及感染微生态学。承担了国家“863”、“973”、“十五”攻关、国家科学基金重点项目等课题十余项。作为第一完成人，获得国家科技进步奖二等奖2项、省科技进步奖一等奖4项、省科学技术奖重大贡献奖1项、教育部高校推广应用奖二等奖1项。发表论文300余篇，其中SCI收录90余篇，授权专利15项，主编出版了我国首部《人工肝脏》和《感染微生态学》专著，以及教育部规划教材《传染病学》等著作21部。

近期又提出了“健康面对面”行动计划，作为总负责人承担了“十一五”国家科技支撑计划重点项目“国家数字卫生关键技术和区域示范应用研究”，倡导建立全民电子健康档案，统一卫生信息标准，互联互通、共享信息，为实现数字卫生、健康中国而努力。

“十一五”国家科技支撑计划重点项目
“国家数字卫生关键技术和区域示范应用研究”项目组

数字卫生丛书

李兰娟　总主编

第一册

数字卫生标准化

李兰娟　主编

科学出版社
北　京

内 容 简 介

本书系“十一五”国家科技支撑计划重点项目“国家数字卫生关键技术和区域示范应用研究”成果——《数字卫生丛书》之第一册。本书以数字卫生概念入题，从标准这一卫生信息化建设发展的基础着手，结合标准制定、发布和实施过程中遇到的实际问题、总结的经验教训和解决方法，详细介绍了国内外信息化领域标准的发展状况和数字卫生标准研究的流程与方法。

本书内容新颖、实用，可供卫生行政管理人员、数字卫生标准研究人员参考。

图书在版编目(CIP)数据

数字卫生标准化 / 李兰娟主编. —北京：科学出版社，2013.3
(数字卫生丛书 / 李兰娟总主编)
ISBN 978-7-03-036744-0

Ⅰ.数… Ⅱ.李… Ⅲ.数字技术—应用—卫生标准—中国—研究
Ⅳ.R194-39

中国版本图书馆 CIP 数据核字（2013）第 037884 号

责任编辑：沈红芬 / 责任校对：包志虹
责任印制：肖 兴 / 封面设计：范璧合

科学出版社 出版
北京东黄城根北街 16 号
邮政编码：100717
http://www.sciencep.com
中国科学院印刷厂 印刷
科学出版社发行 各地新华书店经销
*
2013 年 3 月第 一 版 开本：787×1092 1/16
2015 年 6 月第二次印刷 印张：13
字数：300 000

定价：88.00 元

（如有印装质量问题，我社负责调换）

《数字卫生丛书》编委会

《数字卫生标准化》编委会

《数字卫生丛书》序

医药卫生事业的改革与发展越来越受到各国政府和国际组织的重视和关注，是我国构建社会主义和谐社会的重要内容。数字卫生是现代医疗卫生服务的核心内容之一，在国家社会事业发展中具有重要的战略意义，与每一位公民都休戚相关。与发达国家相比，我国在数字卫生的人才储备、产业培育、基础研究、标准制定、政策立法等领域仍然存在差距，这在一定程度上制约了卫生事业的发展。为了适应医疗卫生服务模式转变的需要，本着现代健康维护的理念，“十一五”国家科技支撑计划重点项目“国家数字卫生关键技术和区域示范应用研究”应运而生了。

“国家数字卫生关键技术和区域示范应用研究”项目是2008年浙江省人民政府与卫生部联合向科技部申报的重大科研项目，项目紧紧围绕深化医疗卫生体制改革、加快建设惠及全体居民的基本医疗卫生服务体系、实现“人人享有基本医疗卫生服务”的目标而设计，是一项关系民生、改善民生的研究项目。为了推进项目顺利实施，卫生部和浙江省人民政府联合成立了专门的项目领导小组，统一领导和组织协调项目研究工作。

作为项目负责人，中国工程院李兰娟院士，带领了一支由政、产、学、研、用、资多个领域1000多名医学人才和信息技术人才组成的科研队伍，经过历时三年的努力，取得了显著的成效。国家数字卫生项目通过构建居民电子健康档案、电子病历、交互式信息平台、城乡社区与医院双向转诊、远程诊疗、远程教育和健康咨询等系统，进行数字化医疗卫生资源共享、数字化医疗服务、数字化城乡社区卫生服务、数字化公共卫生服务和保障等区域示范，有效提升疾病预防控制、公共卫生应急处置能力，提高医疗服务质量、改善服务可及性，推进卫生改革发展，达到整合共享、优化流程、提高效率、降低费用、和谐医患、保障健康的目标。项目取得的关键技术和成果，在一些省市得到了应用。2011年全国卫生信息工作现场会在浙江省召开，会议充分展示了国家数字卫生项目的成果，为推进全国卫生信息化建设工作起到了良好的示范作用！

我欣喜地看到，李兰娟院士及其团队把国家数字卫生项目示范应用取得的第一手经验和体会加以提炼，潜心编著出版了这套《数字卫生丛书》，把丰硕的学术之果奉献在读者面前，其涵盖了《数字卫生标准化》、《全人全程健康管理》、《新型智能医院》、《区域卫生信息平台建设与利用》、《远程医疗服务模式及应用》、《数字化临床路径建设》和《数字卫生示范应用》共七个分册，是国内卫生信息化领域首套较为系统、全面的丛书，为广大卫生管理者和医务工作者提供了数字卫生的先进理念和前沿技术，为广大医疗卫生相关行业人员提供了指导和参考，充分显现出了数字卫生助推医改、服务健康的技术支撑作用，对推进我国卫生事业发展意义重大。

卫生部部长 陈竺

2012年5月

《数字卫生丛书》前言

健康是人类社会发展的重要基石，是人类一切活动最基本的价值取向。党的十七大报告提出："健康是人全面发展的基础，关系千家万户。"个性化、区域化、信息化是现代健康服务的新特征，基于现代医学高新科技的广泛应用，针对每一位公民的健康维护、健康知识普及，构建以个人电子健康档案和电子病历为核心、以资源共享和互通为基础的医疗卫生信息化已成为构建现代医疗卫生服务体系的重中之重，世界各国都在抓紧数字卫生项目的建设。

数字卫生就是在一定区域范围内，以全民电子健康档案和电子病历为核心、卫生信息平台为枢纽、一卡通为纽带，实现医疗健康信息的共建共享、互联互通，为医疗服务提供者、卫生管理机构、患者、医疗支付方及医药产品供应商等机构提供以数字化形式收集、传递、存储、处理的各种卫生行业信息，以满足健康保健、医疗服务、公共卫生和卫生行政的需要。以数字卫生为特色的医疗卫生信息化，涉及医疗卫生的所有领域，能够为现代健康维护和提升行业服务能力提供技术保障，为卫生事业科学发展提供技术支撑，也是实现医改"人人享有基本医疗卫生服务"目标的客观需要，并且已经成为医疗卫生事业改革发展的重要支柱之一，对深化医疗卫生服务体制的改革、维护全体公民的健康、加快和谐社会的构建和推进经济社会的发展具有十分重要的战略意义。

2008年浙江省人民政府与卫生部联合向科技部申报了"十一五"国家科技支撑计划重点项目"国家数字卫生关键技术和区域示范应用研究"，2009年正式立项，李兰娟担任项目负责人。在卫生部、科技部、浙江省委和省人民政府的关心帮助下，经过1000多名研究人员历时三年多的努力，取得了一定的成效，得到了各级领导和国内外专家的一致好评，充分体现了卫生信息化助推医改、服务健康的技术支撑作用。卫生部陈竺部长在看了项目的研究成果之后称赞道：数字卫生在浙江试点示范，要在居民电子健康档案上与奥巴马赛跑！

在项目的实施应用过程中，我们汇集了全国医疗卫生、信息技术、标准规范、卫生管理等领域的知名专家、学者，取得了一些成果，积累了一些经验。为了和广大读者一起分享这些成果和经验，我们编写了这套《数字卫生丛书》，包括《数字卫生标准化》、《全人全程健康管理》、《新型智能医院》、《区域卫生信息平台建设与利用》、《远程医疗服务模式及应用》、《数字化临床路径建设》和《数字卫生示范应用》共七册，内容涉及从技术到业务再到管理的方方面面，希望与大家共勉，也希望在国家医药卫生体制改革的大环境下能够为广大读者提供参考和借鉴！

由于“国家数字卫生关键技术和区域示范应用研究”项目属于科技部首个医疗卫生领域信息化方面的重大项目，其本身就极具探索意义，此次把项目成果和经验汇编成书，旨在抛砖引玉。书中难免存在不足之处，恳请广大读者批评指正，以便我们在今后的卫生信息化研究过程中继续予以完善。

本书在编写的过程中得到了全国人大常委会副委员长桑国卫院士和卫生部陈竺部长的关心和指导，谨在此表示衷心的感谢！

中国工程院院士 李兰娟

2012 年 5 月

前　言

标准化是数字卫生建设的基础工作，建立数字卫生规范标准体系是数字卫生建设的重要内容，也是进行信息交换与共享的基本前提。在数字卫生建设中，必须强调“统一规范、统一代码、统一接口”，规范卫生各领域信息化建设的基本功能、业务流程、数据模型和数据编码等信息标准，以满足数字卫生发展的需要。我国医疗卫生行业已走过20多年的信息化建设历程，在取得相当成效的同时，也凸显出相关标准、规范建设滞后的现象，造成信息不能共享，业务不能协同开展，“信息孤岛”无处不在，对管理决策的作用有限，严重影响了卫生信息化的健康发展。因此一定要建立起一套数字卫生标准体系，以保证卫生领域的数据能按一定的规范进行分类，信息能按一定的标准进行编码，使新成果、新技术的推广和医改“人人享有基本医疗卫生服务”的目标接轨。

在国家数字卫生项目的数字卫生规范标准和运行机制研究课题的实施过程中，我们结合我国医疗卫生信息标准化的实际需求，通过开展国际标准本土化研究和自主创新研究以及将两者相结合，在国内首次研制并建立了一套适合中国国情、顺应医改需求的数字卫生标准体系，包括疾病控制、卫生监督、新型农村合作医疗、急救与血液、电子健康记录、医疗业务流程、医疗影像、医学实验室、远程医疗、健康档案、分类与术语编码、IT通信、区域信息系统规范共13类66个标准，想以此来引起大家重视，在国内早日实现以标准来统一、规范卫生信息化行业发展。此外，我们还积极推动标准实施、应用的尝试，以标准促进应用，以应用检验标准。并且以标准为基础，我们建立了标准化电子健康档案系统、标准化电子病历系统、标准化卫生信息平台系统、标准化一卡通系统、标准化远程诊疗和远程教育系统、标准化临床路径系统，以示范区实际应用来验证标准，取得了第一手的经验。

本书就是以数字卫生概念入题，从标准这一卫生信息化建设发展的基础着手，结合标准制定、发布和实施过程中遇到的实际问题、总结的经验教训和解决方法，让各位读者较为全面地了解到国内外卫生信息化领域标准的发展状况和数字卫生标准研究的流程与方法。

当然在国内系统化研究数字卫生标准还只是处于起步阶段，标准的实施、应用更是属于探索和尝试性的，书中存在的不足之处，恳请广大读者批评指正，以便我们在今后的标准化研究过程中能进一步予以完善。

本书在编著的过程中得到了中国卫生信息学会和浙江省标准化研究院的有关领导和同志的支持与帮助，谨在此表示衷心的感谢！

李兰娟

2012年10月

目　录

第一章　数字卫生概述

在人类社会发展的历史长河中，材料、能源和信息从来都是人类生存和发展不可缺少的基本资源。信息成为一种资源是社会发展到一定阶段的产物，“人类社会正处于信息时代”已成为全球共识。美国的奈斯比特在《大趋势——改变我们生活的十大新趋向》中将人类社会发展“从工业社会到信息社会”列为十大趋向之首，认为这是“最具有爆炸性的”重大变化，“信息社会不再是一个新的概念，而是当今社会的现实”。信息作为任何国家、地区、组织机构生存和发展的战略资源以各种形式分布在社会、家庭的各个角落，以及政治、经济、文化、卫生等各个部门，信息化水平的高低已作为一个国家和地区社会、经济、科技发展水平的主要标志之一。

健康是人类社会发展的重要基石，是人类一切活动最基本的价值取向。随着科技的发展和社会的进步，卫生工作的发展越来越受到各国政府和国际组织的重视与关注，也是我国建设社会主义和谐社会的重要内容。党的十七大报告提出：“健康是人全面发展的基础，关系千家万户。”同时提出：“要全面认识工业化、信息化、城镇化、市场化、国际化深入发展的新形势、新任务。”数字卫生建设是现代医疗卫生服务体系建设的核心内容之一，在国家社会事业发展中具有重要的战略意义，与每一位公民都休戚相关。

特定领域内的信息化建设和信息系统的应用对提高卫生工作效率确实发挥了作用，但是按照信息技术的特点和卫生工作的要求，还远没有发挥信息化的优势，还远不能满足卫生事业发展的需要。目前，卫生信息化的建设和应用还存在着许多问题，归纳起来有“四强四弱”：

一是“纵强横弱”。像传染病直报、卫生监督、血液管理，这些系统都是某个业务领域内的垂直系统，自己的系统自己用，缺乏横向连接。

二是“点强面弱”。像医院信息系统，在单个医院应用较强，但院际之间没有连点成面，应用系统不能兼容，医患信息不能共享。

三是“建强用弱”。像居民电子健康档案建设，初期集中大量的财力和人力，一旦建成，后期也没有数据更新，成为“死档案”。

四是“内强外弱”。原先建设这些应用系统，用于内部管理的多，面向公众服务的少，功能也比较弱。

分析“四强四弱”的原因：一是缺乏系统规划和顶层设计，医疗卫生机构之间的总体协调效果差，各自建各自用。二是缺乏信息化标准和规范，信息系统之间难以实现信息共享，出现了“烟囱林立、孤岛遍地”的现象。三是卫生信息化专业机构和人才队伍建设不够健全，缺乏市县一级的卫生信息化专业机构和既懂信息技术又懂卫生专业的复合型人才。四是系统日趋复杂。医疗信息化系统涉及具体的几十个应用系统，对于中小型医院，要实现完整的医疗信息化需要部署复杂的多应用系统，推行难度较大，同时还带来医疗信息化建设和维护成本高等问题。通常情况下，需要投入较多的经费用于信息化的初始建设，容易让普通医院望而生畏。同时，电子化设备3～5年的快速更新，使得维护成本居高不下。

数字卫生建设可以应对目前卫生信息化建设中存在的“四强四弱”问题，充分发挥卫生信息优势，以强带弱，推动卫生信息的发展，从而实现卫生工作的“五个转变”：从管理导向向以服务社会公众、服务医务工作者、服务管理者为导向的工作模式的转变；从主抓建设向主抓应用的工作重心的转变；从技术驱动向业务驱动的推进方式的转变；从条块分割向信息共享的发展模式的转变；从内部评估向公众评估的评估方式的转变。

第一节　数字卫生的概念与基本功能

一、数字卫生的概念

数字卫生作为一个全新的、充满活力的卫生工作模式，已经在加拿大、新西兰、欧洲等多个西方国家和地区开展了多年，很多学者对其进行了定义，定义总数可达上百个，但至今没有形成一个公认和统一的定义形式。有学者认为数字卫生是卫生领域的新术语，即在卫生领域需要结合使用电子通信和信息技术，为本地或远距离的临床诊断、教育和管理等传输、存储和检索卫生数据信息；还有学者认为数字卫生是运用信息技术完成医疗保健服务；另有学者认为数字卫生集合了医疗信息、医疗保健服务，是通过网络化和其他相关技术提高卫生服务和信息传递的新兴领域。更广意义上来说，这个词已经超出了卫生保健的传统意义，数字卫生可以使患者很容易在网络上得到卫生保健服务者提供的相关卫生保健服务。

但是，较多的权威人士和权威机构认为数字卫生（e-health）是一个集合了医学信息学、公共卫生并加以商业化的、通过网络和其他高科技来提高卫生服务和信息传递的新兴的领域。而从一个更大的角度来说，数字卫生不仅是技术的发展，更是一种为提高卫生服务的本土化、区域化和全球化、网络化的全球性思维方式，以及信息和交流技术的改变。

广义的数字卫生是指与数字卫生直接相关的各种社会经济信息、科学技术信息、文化教育信息及人群健康信息等。狭义的数字卫生则是指国家为了保护和促进人群健康，有效地提高劳动者素质，而收集、传输、处理、存储、分配和利用开发的各种信息，主要包括卫生服务活动信息，卫生资源的配置和利用信息，健康与疾病信息，影响健康的各种因素，疾病诊断、治疗和处置信息等。

简言之，数字卫生是各种直接或间接与卫生工作相关的指令、情报、数据、信号、消息及知识的总称，主要包括医学科技信息与卫生服务活动内在规律性和外部联系及相应的社会卫生问题，用于组织、控制和管理卫生及其相关领域的活动。

二、数字卫生的基本功能

数字卫生在现代化卫生事业发展中的地位日益重要，具体表现为对卫生事业宏观管理与科学决策、对卫生规划的监督与评价、对医学研究与技术开发，以及对社会生产力发展等方面有重要的作用。

1. 数字卫生是卫生事业宏观管理和科学决策的依据　对于卫生事业管理者和决策者来讲，三种类型的信息是必需的：一是国家或地区人群健康状况、疾病结构、卫生需求和当前人群中主要的卫生问题及其优先等级；二是众多的预防、诊断治疗、保健及干预措施中哪一种是适宜、经济而有效的；三是卫生服务的决定性影响因素有哪些，确定经济有效的干预措施，改善人群健康状况。我国的社会卫生问题不尽相同，探讨和研究各地社会卫生事业的发展水平，卫生资源的分布、结构及其利用情况，以及不同类型地区人民群众对卫生服务的需求，评价卫生资源的合理开发、利用和布局，掌握不同类型地区卫生状况的差异特征和主要社会卫生问题，是卫生事业宏观管理和科学决策的基本出发点。

2. 数字卫生是监督、评价卫生规划的依据　决策与规划（计划）的制定需要以可靠、有效的信息为依据，为了实现规划的预期目标，必须对规划的执行过程进行科学管理，即实行控制、监督和评价，这些都必须有信息的支持。监督和评价是判断预定卫生目标取得的数量、进展和价值的过程，包括完善卫生目标、阐明目标取得的进展、测量与判断目标取得的效果、衡量达到目标的社会意义、对今后的工作提出建议等五个方面。因此，卫生事业发展及卫生服务的监督和评价是卫生事业管理的重要环节，而卫生（管理）统计信息是监督和评价的客观依据与手段。

3. 医学科技信息是医学研究与技术开发的基础　医学科学研究是探索人类生命与健康未知领域的活动。随着科技活动及科技成果的不断涌现，医学科技信息也在大量增加。现在的医学科研与技术开发已不再是个人兴趣，而是一项国家乃至国际范围的事业。开展有价值的医学科学研究，必须了解前人的成就和同辈们正在进行的工作，否则有可能是重复别人的工作。因此，医学科学研究者必须有强烈的信息意识和较高的信息技能。此外，充分掌握医学科技信息，还能有效节约医学科研与技术开发的投入。

4. 数字卫生也是生产力　医学科学研究成果向现实生产力转化，促进科研成果的商品化，以及开展卫生技术咨询、技术服务、技术转让等都必须依靠各方面的信息。各级医疗卫生机构提供基本医疗卫生服务和特需医疗服务都需要根据居民的卫生服务需求和市场信息来配置。医药生产企业和销售部门要想在竞争激烈的市场中立于不败之地，必须依据大量可靠的市场信息来组织生产、经营和销售。

第二节　数字卫生系统

一、数字卫生系统的概念

数字卫生系统是信息系统的一种行业性系统，是对卫生部门的数字信息进行采集、处理、存储、管理、检索和传输，并为有关卫生工作者提供有价值的信息，为卫生事业的管理和发展提供服务的数字卫生系统。

二、数字卫生系统的组织与构架

我国数字卫生系统主要由卫生统计与医学科技信息系统两大部分组成。卫生统计信息系统在中央一级的管理由卫生部卫生统计信息中心负责；医学科技信息系统最高的管理机构是中国医学科学院医学信息研究所；有关疾病监测、疾病控制、卫生监督/监测信息与预防医学科技信息由中国疾病预防控制中心公共数字卫生中心主管。因此，在中央一级，形成了一个在卫生部领导下由三家单位组成的中国数字卫生系统的管理核心（图 1-1）。中央一级三个数字卫生管理机构在省（自治区、直辖市）级及以下行政区内各有其管辖或联系的单位，形成了三个子系统，即卫生统计信息系统、医学科技信息系统，以及疾病控制、卫生监督信息与预防医学科技信息子系统（图 1-2）。

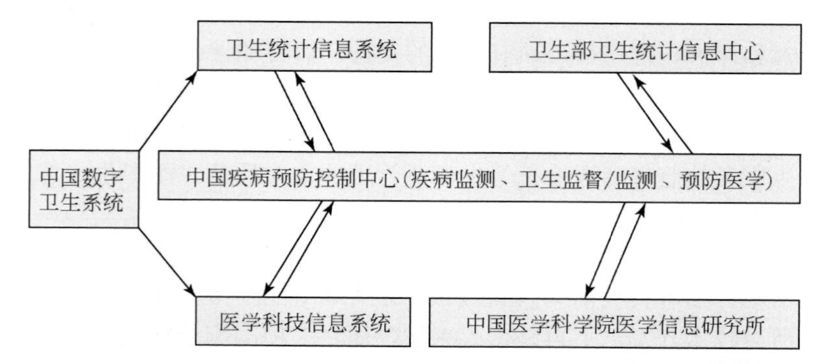

图 1-1　中国数字卫生系统的组织

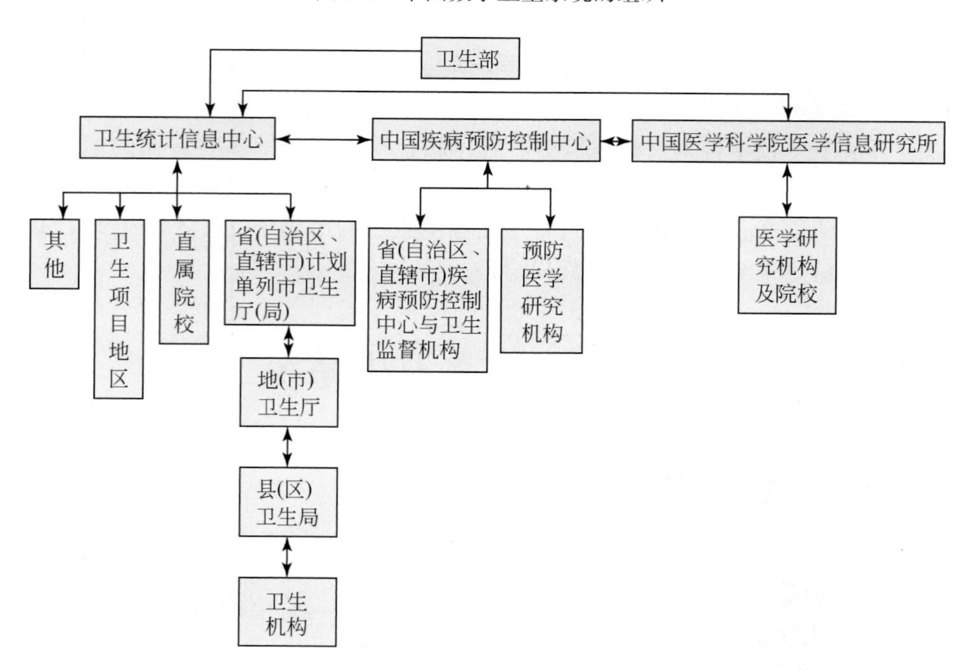

图 1-2　中国数字卫生系统的构架

三、数字卫生系统涵盖的业务领域

数字卫生以科学发展观为指导，贯彻落实党的十七大精神。其内容的设置紧紧围绕深化医疗卫生体制改革，加快建设惠及全体居民的基本医疗卫生服务体系。其业务以关系民生、改善民生为重点，以实现"人人享有基本医疗卫生服务"的目标。通过构建全民个人电子健康档案（EHR）、交互式数据中心、城乡社区与医院双向转诊、远程诊疗、远程教育和健康咨询等系统，进行数字化医疗卫生资源共享、数字化医疗服务、数字化城乡社区卫生服务、数字化公共卫生服务和保障等区域示范，克服"信息孤岛"，实现信息资源的整合与共享，有效提升疾病预防控制、快速公共卫生应急处置能力，提高医疗服务质量、改善服务可及性，推进卫生改革发展，达到"整合共享、优化流程、提高效率、降低费用、和谐医患、保障健康"的目标。

业务领域涵盖了医疗服务、社区服务、公共卫生服务和综合管理四个方面（图 1-3）。

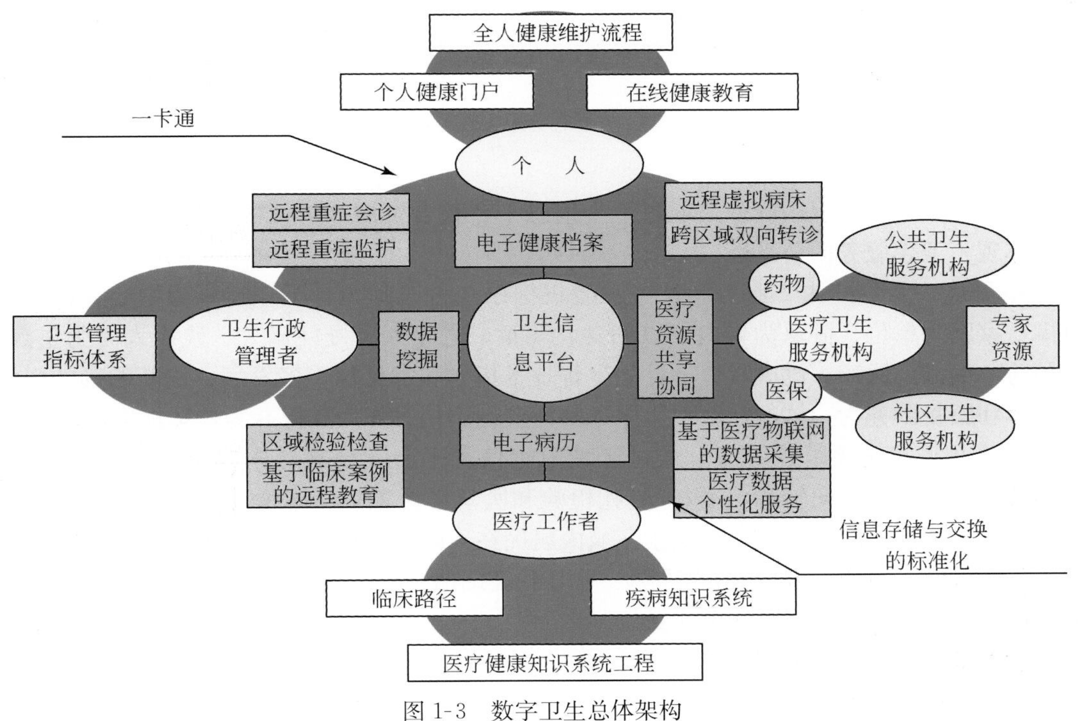

图 1-3　数字卫生总体架构

（一）医疗服务

数字化医疗卫生资源共享以新型居民电子健康档案为核心，以涵盖临床路径和知识库系统的电子病历为基础、数据中心为枢纽、一卡通为纽带，实现医疗卫生信息共享、医疗资源共享，提升医疗服务水平。

1. 提高医疗服务质量　通过健康档案医生可以全面掌握和了解患者过去就医情况及

其健康状况，为医生诊疗提供了更多的决策所需要的基础信息，能较大程度地提高医疗服务质量。

2. 节省患者支出，缓解群众看病贵的矛盾 通过计算机网络技术，为每个人建立健康档案，实现个体化健康管理，形成居民个人的健康状态资料，以及诊断治疗的重要记录，使在各级各类医疗卫生服务机构工作的医生随时能得到患者病史，避免了重复医学检查，既提高了效率，也节省了患者支出。

3. 争抢生命绿色通道“黄金时间” 通过居民健康档案可以在第一时间了解决患者的病史、药物过敏史等情况，并有针对性地进行医疗诊治准备，避免因无法询问病情、病史不明确导致救治不力的情况，真正地把握急诊抢救的黄金 6 小时。

4. 有效、合理利用医疗资源 实行社区卫生服务机构与大中型医院多种形式的联合与合作，建立分级医疗和双向转诊制度，探索开展社区首诊制试点，促进大中型医院与城市社区卫生服务机构之间形成业务联动、优势互补、疾病诊治连续化管理的机制，最终实现小病在社区、大病进医院、康复回社区的就医格局，实现区域卫生资源合理使用。实现双向转诊的重要一点就是信息共享与沟通，这有赖于信息化建设。只有这样，才能够实现转诊时各类医疗机构之间共享信息并实现提高质量、降低费用的目的，实现区域医疗资源的合理利用。

（二）社区服务

数字化城乡社区卫生服务是通过卫生信息平台整合资源，为社区居民提供卫生服务，充分体现了卫生服务的公平性。

1. 开展“六位一体”业务 社区卫生机构以全科医师为骨干、健康为中心、社区为范围、家庭为单位、需求为导向，以妇女、儿童、老年人、慢性病人、残疾人等为重点，融预防、保健、医疗、健康教育、计划生育技术指导和常见病、多发病、诊断明确的慢性病治疗和康复服务为一体的社区卫生服务都需要健康档案作为支撑并为档案提供信息。

2. 开展健康干预跟踪服务 通过区域卫生信息平台实现区域内健康档案信息共享、联动医疗机构间的双向转诊、委托/受托检验和医学影像检查、图像和报告传递，实现对个人医疗卫生保健服务的跟踪。探索区域内居民在不同医疗机构间从孕产期保健到婴儿出生、儿童保健、终老的健康跟踪服务，利用手机短信预约服务等提供便捷和人性化的服务，可以有效提升健康干预服务质量。

建立基于区域平台和健康档案的具有统一功能体系、统一指标体系和统一操作模式的社区卫生管理信息系统，可以提高社区卫生管理和业务指导机构的管理效率和质量，向社区居民提供更满意的卫生健康服务。

（三）公共卫生服务

数字化公共卫生服务和保障，能有效提升疾病预防控制、卫生应急处置能力，做到重心下移、关口前移。

1. 公共卫生业务联动工作 在居民健康档案基础上，120 急救中心通过查阅患者的相关信息（前期建立档案时，记录的既往病史，体检时的有关记录、家庭住址、亲属联系方式等），急救中心的工作人员会根据GPS定位（若没有GPS定位，可根据前期登记的家庭住址）通知与呼救离用户现场最近的急救车辆前往抢救。同时开通医院生命绿色通道，用户发出的呼救信息不仅反映在120系统平台，同时也会反映到绿色通道对口医院的平台上，根据患者既往病史，使医院提前做好抢救准备，将用户的呼救信息及时反映到呼救中心、绿色通道的对口医院。

2. 疾病预防与控制管理 健康档案记录了居民健康状况的发展变化以及所接受的各项卫生服务，疾病预防保健专业机构以居民健康档案采集的信息为依据，开展质量控制和管理，能够更好地了解和掌握辖区内居民的基本健康状况及其变化和趋势，有效开展医疗、预防、保健、康复、健康教育和计划生育技术指导等服务，开展重点人群、重点疾病的防治管理工作。

3. 突发公共卫生事件处理 突发公共卫生事件是指突然发生，造成或者可能造成社会公众健康严重损害的重大传染病疫情、群体性不明原因疾病、重大食物和职业中毒以及其他严重影响公众健康的事件。通过实时查阅居民健康档案，提高抢救病人的“黄金时间”，为预防暴发大规模的疾病提供理论依据与信息支持。

4. 公共卫生服务 在全国建立格式、内容相对统一的信息化居民健康档案，将能够确保居民的健康信息跟人流动，在异地工作、居住时，依然能够享受到由政府提供的基本公共卫生服务。国家的基本公共卫生服务项目将包括疾病预防、免疫接种、妇幼保健、健康教育、职业卫生、精神疾病管理治疗等内容，由城市的社区卫生服务中心（站）、乡镇卫生院和村级卫生室（所）向辖区内所有居民均等提供。国家还将加强对边远、贫困和流动人口等特殊人群的卫生经费投入和服务，逐步缩小城乡居民基本公共卫生服务差距。

（四）综合管理

通过卫生信息平台整合资源，统计分析人群健康水平，为政府管理和决策提供依据。

1. 加强卫生管理 随着区域卫生信息平台的建成，卫生行政管理部门可以获得宏观管理所需的数据支持，以辅助其决策，高效开展电子政务、传染病疫情监测、应急联动等；通过互联互通的医疗卫生网络体系将使行政管理部门对卫生业务部门的监督和控制更及时和准确，提高对整体卫生资源的调配力度，加强对疾病与疫情的控制，加强卫生监督，提高行业内的应急指挥处理能力。丰富的医疗卫生信息资源，为政府进行全市的宏观管理、宏观调控和决策支持提供基础数据。

2. 实现跨业务、跨系统的数据共享和利用 由于卫生信息化建设各自为政，缺乏统一规范和部署，各医疗卫生机构之间的网络不联通，业务标准、数据标准不一致，数据无法交换共享，形成了各单位、各条线的信息孤岛。首先，各单位对基础与公共信息都要重复采集与存储，由此造成人力、物力与财力的重复投资；其次，由于数据的重复采集与存储，导致数据冗余，影响数据的一致性与唯一性；最后，虽然数据被多处采集与存储，但由于标准不一致，数据还是无法交换与共享。

从服务对象的个体而言，实现的目标是：

居民个人——能随时随地获得医疗健康服务，人人拥有维系一生的电子健康档案（EHR），能够获得全人全程健康服务和维护。

医生、护士 —— 能随时随地为居民提供医疗健康服务和接受再教育的环境。

医疗资源服务机构 —— 能高效地管理、分配、共享和利用医疗卫生资源。

公共卫生服务机构 —— 能实现纵向到底、横向到边的疫情报告体系和覆盖医疗机构、公共场所、职业危害单位的监测、预警，快速响应的医疗救治和覆盖全社会的卫生监督，以及能快捷、科学、有效处置各类突发公共卫生事件。

医疗卫生行政机构 —— 能高效地实施监管，更全面、准确地把握医疗卫生产业的需求、动态，能进行快速、科学的决策。

相关环节——能保证信息畅通，及时、准确地获得和分享医疗卫生健康有关的数据和知识。

第三节　数字卫生的形成与发展

一、数字卫生形成与发展的社会因素

信息技术发展日新月异，全球医学信息学方兴未艾，电子病历、临床信息管理、基于医学知识库的辅助诊疗等新兴领域，为我国医疗信息产业的革新提供了学术基础和技术支撑。近年来，我国卫生领域信息化建设取得了辉煌的成绩，医院信息化普及，公共卫生信息系统开始建立，城乡社区卫生服务信息化有了良好的开端。但是也凸显出最紧迫的问题，部门之间条块分隔，应用系统互相独立，医疗信息资源难以共享，“孤岛”现象严重；缺乏符合居民健康需求、基于全人全程健康服务流程的研究；缺乏与国际接轨、具有自主知识产权的系列数字卫生标准和代码；缺乏以健康为中心、以社区卫生与专科医疗服务紧密结合的居民电子健康档案系统；缺乏具有中国特色、中西医并重、体现循证医学内涵的临床路径研究；缺乏符合中国公民疾病谱特点的、较为完整的主要疾病知识系统；缺乏专业应用网络与公众服务网络交互系统的搭建。与国际先进水平相比，我国在数字卫生领域存在较大差距，制约了卫生事业的发展，成为我国医疗卫生相关产业发展的瓶颈。目前，发挥信息技术优势，研究应用于卫生领域的关键技术，构建新型的医疗卫生服务体系，是我国卫生事业发展的关键。这项工作的当务之急是深入分析我国公民个人健康需求，利用新一代的数字卫生技术，改造和构建国家或区域性的数字卫生体系。

(一) 数字卫生发展是实施现代健康维护和提升现代服务业的重要内容

作为现代医疗卫生服务体系建设的核心内容之一的数字卫生是 21 世纪全球医疗健康服务的发展方向，个性化、区域化、信息化是现代健康服务的新特征，世界各国正抓紧数字卫生化的投入与发展。其中以电子健康档案、电子病历为基础实现关键医疗信息的共享，已成为数字卫生服务发展的核心。美国奥巴马上台即宣布先期投资 200 亿美元发展电子健康档案信息技术系统，以减少医疗差错、挽救生命、节省开支。美国政府认为，这一投资带来的社会效益和经济效益将远远大于投入；英国政府已经投资 62 亿英镑用于建设全科医生数据库系统等医生用网络服务软件及全民健康档案系统；日本专门成立由政府、产业、学术界组成的专门委员会进行电子健康记录（EHR）的开发。世界各国对数字卫生建设的重视程度由此可见一斑。同时政府的重视也带来了相关产业的蓬勃发展，这些发达国家通过政府的推动，联合产业界、学术界，以技术为驱动，以医疗保健系统的逐步改善为主体，政策配套跟进，共同构筑高效、高质量、成本可控的医疗保健体系，同时也建立起了一条完善的数字卫生产业链。

我国数字卫生行业与国际先进水平相比，在行业规模化、集群化，自主知识产权的数字卫生关键技术开发应用，与国际接轨的数字卫生标准和规范研制、卫生与信息技术复合型人才培养等方面相距甚远。因此，加大政府对数字卫生发展的支持力度，促进我国数字卫生快速、健康、有序发展，对深化医药卫生体制改革、维护全体公民的健康、加快和谐社会的构建和推进经济社会的发展，实施现代健康服务，提升和拓展现代服务业的水平和内涵，具有十分重要的战略意义。

（二）数字卫生发展是国家产业结构调整的需要

国家经济结构调整和优化的主要内容之一是产业结构调整、优化升级。数字卫生作为新兴的创新型产业，其有效的投入将加速产业结构的调整，孵化新的经济增长点。作为新的经济增长点培育，能够带动地区产业结构的进一步优化，发展以高新服务为导向的数字卫生，可以帮助全社会建立一套智能的医疗系统，合理分配医疗资源，提高使用效率，改善民生，推动社会进一步分工，加速服务业的发展。服务业是劳动密集型行业，服务业的发展壮大，产生的最直接效果是创造出更多的就业岗位，为经济和社会稳步发展创造了条件。以数字卫生为基础建立的服务业主要依托电子信息高技术和现代管理理念而发展，是信息和知识相对密集的服务业，符合现代服务业的发展需求。数字卫生的信息化、国际化、标准化的发展需求和趋势，要求科学技术广泛应用于医疗事业，这将改造传统医疗服务，并成为现代数字卫生服务业的“发动机”。未来可通过建立产业基地，突破现代数字卫生服务共性关键技术，建立现代数字卫生服务业共性服务技术支撑体系，应用、研究和制定现代数字卫生服务业标准、规范与模式，形成全国范围通用的、具有自主知识产权的标准规范体系，为示范性建设和有效参与国际合作竞争奠定基础。

（三）数字卫生发展符合医学模式的转变需求

由于我国人口结构老龄化发展趋势，导致疾病谱发生变化，由以传染病为主发展成为以非传染病为主，如慢性病、高血压、高血脂，疾病预防控制正从传统的以传染病防治为主的模式发展为以慢性非传染病预防为主的预防模式。进而导致医学模式跟着发生改变，由原来的“3P”模式发展成为“4P”模式，即预测性（predictive）、预防性（preventive）、个性化（personalized）和参与性（participatory）。与原来相比，更加突出了公民和社会的参与。因此服务模式的特征也随之发展成为重心下移、关口前移、强化个人责任等，由此带来的数字卫生服务也要向基层社区和个人参与方向发展。未来趋势可能更加贴近工作和生活的本身，而不是仅仅停留在医院和社区卫生服务中心，更多的健康信息采集终端融合在家庭和工作岗位上，在重视信息收集的基础上，更加重视信息的反馈和互动，使一种实时的健康促进成为可能。

(四) 数字卫生发展是实现医改“人人享有基本医疗卫生服务”目标的需要

2009 年 1 月 21 日在国务院总理温家宝主持召开的国务院常务会议上，审议并原则通过《关于深化医药卫生体制改革的意见》和《2009～2011 年深化医药卫生体制改革实施方案》，明确指出了要以推进公共卫生、医疗、医保、药品、财务监管信息化建设为着力点，建立实用、共享的医药卫生信息系统。加快信息标准化和公共服务信息平台建设，逐步建立统一高效、资源整合、互联互通、信息共享、透明公开、使用便捷、实时监管的医药卫生信息系统，完善以疾病控制网络为主体的公共卫生信息系统，提高预测预警和分析报告能力；以建立居民健康档案为重点，构建乡村和社区卫生信息网络平台；以医院管理和电子病历为重点，推进医院信息化建设；利用网络信息技术，促进城市医院与社区卫生服务机构的合作，积极发展面向农村及边远地区的远程医疗。

从 2009 年开始，逐步在全国建立统一的居民健康档案，促进基本公共卫生服务。2009 年 7 月国务院深化医药卫生体制改革领导小组办公室又召开实施国家基本公共卫生服务项目启动电视电话会议，专门提出要免费为城乡居民提供三类共九项国家基本公共卫生服务项目，首要一项就是要为辖区常住人口建立统一规范的居民健康档案。我国将在全民健康档案电子化方面与奥巴马赛跑。

为了全面配合深化医药卫生体制改革的需求，我国数字卫生发展的趋势：以居民个人为核心的医疗卫生服务的科技发展和应用，其表现形式就是居民电子健康档案、电子病历、远程诊疗、医疗一卡通等一系列体系，为患者、医疗服务提供者、卫生管理机构、医疗支付方及医药产品供应商等机构提供以数字化形式收集、传递、存储、处理卫生行业数据的业务和技术平台，以支持医疗服务、公共卫生及卫生行政管理的需要，为卫生事业发展提供支撑。在当前医疗卫生改革形势下，通过建立起全民电子健康档案，加快数字卫生建设，转换我国的卫生服务模式，从以大病晚期治疗为主向以预防为主转变，实现医疗卫生工作关口前移、重心下沉，使医疗卫生体制改革真正落到实处，从而突破医疗信息孤岛、整合医疗资源、优化服务流程、提高就医效率、降低医疗费用，实现和谐医患关系、保障人民健康、人人享有基本医疗卫生服务的目标。

二、数字卫生形成与发展的技术因素

(一) 医疗电子技术发展因素

医疗电子是以现代电子技术、半导体技术等为基础，同时将医学、机械、物理、生物医学、新器件、新材料等多学科知识交叉应用于医疗研究、临床诊断、治疗、生化分析、监护、康复保健等领域的设备及系统。按照功能将医疗电子产品分为诊断类、治疗类、检验类、监护类及保健类五大类产品。根据使用主体及应用环境的不同分为个人型、家用型和医用型三类。

在中国医疗电子市场发展方面，随着中国居民健康需求及健康支出日益增加，医疗改革逐步深入及医改投入的逐步到位，中国医疗电子市场需求快速释放，整体市场规模持续快速增长。2010 年，中国医疗电子市场规模达 403.1 亿元，同比增长 21.1%。

在医疗电子市场整体规模增长的背景下，便携式医疗电子产品市场增长势头更加旺盛。2010年，中国便携式医疗电子产品市场规模达208.7亿元，同比增长28.5%。从市场结构角度来看，家用便携式医疗电子产品市场的份额达到65.0%，是中国便携式医疗电子产品市场最具影响力的组成部分。

医疗电子行业，技术融合进一步加深，计算机和信息技术的应用更加广泛、医学成像技术不断发展，医疗信息化推动产品朝网络化、无线化方向发展。中国步入老龄化社会，个体化医疗需求增加，人们健康意识的增强促使产品实现便携化、家庭化，民用便携式医疗电子产品市场发展迅速。另外，多功能化与定制化也是未来医疗电子产品重要的发展趋势之一。

医疗电子设备在当今日常生活中的广泛应用以及医疗电子产业的蓬勃发展得到了我国中央政府层级的高度关注，包括工业和信息化部、国家发展和改革委员会、国家食品药品监督管理局等在内的相关部门目前已出台了一系列有关推动医疗电子产业发展的政策法规。各级地方政府积极贯彻发展有关医疗卫生体制改革的方针政策，纷纷通过政策体系的影响支持和促进本地医疗电子行业快速发展。华东、华南、华北等医疗电子产业比较发达的区域纷纷借新医改的“东风”，加大了投资力度。

（二）移动网络技术发展因素

近年来，医疗业务应用与网络平台的融合逐步成为医疗信息化发展的新方向。未来医疗信息系统的发展，趋向于各种医疗健康子系统的数据融合及健康档案数据中心的统一管理，以保证医疗健康资源利用的最大化。

就目前医疗终端在我国应用的情况而言，有三类终端的适用范围较广、效果较好。例如浙江省部分医院使用的带有医用PDA功能的手机，可通过共享医学检验图片，实现远程移动会诊，极大地拉近了医生与患者之间的距离。不仅如此，一些移动终端的“婴儿标志识别”功能，可以通过给婴儿佩戴RFID标志环，帮助妇幼医院解决初生婴儿身份识别、婴儿错领和冒领及偷盗等问题。具体而言，医用PDA采用了EDA技术设计制造，内置无线局域网和RFID识别设备，并装有专用软件。医护人员可以用此终端与医院的HIS或住院管理系统交互信息，实现在病床前查看病历信息、书写病历、下达医嘱、记录病患要求等，并实时传送到HIS数据库。

其次，通过有线或无线方式将一个或多个医疗监测仪连接到健康管理终端，可以实现多路生物医学信号的同时采集和存储，医疗机构利用内置医疗监护模块进行分析处理后，可在终端屏幕显示测量结果。举例来说，如今一些健康服务提供商提供的“个人健康管理”业务，实现了集前端健康管理终端和后台管理服务为一体，用户可以通过终端内置或分体的“体征检测感知终端”监测出体征信息，并通过3G网络将信息发送至相应的健康监测中心，从而获取随时随地的个性化监测服务、长期健康档案管理服务和定期健康监测报告，有效预防疾病。

（三）存储技术发展因素

随着医院信息化水平的快速发展，医院网络数据中心，特别是影像信息系统（PACS/

RIS）的数据存储量成几何级数急剧膨胀。海量数据的存取要求数据中心具有更高的数据吞吐量、更快的I/O传输速率和更高安全性能的存储区域网络（storage area network，简称SAN）。

存储为服务器集群提供高性能的存储访问和海量的存储空间，实现高稳定性、高可靠性的数据集中和存储资源统一管理。同时还支持高性能SAS硬盘与大容量SATA硬盘混插技术，满足不同的应用需求。以PACS为例，由于PACS中存放大量的医学图片资料，而且对图片的质量和精度有较高的要求，每张图片的容量从几百kB到几十MB不等，所以整个系统的存储容量非常大。PACS中还涉及图像传输，高精度、高质量图片的传输是很重要的问题。除了对网络带宽的要求外，对存储介质的速度也有较高的要求，这就对图像存储介质的速度有了更高要求。

存储技术发展至今，不仅在基础SAN系统架构的基础上对其存储系统进一步扩展，在线存储外再增加近线存储和离线存储，形成三级存储PACS架构；而且在三级存储系统架构的基础上，增加异地灾备中心，实现医疗影像数据的远程备份，形成完善的异地容灾系统架构。

（四）数据库技术发展因素

信息技术与业务的联系越来越紧密，但是任何强大的IT架构或应用，一旦脱离底层数据，都会变得毫无意义。因此，数据库技术仍然是IT技术创新乃至业务创新的原动力。每个病人的病历中都有种类繁多的相关信息，包括基本信息、检查信息、手术信息、诊断信息等。而每一种信息都可能包含一个或多个子类信息，较多的子类可能有几十种甚至更多，如检查、用药等都是这样的复杂情况。

运用XML来描述医疗信息正在得到业内的认可。首先，病历信息本身是以层次方式来组织的，大的项目中包含小的描述信息，与XML的嵌套层次结构相吻合；其次，XML的标签具元信息描述的能力，保存为XML的信息是机器可读同时也是人可读的；另外，病历信息是灵活变化的，每个人的病历描述都不同，每个科室描述的模板也不同，这种灵活性的需求对传统关系型数据建模是个挑战，但对XML而言恰好体现了它的优势，无论信息如何变化，只需相应增加或更新标签即可。

基于XML数据描述语言的本质，使得数据语义层信息开始展现出来，数据真正变成一个可以提供服务的对象，而不再是技术语言，同时业务层的数据标准可以很好地实现。数据库从技术层面开始往业务层面靠拢，更好地实现业务层的要求。XML对于电子病历系统的价值表现为：可以为病历建立XML描述结构（数据的标准化），提出以病人信息归档为手段的电子病历集成方法，完善病历内容安全控制方案，建立电子病历服务平台的概念和方法，开发基于XML的电子病历编辑、存储管理、浏览服务的基本电子病历系统。这对医生而言可大大缩短书写病历时间，同时提高准确性。在循证医学思想的指导下，初步完善电子病历应用规范构想。综上所述，XML作为标签语言的扩展性在描述医疗电子病历方面具有独特的优势。

数据库技术的创新动力来自于关系型数据库与应用开发之间的鸿沟。结合关系型和XML层次型的混合数据库是数据库整合的重要发展方向。展望未来市场格局将呈现出关系型数据库和混合型数据库多元数据库技术共同繁荣发展的局面。

（五）虚拟化技术发展因素

由于医疗过程中产生的信息数量庞大、增长迅速，同时医院各部门之间、医院同院外（如医保机构）数据交换频繁，因此引进全面的信息化解决方案和服务，加强信息化管理，建立数字化医院等这些问题对于医院来说也是必须要解决的。

但是，由于现有硬件性能不能充分发挥，限制了解决方案的运行效率，这已成为医院信息化进程中的一大障碍。据调查，一家三甲医院原有的信息系统运行在X86机器上，处理器利用率低下：在服务器连接30个终端和连接60个终端两种情形之下，硬件资源使用情况差异不大，处理器最大使用率约为20%，内存使用仅为1GB。此外，服务器容错功能不强：在应用服务器出现故障或需要维护的情况下，所有连接该应用服务器的客户端都将无法正常工作，只有等待应用服务器修复正常或重新安装一台备用应用服务器才能恢复客户端的正常工作。系统不能实现应用服务器的负载均衡或故障转移功能。

采用虚拟化技术可以带来更高的部件及系统级利用率，带来具有透明负载均衡、动态迁移、故障自动隔离、系统自动重构的高可靠服务器应用环境，以及更为简洁、统一的服务器资源分配管理模式。

（六）云计算技术发展因素

云计算（cloud computing）是一种新近提出的计算模式，是随着处理器技术、虚拟化技术、分布式存储技术、宽带互联网技术和自动化管理技术的发展而产生的，目前还没有统一的定义。Markus Klems将云计算称为一个囊括开发、负载平衡、商业模式及架构的时髦词，是以互联网为中心的软件。Reuven Cohen认为云计算是一种基于web的服务。比较公认的云计算含义为：云计算是分布式处理（distributed computing）、并行处理（parallel computing）和网格计算（grid computing）的发展，是这些计算机科学概念的商业实现，是虚拟化（virtualization）、效用计算（utility computing）、LaaS（基础设施即服务）、PaaS（平台即服务）、SaaS（软件即服务）等概念混合演进并跃升的结果。

通俗地理解，云计算就是要以公开的标准和服务为基础，以互联网为中心，提供安全、快速、便捷的数据存储和网络计算服务，即在云计算的模式中，用户所需的应用程序并不运行在个人电脑、手机等终端设备上，而是运行在互联网大规模的服务器集群中。用户所处理的数据也并不存储在本地，而是保存在互联网上的数据中心。提供云计算服务的企业负责管理和维护这些数据中心的正常运转，保证足够强的计算能力和足够大的存储空间供用户使用。而用户只需要在任何时间、任何地点，用任何可以连接至互联网的终端设备访问这些服务即可。和传统的单机或网络应用模式相比，虚拟化、通用性、超大规模、高可扩展性、高可靠性、按需服务、极其廉价是云计算的显著特点。

因此，医疗卫生企业可以通过购买计算能力而无须自建相关设施就可以开展信息化建设，这使得企业无须为繁琐的细节而烦恼，能够更加专注于自己的业务，有利于创新。云计算技术的出现，将给医疗信息化建设带来一个全新的认识。

第四节 数字卫生涉及的关键技术

随着医疗技术中的检查、治疗、监护和管理技术及IT技术的发展，数字卫生理念也逐渐形成和发展，如全民个人电子健康档案、交互式数据中心、城乡社区与医院双向转诊、远程诊疗、远程教育和健康咨询等。以下以居民电子健康档案、电子病历、卫生信息平台、临床路径和疾病知识系统、远程诊疗、远程教育和健康咨询为例进行简要介绍。

一、居民电子健康档案

电子健康档案（EHR）是以个人健康、保健和治疗为核心内容，以电子介质记录的数字化的、伴随个人终身的健康记录。它能跨越不同的机构和系统，在信息提供者和使用者之间实现医疗信息交换和共享，如实、动态、安全、完整地记录个人终身关键性健康史和医疗系统内的医疗服务；有助于支持“循证医疗”，督促医生根据标准化治疗的科学方法和经验来治疗病人。电子健康档案经过二十多年的发展，从以图像为基础的病历计算机存储（computer-based patient record，CPR）发展到以数字化为特征的电子病历（electronic medical record，EMR），21世纪进入了以共享为基础的电子健康档案新阶段。

（一）居民电子健康档案的发展历程

1. 国外居民电子健康档案的发展历程 20世纪90年代中后期，随着对电子病历系统化研究的日益深入，西方发达国家纷纷成立研究小组开始致力于对电子健康档案的研究。芬兰、奥地利、荷兰、英国、加拿大、美国、澳大利亚、法国等众多国家循序渐进地进行HL7CDA（临床数据架构）文档的交互和共享。

1995年，日本出台《医用画像电子保存的共同规格》，成立由政府、产业、学术界组成的专门委员会进行电子健康档案的开发。

2000年9月，加拿大开始推动国家以及各地区域卫生信息网的建设，2009年为50%的加拿大人口建立电子健康档案，并计划2020年覆盖全部人口。

2000～2002年，美国、英国等国家提出了“卫生保健全面信息化”的卫生发展战略，将发展电子健康档案作为卫生信息化发展的重要方向。

2004年6月美国健康与人口服务部（Health and Human Services，HHS）部长Tommy G Thompson根据布什总统发出的为大多数美国人十年以内建立电子健康档案的呼吁，提出了电子健康档案的完整概念和十年规划白皮书，把世界医疗卫生信息化推向新高潮，举世瞩目。

2007年，英国投资64亿英镑，计划用10年时间，建立全科医生数据系统、医生网络软件系统、欧洲健康档案项目等。

美国总统奥巴马于2009年2月17日签署的2009美国经济复苏和再投资法案（The American Recovery and Reinvestment Act，ARRA）中的一个主要内容是“经济与临床的医疗信息技术法案”（Health Information Technology for Economical and Clinical Health Act，HITECH Act）。该法案提出了一个将近200亿美元的刺激方案，鼓励医院、诊所和其他医疗机构实施电子健康档案。HITECH法案的颁布对美国医疗信息技术行业带来很大的影响，大大刺激整个美国医疗信息技术市场。

2. 国内居民电子健康档案的发展历程　传统意义上的居民健康档案，就是所谓的病案，是指医务人员在医疗活动中形成的符号、文字、图表等资料的总和，其中包括急诊病历和住院病历等。随着近些年来我国现代信息技术的不断发展，居民电子健康档案应运而生。

电子健康档案目前在我国尚没有明确的概念界定，就其内容而言，主要是指对居民健康相关活动过程的电子信息化记录，不仅有居民接受医疗服务全过程的记录，还有居民接受保健服务、计划免疫接种、参与健康教育活动的所有记录等。美国医疗卫生信息与管理系统协会在2005年年会上提出的电子健康档案概念为：电子健康档案是深度数字化的、上下文关联的病人终身医疗记录，从时间跨度上覆盖个人从生到死整个生命周期，从内容上强调个人信息。

2000年前后，我国社区卫生服务的推行使EHR开始实施运用。

2003年开始，我国开始推动社区卫生信息化研究与实施，着重关注EHR的发展。我国EHR的研究重点集中在制定标准规范、提供全面技术支持、完善人员构成以及安全与立法等体制建设方面。

居民电子健康档案是对居民在其生命全过程中主要健康问题以及接受医疗卫生服务的科学记录。居民电子健康档案的研究是卫生部根据中共中央、国务院《关于深化医药卫生体制改革的意见》做出的又一重大举措。近5年来，我国有关居民电子健康档案的研究在卫生部的直接领导下，取得了重大的突破，基于居民电子健康档案的区域卫生信息平台建设也开始提到议事日程。

“十五”期间，卫生部组织了有关居民健康档案的理论研究，建立了不同生命过程、主要健康问题、相应的干预措施（如卫生服务）等具有时序多维空间结构的健康档案模型。

2008年下半年起，受卫生部标准化委员会的委托，卫生部卫生信息标准专业委员会组织了居民健康档案基本数据集的研究，并于2009年5月19日通过卫生部下发的《关于印发〈健康档案基本架构与数据标准（试行）〉的通知》中正式提出了《健康档案基本架构与数据集标准（试行）》，《健康档案基本数据集编制规范（试行）》和《健康档案公用数据元标准（试行）》，并公布了包括《个人信息基本数据集标准（试行）》等在内的32个居民健康档案基本数据集标准提交全国讨论。这些基本数据集标准紧密围绕居民当前与未来一段时期内主要的健康问题与卫生服务的需求，规范居民电子健康档案数据的收集和数据集的建立，是卫生信息标准建设的重大进展，为今后居民健康与卫生服务信息的交换与共享、实现医疗协同、真正改变“看病难、看病贵”的现状打下了良好的基础。

（二）居民电子健康档案发展现状

1. 发达国家居民电子健康档案的发展优势　众所周知，发达国家在数字化健康信息的建设和储存方面所取得的成就已经达到了较高的水平。例如，美国提出并花费巨资打造了升级医疗信息技术建设的计划，以确保大多数美国人在今后10年内都拥有自己的电子健康档案；在日本，多家医院使用了EMR系统，这些医院的医用终端能进行含有声音、图像等多媒体医疗信息的综合处理；英国国民医疗保健服务系统与IT供应商签署了为期十年、金额逾55亿英镑的合同，致力于卫生信息技术应用开发。另外，不少发达国家，如英国、美国、德国等都有及时有效的双向转诊服务和优质的预防、保健、康复等社区卫生服务，且都十分重视并要求建立和严格管理社区居民健康档案。这些发达国家在数字化健康信息建设方面所取得的成果，既反映了当今世界数字化卫生的最先进水平，为我国医疗卫生信息化建设提供了参考，同时也提示我国的卫生信息化建设水平仍然有待提高。

2. 我国居民电子健康档案的发展现状 我国的EHR发展仍处于起始阶段，而且各地区的发展程度也不同，城市EHR的发展优于农村。当前无论在农村还是城市，以EHR为核心的社区卫生服务信息系统的发展都不能满足需要。但我国已开始重视EHR的发展，并且人们已意识到EHR的发展可以提高社区及医院医生、护士的工作效率，使医院的流程优化，为病人提供多样化的服务，减少医疗错误，提高医疗质量，控制医疗费用。

在医疗信息化、区域化和公共卫生信息化的基础上，开发应用全国统一的，覆盖面在横向上涉及大小医疗机构、防病机构、社区卫生服务点、有关主管部门，在纵向上涉及各个垂直的业务系统、包含每个居民整个生命历程的各个周期的城乡居民健康档案，建设基于居民健康档案的区域卫生信息平台具有重要意义。

全人全程健康的提出是社会文明和人类进步的标志。全人全程健康服务不仅对于每个个体具有重大的意义，而且对于社会的稳定、经济的发展同样至关重要。与之相应的全人全程健康信息系统的建立符合现代医药卫生发展的大趋势，是未来个性化医疗服务重要的先决条件。通过架构全人全程健康信息系统获得个体特征信息，从而开展个性化的健康服务。同时，建立全人全程健康信息系统也是医药卫生资源整合的必要前提，有利于我国城乡一体化医疗卫生服务的建设与发展，对于临床医疗和公共卫生等医药卫生领域内的交流大有裨益。

当今，无论在国内还是国外，电子健康档案的发展是大势所趋。电子健康档案的发展不但为卫生服务的发展提供条件，而且会对人们的健康保健起到促进作用。我国应借鉴国际先进的卫生信息发展策略，并结合我国国情进行本地化改造，以满足我国公民的卫生保健信息化需求。

（三）实现电子健康档案的重要意义

电子健康档案的发展旨在通过医疗卫生信息的高度共享，达到以下三个方面的目的：

1. 减少并最终杜绝医疗差错 美国医学研究所和疾病预防控制中心的一项统计表明，现在医疗差错所造成的死亡数远远高于肺炎、车祸、糖尿病等因素，在死亡十大因素中占第五位。差错的发生主要是因为对药品和患者的信息掌握不充分，至少70%左右可以通过建立完整的电子病例（ EMS）及临床信息系统（HCIS）加以预防。

2. 解决医疗过度问题 目前过度医疗问题非常突出，据美国相关机构不完全统计，有20%～50%的外科手术完全没有必要，30%左右耳部感染的儿童滥用抗生素，50%以上背部疼痛的患者做了完全没有必要的X线检查，而患者的一个肺部疾病，则平均要检查6次才能确诊。通过建立个人健康记录，过度医疗的问题能够很好地得以解决。

3. 降低医疗成本，提高医疗水平　陈竺部长在2010年全国卫生工作会议上明确要求“尽快制定全国卫生信息化建设规划纲要；加强信息标准化研究，完善数据标准和通信标准体系，促进信息互认共享；抓好平台建设和连点成面工作，重点建设以居民电子健康档案为核心的区域卫生信息平台和以电子病历为基础的医院信息平台”。美国总统布什在2004年的国情咨文中将10年内为每个美国公民实现可共享的电子健康档案列为国家级的战略任务。哈佛大学CTIL的权威研究报告声称全国范围可共享的电子健康档案与区域卫生信息网络的实现每年可节约780亿美元的医疗费用，占全国医疗卫生总费用的4%。

电子健康档案与区域卫生信息网络（Regional Health Information Network，RHIN）在全世界范围内正在成为医疗卫生信息化的前沿阵地。区域卫生信息系统的核心任务就是为区域内的每个人实现可共享的电子健康档案。首先是直接为临床医疗服务，然后是支持卫生管理、疾病控制、健康服务、资源分配、远程医疗等任务。实现可互操作EHR将给每个个体提供安全完整的终身关键性健康史和医疗系统内医疗服务的记录。互操作EHR最终可以经过电子授权的医疗人员和个体在任何地点、任何时间获取，一方录入、多方使用，各种记录的标准化和数字化，实现医疗机构、患者/个人、卫生管理部门之间的信息共享，用来支持高质量的医疗服务。电子健康档案系统完全建立后，人们的健康信息将更简单、更快捷、更安全地通过计算机管理，减少了物理资源的消耗，扩展了传播途径，提供了更系统的管理方式和查看方式，人们将更好地管理自己的健康。电子健康档案有助于支持“循证医疗”（evidence-based medicine），督促医生根据标准化治疗的科学方法和经验来治疗病人。此外，这些记录一旦能够实现数据共享，便可贯穿持续医护过程，横跨医疗服务机构，跨越地理位置，从而达到有效地控制医疗费用不合理增长、减少医疗差错、提高医疗与服务质量的目的。

（四）我国电子健康档案要解决的关键问题

目前我国EHR发展研究中存在许多问题，面临许多挑战，主要的问题如下：

1. 技术标准问题　发达国家对EHR研究的最直接产出就是结构框架、功能模型等标准规范。在我国，标准缺失而引起的管理模式混乱、低水平重复建设、功能差异等问题将会困扰着EHR发展。标准化涉及电子健康档案建设的各个层面。我国现有的医学信息标准与国际标准相距甚远，信息还难以有效集成与共享。从技术角度来讲，把来自医疗卫生不同系统、不同数据库的海量信息进行集成，通过一定的技术手段长期在线存储，以供实时查询、资源共享，本身就是一项巨大的工程。加上电子健康档案涉及病人隐私和一些法律证据，其信息的原始性、可靠性和完整性必须能从技术上得到安全保障，因而技术标准是电子健康档案发展过程中亟待解决的问题。针对EHR结构体系、功能模型、建设模式等内容的标准规范研究与制定应受到重视。从电子健康档案在国外的实践来看，其建设更多地借鉴业内标准和成熟技术，如HL7 v3 RIM参考信息模型、SOA集成等。

2. 管理规范问题　电子健康档案涉及多个医疗和公共卫生机构的信息共享与合作，关键是要制定行之有效的管理规范。应制定以下规范：一是区域卫生、医疗、保健、康复等各类卫生机构的协同管理与控制规范；二是各类卫生机构建立、修改、调用电子健康档案系统和信息的授权与管理规范；三是个人在电子健康档案建立过程中的义务、隐私权保障；四是电子健康档案跨区域调用及区域管理职能；五是其他规范。

3. 安全与立法问题 政策法规是实现可互操作电子健康档案的基础和依据，最终实现其合理性、合法性及安全性。我国相关的法律仅有2005年4月1日施行的《电子签名法》。相关政策法规的缺乏使得电子健康档案的建立、修改、保存、共享、交换，以及隐私权保障、权利归属、法律效力、安全等问题无据可依，严重制约了我国电子健康档案的发展。因此，应尽快制定出符合国情的电子健康相关法案。

4. 技术支持问题 EHR是一项涉及面很广的工程，从概念模型到基础硬件、从数据库到维护平台等方面的内容需要更高的技术支持。发达国家已经开始基于网络支持、提供在线服务的EHR项目设计与实验，这也是我国EHR发展的一个重要方向。

5. 人员结构问题 EHR的发展对全科医护人员和卫生信息管理人员有更多的要求。在我国EHR建设过程中，既懂信息技术，又懂医疗、护理或公共卫生知识的综合性人才十分缺乏。开展针对社区全科医护、行政管理与卫生信息管理人员的培训，必将是影响我国EHR发展的重要因素。

6. 激励制度建设 按照2009年《美国复苏和再投资法案》的要求，美国约190亿美元的奖励款专门用于电子健康档案系统。美国《促进经济和临床健康的健康信息科技法案》规定，如果医疗保健机构部署电子健康档案系统，并且证明在2011年1月之前有效使用该系统，每家机构就能领到高达64 000美元的奖励款，之后每年通过国家协调办公室（ONC）发放的补偿会逐年减少，所以医院和医生诊所有必要尽快部署电子健康档案系统。

7. 经济投入问题 美国计划在未来十年里投入1000亿～2000亿美元建立电子健康记录，而英国国民医疗保健服务系统与IT厂商签订了一份为期十年、价值55亿英镑的信息化订单。韩国的244个社区卫生信息系统几乎有90%实现了计算机化，95%的医院和诊所通过网络连接国家医疗保险部门进行结算。医院及社区的电子化建设是一项耗资巨大、需持续投入和更新的漫长工程，我国对卫生系统信息化建设的投入很少，制约了卫生信息化的发展。

（五）电子健康档案的发展趋势与展望

无论是贯彻惠及全民的医改精神，还是医疗卫生机构自身信息化深入发展的要求，信息共享都是未来的工作重点。无论是对卫生服务的记录、数据库管理，还是对相关数据进行分析、再利用，都离不开电子健康档案。利用现代信息技术，特别是网络技术建立起来的居民电子健康档案，具有实时采集、快速存储和高效利用等优势。完善的居民电子健康档案可以方便相关单位随时、便捷地了解社区居民的健康状况，有利于政府宏观上调控医疗卫生政策，优化各医疗卫生健康卫生单位的资源配置，也可以为卫生主管部门确定国家工作方针和调整相关政策提供科学依据。通过建立包括HIS、EHR在内的电子健康系统，可以改善医患之间的信息不对称，逐步建立以用户需求为导向的卫生服务机制，这也代表着人类卫生健康事业的发展方向。

电子健康档案是社会发展的必然趋势，是医疗健康服务机构未来发展的主要方向。我国的 EHR 正处于起步阶段，需要对 EHR 以及相关领域开展大量的探索与研究，逐步与国际接轨，不断提高我国卫生信息化建设水平，促进卫生事业的不断发展。

二、电子病历系统

电子病历是随着医院计算机管理网络化、信息存储介质——光盘和 IC 卡等的应用及互联网的全球化而产生的。电子病历是信息技术和网络技术在医疗领域的必然产物，是医院病历现代化管理的必然趋势，其在临床的初步应用，极大地提高了医院的工作效率和医疗质量，但这还仅仅是电子病历应用的起步。

以电子病历为核心的医疗信息化系统，是构建一个资源共享、安全高效、方便使用的信息化模型结构。系统通常采用三层体系架构：底层是电子病历数据库服务器，用于存储和管理病历等数据；中间层是应用服务器和 web 服务器，其中应用服务器用于实现系统的业务逻辑（例如病历管理、病历归档、病历查询、统计报表等），完成各种复杂的管理操作和数据存取，web 服务器用于提供系统的 web 服务（例如病历查询、信息公告、电子邮件、网上挂号等），还可以通过网管与外部系统进行数据交换和信息传递；最上层是客户端，如位于门诊大厅、挂号部、住院部等处的医护工作站和查询工作站，windows 用户通过专用程序完成相关操作。

数字卫生则以涵盖临床路径和知识库系统的电子病历为基础，目的是提升医疗服务水平。以关键节点代替时间节点，引入“评估＋核对”的模式，设计完成相应疾病的电子临床路径；建立以疾病知识库为核心，护理知识库、患者教育库、检验知识库和药物知识库为辅助的涵盖上百种疾病的知识库系统。临床路径和知识库系统与电子病历深度整合，改变了目前国内电子病历和临床路径系统应用过程中缺乏相关疾病知识体系支撑的现状，这在国内也属首创。涵盖临床路径和知识库系统的电子病历规范了诊疗行为，改进了医疗质量、改善了服务可及性、提高了工作效率，保证了卫生服务品质的规范性和一致性，真正体现了医院以病人为中心的服务宗旨，服务公众健康。

电子病历与传统病历相比，具有传送速度快、共享性好、存储容量大、使用方便、成本低等优点。有了以电子病历为核心的医疗信息系统，医疗工作的过程将会有很大的变化。如果一个急诊病人突然来到医院，医师可以将病人身上所带的健康卡插入计算机，这样计算机就会立刻显示出病人的有关情况，如姓名、年龄、药物过敏史等，此时医师就能够根据病人的临床表现开出需要的检查项目单。完成检查后，经治医师能够立刻得到检查结果，并做出诊治处理意见。如果是疑难病例，经治医师还可以通过计算机网络系统请上级医师或专科医师进行会诊。上级医师或专科医师可以在自己的办公室或家中提出会诊意见，以帮助经治医师做出治疗方案。电子病历和计算机信息系统的应用，将使医疗会诊的时间大大缩短，质量大大提高。

三、卫生信息平台

目前医疗卫生机构中存在大量处理业务的信息系统，例如，医院内的 HIS（hospital

information system)、CIS (clinical information system)、LIS (laboratory information system)、RIS (radiology information system)、PACS (picture archiving and communication system) 等系统，社区服务中心内的 HIS、LIS、CHIS (community health information system) 等系统，公共卫生条线的疾控、妇幼等系统，这些业务系统被统称为基本业务信息系统 (point of service，POS)。同时，由于建立这些业务系统受条块分割的行政体制所限，缺乏标准和顶层设计，导致出现“烟囱林立”的数据孤岛，简称烟囱数据。

疾病预防控制业务系统、妇幼保健业务系统中的数据是典型的烟囱数据。目前我国广大区域内疾控业务多以业务条线为主，如传染病管理，每一个病种都是一个业务条线，从国家到省、地区、县市、乡镇的纵向管理，与其他业务条线也是平行的，同样也就造成了相关工作人员，特别是基层数据录入人员的工作负担。从管理来看，烟囱数据的存在也造成了相关业务条强块弱的局面，为管理层带来了很大挑战。

正因为如此，卫生信息平台的建设呼之欲出。卫生信息平台从医疗机构内部信息系统应用中获取数据，卫生信息平台也向医疗机构内部信息系统应用提供信息共享、协同服务等功能。

因此，在满足各业务信息系统自身服务与管理需求基础上，严格按照“统一规划、统一标准、集成开发、共建共用”的原则，在准确理解、把握各业务系统在卫生信息平台中的定位、作用及相互关系基础上，做好信息资源、系统资源以及网络与基础设施整合，充分利用卫生信息平台提供的各项公共服务功能，严格遵循国家基本卫生信息标准与规范，实现各业务系统之间的资源整合、互联互通和信息共享，消除“信息孤岛”和“信息烟囱”，满足区域范围或跨区域医疗卫生服务协同运作和动态监管的需要。

(一) 卫生信息平台的作用

1. 以个人为中心的存储服务 以“人的健康”为中心的全生命周期健康管理模式发展，体现“以人为本”的医疗卫生信息系统一体化设计理念。在区域卫生信息平台中，针对个人的数据包括：个人注册信息库、临床诊疗信息库、公共卫生信息库和时序档案信息库。

个人注册信息主要是指个人身份信息，可供系统唯一标识个体身份，以便使相关业务数据与所记录的对象建立对应关系。

临床就诊信息主要包括就诊患者基本信息、实验室检验报告、医学影像图像检查报告、医学影像图像文件、住院相关病案、就诊患者的就诊日志信息等。

公共卫生信息是指与居民相关的疾病预防控制、精神卫生、妇幼保健等业务数据。

时序档案信息是指对与患者相关信息（包括临床就诊数据、疾病控制与管理数据等）建立的索引信息，此外还根据业务流程或预定义的规范对业务信息进行相关处理。

2. 数据交换服务 在区域卫生信息平台中，数据交换服务是一个非常重要的基础功能。平台需要从医疗机构获取各种基础的业务数据，这些数据的获取都是通过平台提供的数据交换服务来完成的。

数据交换服务至少要提供如下的一些功能：适配器管理功能、数据封装功能、数据传输功能、数据转换功能、数据路由功能、数据推送功能、数据订阅发布功能和传输监控等。

3. 数据调阅服务　区域卫生信息平台从医疗机构中采集数据，并经过一系列的处理后存入数据中心，这些过程只解决了数据怎么来、怎么存的问题，还没有解决怎么用的问题，这就要求平台提供相应的数据利用方式来为医疗卫生人员提供服务。这些数据利用的方式包括：数据调阅、业务协同、辅助决策等，其中业务协同和辅助决策可以被看成是在平台加载的应用系统，而数据调阅因其通用性和安全性要求则被视为平台的基础功能给予提供。数据调阅服务是为医疗卫生人员提供的一种基于 web 方式安全的访问健康档案的功能。

4. 医疗卫生业务协同　业务协同需求是指基于本平台实现医疗机构之间的业务协同，医疗机构、社区及纵向业务联动等。在这里医疗机构之间（含医院与社区卫生服务机构之间）在医疗业务上的协同，我们称之为医疗业务协同；如果协同的范围不仅是医院、社区，还有公共卫生机构，协同的内容包括临床和预防保健，我们称之为卫生业务联动。这类应用也是本平台的亮点所在。它集中提现了平台的价值，以及建设平台的必要性。

（1）医疗服务协同：医疗业务协同是指医疗机构与医疗机构之间通过平台实现业务的协同。通过医疗业务协同，可以有效利用医疗资源，降低医疗成本，提高医疗质量。具体而言，包括专家门诊预约、专家远程咨询会诊、跨医院转诊转检、双向转诊，以及治疗安全警示、药物过敏警示、重复检验检查提示等。

（2）卫生业务联动：卫生业务的联动主要体现在区域范围内各医院、社区卫生服务中心与疾控、妇幼保健等业务条线的业务联动。由于许多卫生服务的信息源头是二、三级医院，例如产妇在产科医院分娩，病人在二、三级医院手术；产妇出院后，社区可以开展后续的产妇保健工作；同样病人手术出院后，需要康复指导。目前由于信息不通，社区卫生服务人员不能及时获得二、三级医院的信息，无法开展高效的卫生服务。

5. 数据分析　传统的业务管理难以满足管理和决策的需要。管理者或业务人员自身掌握的知识和经验有限，难以从大量数据中得出有价值的信息，从而做出判断或决策。通过辅助决策从大量数据中找出规律，利用数学模型产生信息，为决策者提供分析、建立模型等，帮助管理者/业务人员做出判断或决策。辅助决策需求，包括基本医疗保障管理辅助决策、条线管理辅助决策和综合管理辅助决策。

（二）各级卫生信息平台的功能定位

1. 国家级卫生信息平台　是信息综合管理平台，通过信息资源库和多主题数据库，服务于国家卫生管理决策、健康评价、绩效考核、行业监管、政策制定等工作，同时实现跨省的卫生信息交换共享，并支持跨省的业务协同。

2. 省（区、市）级卫生信息平台　是信息综合管理和业务应用平台，主要包括平台基础应用系统、卫生综合管理信息系统、电子健康档案和电子病历资源库、地理信息系统、数据仓库与卫生宏观决策系统，实现信息收集、整理、汇总、分析、上报等一系列功能，提供个案索引、系统整合、服务于管理决策和社会需求，支持跨区域医疗卫生业务协同，实现省级卫生行政部门对全省（区、市）的卫生综合管理。省（区、市）级卫生信息平台基础应用系统主要实现注册服务、主索引、数据共享与交换、数据提取、整合与存储等功能。省级卫生综合管理系统通过数据共享交换获取地市级平台的居民健康档案与电子病历信息。地理信息系统用于进行空间定位、图形数据分析，实现对在一定地域内分布的卫生服务进行管理与监控，解决复杂的疫情监控、应急指挥和决策管理问题。建立基于数据仓库技术的卫生宏观决策分析系统，实现多主题的数据分析功能，为卫生决策提供依据。

3. 地市（区）级卫生信息平台 是基础数据采集平台，以健康档案信息采集、存储为基础，实现自动产生、分发、推送工作任务清单，支持区域范围内不同医疗卫生机构以及相关部门业务应用系统间实现互联互通、数据共享和业务整合的信息平台，支持向居民提供健康档案查询、网上预约挂号、健康咨询等服务，并能够基于居民电子健康档案信息产生统计数据，服务于卫生管理决策。平台主要以服务居民为中心，同时满足医疗卫生服务机构间业务协同和卫生管理辅助决策的需要。形成以基于居民电子健康档案的地市级卫生信息平台为基础，连点成面、信息互认共享的区域医疗联动协同服务模式，基本实现地市（区）级卫生综合管理信息集成化、决策程序化和业务部门间互联互通。

三级卫生信息平台功能架构见图 1-4。

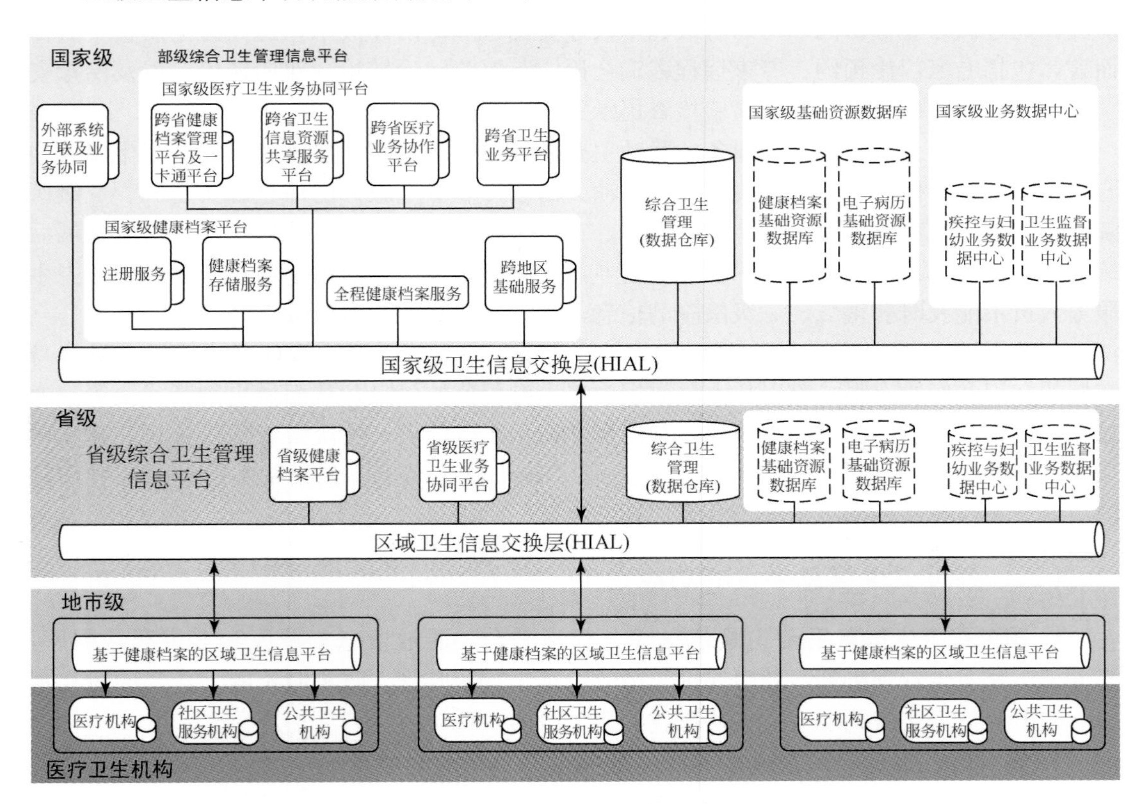

图 1-4 三级平台功能连接

四、临床路径和疾病知识系统

随着医疗技术日新月异的发展，全球老龄化问题的日渐突出和人民群众对医疗卫生的需求不断增高，全球医疗费用逐年增加，渐渐成为各国政府最为关注的民生问题和亟待解决的严重问题。寻求一种能够保证医疗质量，并能有效控制医疗成本，降低医疗费用的途径成为各国政府、医疗保险机构及医疗单位的共同目标，临床路径（clinical pathway）在此背景下应运而生，并被证明是在保证医疗服务质量的前提下能够有效降低平均住院日、减少医疗费用的有效工具。我国医疗资源呈“倒三角形”分布，医疗资源相对过剩，大医院超负荷运转，中小医院面临生存危机，1996 年临床路径以“关键路径”开始引入我国，相关临床路径研究实践文献自 2001 年起开始陆续报道，2009 年卫生部启动了临床路径编制工作，组织有关专家开始编写、审核部分病种的临床路径，并成立了卫生部临床路径技术审核专家委员会。经过十余年的实践与发展，临床路径的理论和实践在我国已形成了初步规模，发展符合我国国情的临床路径，对我国顺利进行医疗体制改革、合理使用有限的卫生资源、提高效率和服务质量、降低医疗费用意义重大。

随着知识生产的加速发展和网络资源的日益丰富，为实现对知识的高效管理和利用，各种知识库不断出现并得到广泛应用。但迄今为止，国内大多数知识库的知识组织仍停留在文献层面，更多地表现为文献的组织，而非真正意义上的知识组织。这种方式建立起来的知识系统充满矛盾和混乱，用户花大量时间得到的只是知识的线索——文献，要想真正获得知识，还必须对文献进行阅读分析。为了与知识生产的发展和网络信息资源的扩充相适应，迫切需要找到新的知识组织方法。新的知识组织方法将是超越传统分类技术的更高水平上的知识组织，通过有效的信息检索工具，使人们对知识信息的获取从文献单元层次深入到知识单元、信息单元层次，满足新的信息环境下用户的知识需求，实现以文献服务为中心向以知识服务为中心的转型。随着对疾病知识库和疾病知识获取更加深入的研究，以及从事计算机研究的专家和医学专家们的共同努力，我国的医学知识库理论和技术必将逐步完善和成熟，并最终使以疾病知识库为核心的专家系统在医学领域中突破目前的“瓶颈”，在临床医疗实践中得到广泛应用。

（一）临床路径与疾病知识系统的定义

1. 临床路径的定义　临床路径是指医生、护士和其他专业人员共同制定的针对某个诊断或手术所做的最适当、有顺序和时间性的整体服务计划，以减少康复的延迟和资源的浪费，使服务对象获得最佳的服务质量。具体地说，它用简单明了的计划方式，将常见的治疗、检查与护理活动立项、细化、标准化，根据住院天数设计表格，使其活动的顺序及时间的安排尽可能达到最优化，使大多数的服务对象由入院到出院都依次按流程接受照顾，以使其获得最佳的服务，缩短平均住院日，减少医疗资源的重复。临床路径是医疗卫生机构的一组成员，是共同制定的一种照顾模式，它使病人从入院到出院都按一定模式接受治疗护理。临床路径是针对某种疾病（或手术），以时间为横轴，以入院指导、诊断、检查、用药、治疗、护理、饮食指导、教育、出院计划等理想护理手段为纵轴，制定标准化的治疗护理流程（临床路径表），其功能是运用图表的形式来提供有时间的、有序的、有效的照顾，以控制质量和经费，是一种跨学科的、综合的整体医疗护理工作模式。临床路径在其发展过程中有不同的定义，但其共有的内涵包括了“多专业的协调合作”、“预期结果的制定”、“服务的时限”、“服务的连续性”、“持续的服务品质改进”等。

2. 疾病知识系统的定义 疾病知识系统是利用推理、数据库、网络及多媒体等技术，按照一定规则对疾病知识库中的知识进行深度挖掘和有效整合，形成具有海量事实且彼此关联、存取方便并能实现智能的人机交互的系统。方便医务工作者查询和获取相关疾病知识并辅助临床诊断和治疗，同时为广大患者提供预防、保健及相关疾病防治知识。专家系统是疾病知识系统的高级形式。

疾病知识系统主要包括知识库、推理机、学习机和用户界面四个部分，如图1-5所示。其中知识库是以一致的形式存储知识的机构，推理机则是为了使用知识库内的知识执行推理的控制机构。知识库中拥有知识的数量和质量是衡量一个专家系统的性能和问题求解能力的关键因素。

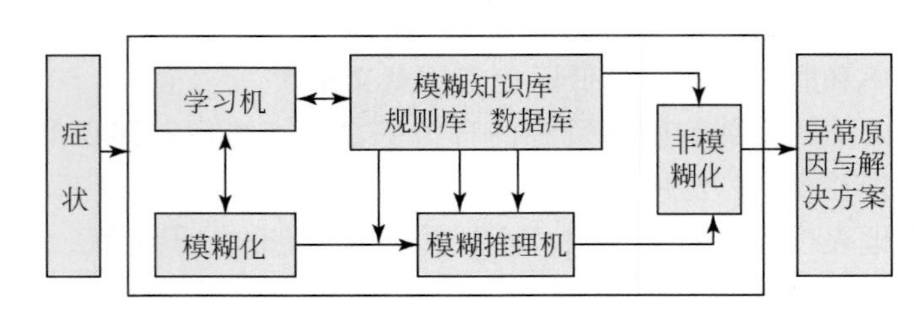

图1-5 疾病知识系统原理

（二）临床路径与疾病知识系统实施的目的及意义

1. 临床路径实施的目的及意义 虽然实施临床路径的初衷是为了适应医疗保险支付制度的变革，但随着临床路径的不断发展，其目的逐渐外延，作用不断扩展，目前已成为一种有效的医院质量管理工具和疾病诊疗及评估标准。从各地对临床路径的应用来看，临床路径有以下目的：

（1）寻找符合成本-效益的最佳治疗护理模式。

（2）缩短患者住院天数，将诊疗、护理标准化。

（3）可确定病种的标准住院天数和检查项目。

（4）提高服务质量和患者满意度。

（5）协调各部门通过临床路径保持一致性，提高效率，降低医疗成本和住院费用。

临床路径对于医疗、护理和患者都会产生有利的作用。对于医务人员来说，由于有了统一的临床路径，医务人员通过有计划的标准医疗和护理，从而减轻医生、护士的工作量，并减少失误；明确医生、护士以及相关人员的责任；并及早发现和处理偏离标准的治疗或护理。由于各种处理措施是依据临床路径制定的，可以使医务人员在医疗、护理过程中的协调性增强。对于患者来说，通过了解住院中的治疗计划，可对自己的疾病治疗有相应的心理准备，减少入院后的不安感；提高患者的自身管理意识，使治疗效果更好；可以加强患者同医务人员的沟通，提高患者对医生、护士的信任感；由于可以大致预计出院时间，因此患者可以对费用进行预测。对医院来说，实行临床路径便于医院对资料进行归纳整理，对于改进诊疗方法、提高医疗水平都是十分必要的。

临床路径的实施不仅关注决策的质量，而且更关注准确实施的质量。临床路径作为一种诊疗活动标准化管理的质量控制工具，为诊疗质量实时控制提供了监控与管理较为理想的条件，也为单病种付费提供了较为可行的实施依托保障，两两结合，可以有效降低住院时间及住院费用，提高患者满意度。

2. 疾病知识系统实施的目的及意义　疾病知识库模式创新，其根本是源于用户的需求，而用户需求是受疾病知识库技术和功能变化的影响和作用的。在当前的环境下，用户需求变化主要反映在以下几个方面：

（1）信息需求的多元化和综合化。

（2）信息需求的全球化和社会化。

（3）信息需求的电子化和网络化。

（4）信息需求的个性化和自由化。

（5）要求网络应用平台更加规范化。

（6）要求网络信息服务系统更加智能化和高效化。

随着计算机和网络的不断发展，临床医师希望能够十分便捷地获得电子信息，无论他们是在家庭、办公室、病房、诊所和图书馆，还是在途中。人们使用的台式计算机、笔记本电脑和通信设备也在不断更新换代。对每个人来说，似乎电子信息都是多多益善的，但是，人们更希望获得一种高效的检索方法，能够快速地从难以辨别的电子文本（和不必要的商业信息）中找到自己需要的信息。同基础研究人员一样，很多临床医师、病人和健康的人也离不开电子数据系统。在使用这些系统的时候，医生和研究人员都希望迅速获取相关信息，包括疾病信息、指南、实验方法等。同样，病人及其家属也需要得到相关信息。因此，迫切需要建立一种基于网络以及新的知识组织方法的疾病知识系统，通过有效的信息检索工具，使人们对知识信息的获取从文献单元层次深入到知识单元、信息单元层次，满足新的信息环境下用户日趋个性化和专业化的知识需求，实现以文献服务为中心向以知识服务为中心的转型。

（三）临床路径与疾病知识系统发展史

1. 临床路径发展史　临床路径最早称“关键路径法”（critical paths method，CPM）是美国杜邦公司在 1957 年为新建一所化工厂而提出的用网络图判定计划的一种管理技术，是当时应用比较广泛的管理基本技术之一。20 世纪 70 年代，Shoemaker 最早提出将“路径”应用于临床医疗护理工作中，并指出：“将医疗护理标准化是有益的，可促进服务的完整性，还能评估患者的病程及治疗的效果，同时也是一种教育的工具。”20 世纪 80 年代，美国护士 Karen Zander 将“路径”应用于急症护理，在不降低护理质量的同时，减少了护理费用。

美国波士顿的新英格兰医疗中心医院（Boston New England Medical Center Hospital，NEMC）是公认的第一家采用临床路径概念和做法的医院。1990 年，该中心的研究表明：低劣质量的医疗服务往往与不合理、不规范的临床治疗行为有关，新英格兰医疗中心医院选择了 DRGs 中的某些病种，在住院期间按照预定的诊疗计划开展诊疗工作，即以护理部为发展中心，参加人员主要为临床护理人员，以临床路径来代替护理计划（nursing care plan），使临床路径作为护理人员照顾病人的标准。既可缩短平均住院天数和节约费用，又可达到预期的治疗效果。此种模式提出后受到了美国医学界的高度重视，逐步得到应用和推广。后来，人们将这种模式称为临床路径。

目前国外对临床路径的研究与应用已处于成熟阶段。美国已有60%以上的医疗机构相继采用了临床路径方法。

然而在发展中国家和亚洲国家及地区中临床路径还只是零星开展，中国台湾、日本、新加坡也已经运用了这个服务模式，并都取得了很好的效果。台北的Phei Langchang等报道1995年长庚纪念医院成功开展了“经尿道前列腺切除术的临床路径”，结果平均住院日从5.9天减少到5.0天，平均住院费用从43 624元下降到36 236元。日本自1995年从美国引进该模式后现已被许多医院采纳应用。1996年新加坡樟宜综合医院首先在新加坡开展临床路径，到2000年已应用近30个病种，如内科的急性心肌梗死、哮喘、糖尿病、消化道出血等，普通外科的阑尾切除术、疝气修补术、腹腔镜胆囊切除术等，泌尿外科的经尿道前列腺切除术等，骨科的胫腓骨骨折内固定、尺桡骨骨折切开复位内固定、股骨颈骨折DHS内固定、全髋关节置换术等。

临床路径自1996年引入我国大陆，当时并未获得足够的重视，只有北京协和医院和四川华西医院等少数几家大医院开展了临床路径探索。直到2001年，才开始陆续出现关于临床路径的应用报道。

从2003年起，国内对临床路径的关注程度逐渐提高，各地专家学者开始致力于临床路径的研究，全国范围内开展临床路径实践的医院也在逐渐增多。卫生部于2009年8月成立临床路径技术审核专家委员会，宣布将在2009年开始试行100个病种的临床路径，并在全国范围内选择50所医院作为试点。从2009年开始，卫生部启动了临床路径编制工作，组织有关专家开始编写、审核部分病种的临床路径。2001年，卫生部委托中华医学会开始组织编写《临床诊疗指南》和《临床技术操作规范》，目前已出版了40余个专业分册，对医疗机构相关诊疗工作起到了规范和指导作用。这些规范和指南为实施临床路径提供了重要的基础和技术保证。截至2010年12月，全国已有30个省（区、市）共计1383家三级、二级医院开展了临床路径管理试点，共计8292个临床科室开展临床路径管理。部分试点医院在前期经验积累的基础上，逐步扩大试点专业范围，进一步扩大临床路径覆盖的病种数量，丰富临床路径的内涵，并为单病种付费、按疾病诊断相关组付费（DRGs）等付费方式的改革奠定了基础。

临床路径发展初期以纸为媒介，将路径所有需要进行的操作和患者的数据资料以图表和文字的方式记录在纸张上，但随着临床路径的应用深度和广度的增加，纸质化临床路径越来越难以满足临床的需求，其弊端也越发显著：

（1）纸质化临床路径记录数据有限，其静态特点无法反映病情的动态变化性。

（2）纸质化临床路径缺乏有效评估及统计分析路径变异的能力。

（3）纸质化临床路径往往较为单一，各路径间难以关联互动。

（4）纸质化临床路径操作繁复，管理不便，推行阻力较大。

而随着信息时代的发展及数字化医院的建设（包括医院管理信息化、临床管理信息化及区域医疗卫生信息化），电子化临床路径取代纸质化临床路径成为了必然的趋势。与传统的纸质化临床路径相比，电子化临床路径具有诸多优势：临床信息实时反馈性强；与电子病历、HIS等结合，路径灵活、智能化，指导应用能力强；具有归档、评估及变异分析的能力；操作简便，与电子病历结合，可减少部分医务工作者的工作量，可推广性强；可实现路径间互通及联系，降低路径退出率，提高路径使用范围，增加路径病史选择范围。

2. 疾病知识系统发展史　知识库是随着计算机技术的出现和应用而发展起来的。人们通过对特定知识收集、整理加工，使杂乱无序的知识有序化，并利用计算机快速处理能力和大容量存储空间，实现对知识的高效管理和利用。随着以计算机技术为核心的信息技术不断发展，知识库也经历从单机知识库到网络知识库、从文本数值知识库到多媒体知识库、从书目题录型知识库到全文事实型知识库的发展过程。医学知识库是发展利用较早、较快的一个领域，各种医学知识库的不断出现和广泛应用，为促进人类医学科学研究水平的发展，发挥重要的作用。

1989 年，中国生物医学文献分析与检索系统通过部级专家鉴定。1994 年，中国医学科学院医学信息研究所成功研制发行《中国生物医学光盘数据库》（CBMdisc），该数据库现已收录了 1979 年以来近千种中文医学期刊，以及汇编、会议论文文献题录，共计 230 余万条，年增长量约 20 万条，涵盖了《中文科技资料录（医药卫生）》、《中文生物医学期刊数据库》（CMCC）中收录的所有文献题录。其后，中国中医药科技文献光盘数据库也公开出版发行；解放军图书馆开发了《中文生物医学期刊数据库》（CMCC），目前共收录千余种生物医学期刊，文献数量 90 余万篇，基本覆盖了国内的中文医学期刊，该数据库新颖实时、信息量大、更新速度快。1995 年，经新闻出版总署批准，清华大学与中华医学会共同创办了我国第一个医药卫生光盘全文数据库——《中国学术期刊（光盘版）》医药卫生专辑。这是我国第一部大规模集成化学术期刊的全文电子检索系统。十年来，《中国学术期刊（光盘版）》医药卫生专辑在全国数百家高校、医学情报单位得到广泛应用，为数十万医学教师和学生提供医药卫生知识服务。2001 年，为了促进各级各类医院的数字化知识资源建设，提高医院医、教、研及管理人员获取知识的能力，促进医院的知识创新和技术创新，双方又共同开发了我国第一个医药卫生专业知识仓库——《中国医院知识仓库》。目前，CHKD 已在全国 1200 多家大中型医院及其他医药卫生机构得到广泛应用，对医药卫生机构的知识学习、知识管理起到了积极的推动作用。

这些知识库学科覆盖面广、内容丰富，网络系统接近或达到了世界先进水平，在医学信息资源共享方面发挥了重要作用。同时，根据国家信息化工作的整体部署，“金卫工程”、“金药工程”等一系列国家医药信息工程已相继启动，并提供服务。

我国的各种网上医学知识数据库达到了 1000 多个。这些数据库已被医院、医学院校、研究单位、医学情报所、医药工业部门等单位广泛用于科研立项、成果查新、信息咨询及高科技产品开发等领域。

疾病知识系统最广泛、最有成就的分支就是专家系统（expert system，ES），是疾病知识系统的最高级形式。医学专家系统是运用专家系统的设计原理与方法，模拟医学专家诊断、治疗疾病的思维过程编制的计算机程序，它可以帮助医生解决复杂的医学问题，作为医生诊断、治疗及预防疾病的辅助工具，同时也有助于医学专家宝贵理论和丰富临床经验的保存、整理和传播。医学专家系统中应用最广、研究最多的是用于帮助医生作诊断决策的决策支持系统。因此，医学专家系统在多数时候也被称为临床决策支持系统（clinical decision support system，CDSS）。

目前在医疗过程中，医生对疾病的诊断还处于一种传统的经验阶段，主要依赖于临床医生的实践经验和各项诊断指标及实验检查结果。一位专职医生通常需要经过若干年的实践，才能积累起一定的诊断经验。如果能将资深专家的实践经验和诊断知识开发出来，以一种方便的形式提供给广大医生和相关人员，就可以减少医疗活动的主观盲目性，使诊断结果更加科学，从而提高诊疗水平。这也是医学专家系统（medical expert system，MES）研究的目的和主要内容。

世界上第一个功能较全面的专家系统是1976年美国斯坦福大学的Shortliffe等成功研制的MYCIN，是一个用于诊断和治疗细菌感染疾病的专家咨询系统，通过和其用户（一般是内科医生）的交流，在获取病人的病史和各种可能的化验数据后，该系统可以在化验数据不齐全的情况下进行推理，给出诊断结果。MYCIN不仅能对传染性疾病做出专家水平的诊断和治疗，而且便于使用、理解、修改和扩充。从此，医学专家系统正式成为医学领域内一个重要的应用分支领域。随后，医学专家系统开发进入一个高潮时期，并且逐渐推向临床应用。在MYCIN系统框架基础上建立的肺功能专家系统PUFF系统，曾在旧金山太平洋医疗中心使用过相当长的一段时间，开创了医学专家系统临床应用的先例。同在20世纪70年代开发出来的著名医学专家系统还有由拉特格尔斯大学研制的用于青光眼诊断和治疗的CASNET专家咨询系统。1982年，美国匹兹堡大学的Miler等发表了著名的Internist-I内科计算机辅助诊断系统，其知识库中包含了572种疾病，约4500种症状。1991年由美国哈佛医学院Bamett等开发的“DXPLAIN”软件，包含有2200种疾病和5000种症状。除了这些大型的医学专家系统以外，人们还设计了一些针对某一种或某一类疾病的专项诊断系统。比如，1990年Umbaugh开发了皮肤癌辅助诊断系统，Provan等研制了一种动态图素结构的实时系统，并用它构造了一个用于诊断慢性腹痛的决策支持系统。1996年，Birndorf等开发了贫血的诊断报告专家系统。从20世纪90年代初开始了计算机辅助骨科技术（CAOS）。1996年美国Butler大学Lynn ling建立了一个典型的艾滋病医学专家诊断系统。2000年，Wells等开发了提高乳腺癌治疗计划的知识库系统。这些医学专家系统的开发和应用不但方便了医生和病人，也为医学科学的发展起到了极大的推动作用。我国医学专家系统的研制起步较晚，20世纪70年代末才开始，但是发展速度相当快。1978年，北京中医医院著名教授关幼波与电子计算机室的科研人员共同合作，开发了“关幼波肝病诊疗程序”，在国内率先把中医学这门古老的民族科学与先进的电子计算机技术结合起来，开创了我国最早的中医医学专家系统。随后，吉林大学与白求恩医科大学合作，又开发了“中医妇科专家系统”。之后特别是进入21世纪后，国内各界人士也纷纷研究和开发了针对不同医学领域的各种医学诊断专家系统，如基于螺旋CT图像的冠状动脉钙化点诊断系统、中医专家系统、掌纹诊病专家系统、骨肿瘤辅助诊断专家系统、耳穴信息智能识别系统、十二指肠溃疡诊断专家系统、胃癌诊断专家系统、结核病诊断专家系统、口腔牙周病诊断专家系统、无创心血管功能智能检测仪等。

近些年来，随着人类科学技术不断向前发展，新技术、新方法不断出现，疾病知识系统的开发和利用也出现一些新特点和发展趋势。

（四）中国临床路径和疾病知识系统研究现况

1. 中国临床路径研究现况 临床路径作为一种全新的医疗服务模式和管理理念，业已成为美国等发达国家医疗卫生服务系统中最主要的服务方式。在当前我国医疗卫生体制改革提倡高效率、高品质和低收费的目标下，实施临床路径，降低看病费用，已成为一件迫在眉睫、关乎国计民生的大事。近年来我国部分医院也进行了初步尝试，临床路径相关研究的文献数量逐年上升，研究领域呈现多样化局面，涉及医疗管理类、护理管理类和药学及经营管理类等。包括港澳台在内，目前我国大多数省、自治区、直辖市开展了临床路径方面的研究，但临床路径的实施对照研究仍然较少，尤其是随机对照及病例对照研究。因此，不仅尚未形成完整的、成规模的、具有示范价值的临床路径研究成果，而且缺乏对临床路径统一管理的标准，缺乏实施过程中数据的统计学及循证医学证据、实施价值评价标准及审核制度，忽视变异分析等问题，亟须在医院管理系统平台的基础上，对临床路径实行科学化、标准化和规范化管理，将临床路径、标准配置、住院流程管理与预警、结构式电子病案、医嘱处理、领导查询、统计分析等功能有机结合在一起，形成综合性临床路径管理系统。临床路径研究本身是动态的，不仅随着医学的进步，根据循证医学的原则不断修正，而且不同地域、不同医疗机构也应根据自身的情况，研究制定适合自己的临床路径。

目前我国各地医院纷纷开展了临床路径和疾病知识系统的试点应用和研究工作，但是不同规模医院的层次性依然明显，总体而言，东南沿海地区较中西部地区起步更早、发展更快。各地开发和应用的临床路径和疾病知识系统版本不一而足，缺乏规范性。因此，卫生部在2010年初制定下发22个专业112个病种的纸质版临床路径在全国23个省（市）110家医院试点应用，取得了一定的成果，此项工作目前正在继续深化开展。在卫生部下发的纸质版临床路径基础上，部分基础较好的医院和地区还纷纷开展了电子化临床路径和疾病知识库方面的研究，但多数采用纸质版临床路径的固定时间点模式，这种模式对固定时间点依赖性大、变异多、实施困难、退径率高。因此，个别医院正尝试开发其他模式的临床路径，如本课题研发的基于关键节点的临床路径模式，将多种时间格式引入路径管理系统，有效克服了固定时间点模式的缺陷，建立更科学合理的临床路径管理系统。

2. 中国疾病知识系统研究现况　主要疾病知识系统是将数据库技术和知识系统结合，包含临床辅助、合理用药、健康教育、公卫应急等医疗健康领域的知识应用系统。疾病知识系统目前的发展趋势是专家系统，是用人工智能技术对临床医疗工作予以辅助支持的信息系统。当前中国疾病知识系统的建设正逐步向数据海量化、系统集成化、资源分布化、利用网络化、操作智能化和共享一体化的方向发展。近年来，随着人类科学技术的不断向前发展，疾病知识系统开发和利用出现一些新的特点和发展趋势，如出现了循证医学知识库、跨库检索、外文期刊分布式全文提供系统和外文生物医学期刊文献情报服务系统（foreign medical journal full-text service，FMJS）等。

尽管目前国内的疾病知识系统随着计算机技术、网络技术的应用得到了长足的发展，但仍存在缺乏循证医学证据、数据库容量不足、检索服务单一、检索方式单一、无法确保查全率与查准率、无法和其他卫生信息系统整合等缺陷。因此，目前的发展方向是建设与数据库、多媒体、网络技术相结合的疾病知识库，实现智能人机交互、各数据库知识点之间关联的系统软件，并与临床路径相整合，利用智能化技术构建临床诊疗决策系统。建成的知识应用系统内容涉及基础医学、临床医学、护理学、预防医学、中医学及药学等学科；覆盖临床辅助、合理用药、健康教育、公共卫生应急等医疗健康领域。能实现医务工作者对相关疾病知识的查询及临床实践应用指导，并作为临床路径的强大知识后台，成为临床诊疗决策系统的基础。同时，建设科普版的疾病知识系统，具有患者相关疾病知识教育功能，采用通俗的语言和浅显的写作手法，为广大患者提供预防、保健及相关疾病防治知识，成为个体全面的自我疾病检查和防治的良好工具。

（五）临床路径和疾病知识系统研究发展趋势及展望

1. 路网化临床路径 目前的临床路径存在的主要问题包括：纳入临床路径管理的病种少，以手术处置的外科病种为主，内科病种较少，疑难、复杂疾病因路径管理变异过多，难以纳入路径管理，多数内科疾病的路径应用仅停留在临床护理路径上，从而限制了临床路径在疾病防治方面的巨大作用。这是纸质版临床路径和初级电子版临床路径（纸质版临床路径的电子化翻版）的先天缺陷所决定的。但是，要真正扩大目前的临床路径疾病管理范畴，起到对疾病进行全程路径管理、优化诊疗的目的，不仅要将某个疾病不同发展或者诊治时期均纳入路径管理，要满足不同时期路径之间适时的转化功能，还要将同类同种疾病均纳入统一的临床路径网络管理。正是基于这种需求，我们提出了路网化临床路径的概念。路网化临床路径是指某疾病不同的临床表现/并发症的子路径集合，同类同种疾病不同发展时期/阶段的子路径集合以及各子路径间关系的总和。临床路径管理的终极目标应该是系统能对由于病情变化或者诊疗计划调整引起的变异进行分析处理，原入径管理的病人尽管存在病情变化和诊疗方案调整，但仍能通过路网化临床路径继续完成路径管理。

2. 区域化临床路径和疾病知识系统 未来卫生信息化发展的两大趋势是智能化和共享性。临床路径和疾病知识系统作为新一代的卫生信息管理系统，不可避免地要满足以上两个关键要素。构建区域化临床路径和疾病知识系统平台不仅满足了区域内部医疗信息资源实时共享的需求，也是由这两大系统自我维护的内部特性所决定的。无论是临床路径还是疾病知识系统均有自我维护更新的内部需求，这种海量的数据维护需求不是单凭几个医护人员或者一家医院所能完成的，需要集合众多医院的大量卫生信息力量共同维护。因此，需要将各家医院的临床路径和疾病知识系统整合起来，构建区域化临床路径管理平台和疾病知识系统平台。区域化临床路径和疾病知识系统平台的搭建有利于区域内卫生行政部门对各家医疗机构的监管，有利于兄弟医疗机构充分整合资源，对临床路径和疾病知识系统共同维护和更新，减少重复劳动，有利于病人信息在区域内医院之间共享，优化医疗资源配置，减少重复检查和治疗。

3. 临床路径和疾病知识系统整合 临床决策支持系统（CDSS）又称医学专家系统，是指用人工智能技术对临床医疗工作予以辅助支持的信息系统，它可以根据收集到的病人资料，做出整合型的诊断和医疗意见，提供给临床医务人员参考。临床决策过程是一个依据医疗过程的知识和信息进行推理决策的智能化过程，个体性强、重复性差。因此，尽管早在 1976 年美国斯坦福大学的 Shortliffe 等已经研制了一个用于诊断和治疗细菌感染病的专家咨询系统（MYCIN），即最初的 CDSS，但是，目前 CDSS 仍有广阔的发展前景，是临床信息系统（clinical information system，CIS）的发展热点。

临床决策支持系统的三个主要成分是医学知识、病人数据和针对具体病例的建议，主要分为两个类型：一种是运用知识库（knowledge base），应用规则利用推理机分析临床数据，并向终端用户展示结果。另一种是没有知识库的系统，依赖机器学习来分析临床数据。

临床路径与主要疾病知识系统的整合系统就是一种临床决策支持系统。基于电子病历的临床路径在实施过程中能收集病人诊治过程中不断产生的大量数据，当构建的临床路径系统能和主要疾病知识系统全方位立体整合时，这些数据就能通过主要疾病知识系统中的医学知识进行实时解释分析，再经过临床决策算法的规则判断，最终为临床医生提供尽可能准确的决策支持，满足了 CDSS 三大要素。因此，临床路径与主要疾病知识系统的整合是实现临床路径智能化的必经之路，是临床路径的发展趋势，改变了目前国内电子病历和临床路径系统应用中缺乏相关疾病知识体系支撑的现状。

主要疾病知识系统是将数据库技术和知识系统结合，包含临床辅助、合理用药、健康教育、公共卫生应急等医疗健康领域的知识应用系统。临床医务人员在使用电子病历或临床路径系统过程中，可以方便地关联到主要疾病知识系统，即时查询相关知识，有助于医务人员做出临床相关决策。这就能够有效降低成本和充分利用资源，符合我国“低成本、广覆盖”的卫生改革政策。

五、远程诊疗、远程教育和健康咨询

当今世界上，无论是发达国家还是发展中国家，其医疗保健都存在地域性不均衡发展的状况。城市的医疗条件明显优于农村，中心区域的医疗条件明显优于边远地区。这不仅表现在医院规模和医疗设施的配置上，更主要的是表现为医疗专业人员资源分布的不均衡性。许多国家都为解决这种医疗条件的不平等问题做出了努力，但由于边远地区的环境往往使专业人员处于学术上难以提高的境地而不愿在此长期服务，因而导致本已缺少专业医务人员地区的此类人员数目进一步减少，成为世界性的难以解决的问题。

在这种形势下，远程医疗无疑为解决这一问题提供了一条可能的出路，因而受到各国政府的重视。同时，随着信息化社会的进程，远程医疗亦为医疗资源在世界范围的共享展示了美好的前景，引起了公众的广泛兴趣与关注。网络技术的迅速发展，使远程会诊系统逐渐成为现代医学界的一道亮丽风景线。它集现代化通信技术、计算机网络技术和现代化医学高科技的精华于一身，形成医疗、教育、科研、信息一体化的网络体系，实现了对医学信息、技术和远程视频、音频信息的传输、存储、查询、比较、显示及共享。以前病人必须亲自去医院看病的单一传统模式逐渐被改变，网上健康咨询、远程视频诊断等新问诊形式成为有益补充，改善了医疗资源分布不均衡的问题，真正使边远、贫困山区及更多的人能经济、高效地共享医学教育资源、专家资源、技术设备资源、医药科技成果信息资源等，提高了医疗技术水平，真正造福于人类。

（一）远程医疗的定义

20 世纪 50 年代末，美国学者 Wittson 首先将双向电视系统用于医疗；同年，Jutra 等创立了远程放射医学。60年代末，美国的Kenneth Bird博士与Fitzpatrick等用微波视频将波士顿Logan国际机场的一个诊所与麻省总医院相连，为机场的工作人员及乘客提供医疗服务，并首先使用telemedicine（远程医疗）一词。80年代初期，美国著名的未来学家阿尔文·托夫勒（Alvin Toffler）就曾预言："未来医疗活动的模式将发生变化，医生将有可能面对计算机，根据屏幕显示的从远方传来的各种信息，对病人进行诊断和治疗。"在多媒体技术、计算机网络技术、通信技术和无线宽带迅猛发展的今天，这一预言终于变成现实。

1992年勃兰斯敦（Preston）首先对远程医疗做了如下描述："远程医疗是利用远程通信技术，以双向传送数据、语音、图像的方式开展的远程医疗活动。"20世纪90年代中期，美国远程医疗学会和美国国防部卫生事务处对远程医疗下了明确定义："远程医疗是以计算机技术，卫星通信技术，遥感、遥测和遥控技术，全息摄影技术，电子技术等高新技术等为依托，充分发挥大医院或专科医疗中心的医疗技术和设备优势，对医疗条件较差的边远地区、海岛或舰船上的伤病员进行远距离诊断、治疗或医疗咨询。"为了对迅速发展的远程健康医学信息处理系统制定相关的政策和建议，世界卫生组织（WHO）于1997年在瑞士日内瓦召开"21世纪远程医疗与全球卫生发展战略会议"，给远程健康信息系统定义为："远程健康信息系统是通过医疗信息和通信技术从事远距离健康活动和服务的系统。"

但是，随着信息科学技术在医学领域的渗透、结合和发展，远程医疗作为一个科学概念，要对其进行科学而又严谨的定义显得越来越艰难。远程医疗不是医学的新的学科分支，而是计算机技术、远程通信技术与医学科学相结合而产生的一门新兴的综合应用学科，并已渗透到医学的各个领域。同时，由于远程医疗对于远程通信技术的依赖性以及应用上的特殊性，它不仅包含医学科学的内涵，又更多地融入了信息工程技术的内容。可以说，远程医疗是现代信息工程技术与医学科学有机结合的典范。

（二）远程医疗的内涵

从广义上讲，远程医疗是指使用远程通信技术、全息影像技术、新电子技术和计算机多媒体技术发挥大型医学中心医疗技术和设备优势对医疗卫生条件较差的及特殊环境提供远距离医学信息和服务。它包括远程诊断、远程会诊及护理、远程教育、远程医疗信息服务等所有医学活动。从狭义上讲，是指远程医疗，包括远程影像学、远程诊断及会诊、远程护理等医疗活动。

现代远程医疗涵盖了三方面的服务内容：远程健康监控、远程医疗咨询和远程医疗诊治。

1. 远程健康监控 医疗机构可以通过远程医疗技术对急症恢复期患者和罹患慢性病的患者进行健康监控。近些年来，尤其是最近的5年中，随着信息技术、电子技术的发展，远程医疗监控系统也随之迅速发展起来，并逐渐被广泛运用于各种医疗情景。世界上各个国家纷纷出现逐渐成形的医疗监控系统。

医院是病人和医疗人员密集度最高的医疗环境，但是往往因为很多处于危急生理状态的病人的生理信号没有能够及时被采集并传递给相关医疗人员，导致最终的抢救失败。而远程医疗监控系统可以节省护士巡房时间，为医疗人员提供监护的便利，从而有效地提高医院的监护和救助效果。

目前，国际IT厂商纷纷设计并开发了基于个人健康档案（personal health record，PHR）的医疗专家系统。如Googlehealth平台提供了由用户管理的电子健康档案和用户自由选择的第三方应用；微软的Healthvault网络平台针对医生和患者两类用户，提供了保持身材、减肥、管理血压、管理家人健康和紧急救援等5项服务，并允许用户同时监控、管理家人健康信息，以B2C方式提供可选择的第三方在线工具连接。Dossia是由美国一些公司（AT&T、Wal-mart、Intel等）筹资建立的个人健康在线服务平台，重点关注员工医保服务和结算系统。基于个人健康档案管理的平台是大量医疗领域专业知识、IT软硬件技术的综合应用。通过远程健康监控，患者就可以在不影响日常工作、生活的前提下，接受健康监控。医生也可以得到患者的实时数据，从而更好地监控和了解患者的病情。

2. 远程医疗咨询 医护人员可以通过现代通信科技，如电子邮件为远方的患者提供医疗咨询，也可提供心理健康咨询。通过远程医疗支持系统，专家们可以同学校的员工、医护人员进行互动式交流，最终完成了病症的诊断和治疗工作。远程医疗咨询既可以给医护人员提供继续教育的机会，提高医护人员，特别是边远地区的医护人员的诊疗水平，也可以为普通患者和健康人群提供一个学习医学知识的机会，提高全民的健康保健水平和预防疾病的能力。基于此，有人专门制作了一个远程医疗咨询和患者回访系统，它是直接服务于医疗领域的信息系统。利用互联网建立一个远程医疗咨询系统，从异地可以直接连接到病人所在医院的网站，医生也可以自主地浏览病人的各种信息而不必经过任何中间环节。所以，基于互联网技术的远程咨询系统是一个符合中国国情的解决方案。

3. 远程医疗诊治 自古以来医生看病、病人看医生，都是医患双方面对面的诊视，彼此近在咫尺，或吃药或打针，医生当场开处方，如果遇到疑难病诊断不清，治疗方案难以确定，医生无可奈何，病人则长途跋涉寻医。随着远程医疗技术的发展，医护人员直接对远方的患者进行诊治已经成为现实，有效解决了病人到大城市找专家看病难和看病贵的问题。当病人在诊断和治疗方面存在疑难情况，急迫地需要远方的专科进行会诊时，应用远程医疗会诊系统可以圆满地实现，不必耗费长途跋涉的精力和时间。

远程医疗会诊系统通常由视频通信、会诊软件和可视电话三大模块构成，包括远程诊断、专家会诊、信息服务、在线检查和远程交流等几大内容。在远程医疗会诊时，专家既能及时获得病史、检验报告和各种影像资料，又可以观察病人，并与病人对话；既可以与现场的医生“面对面”展开讨论，又可以使医生亲自对远程患者进行一定的手术过程操作。医生可根据现场传来的影像，通过键盘、鼠标、“数字手套”等输入设备进行手术操作，其一举一动均可转化为数字信息传递至远程患者，还能够立即送达诊断和治疗方案。犹如专家亲临现场会诊，只是专家不能直接检查病人，应用远程医疗会诊系统进行病例会诊和各种医学图像会诊。

（三）远程医疗的特征

远程医疗是采用通信技术为异地使用者提供医疗服务的系统。远程医疗的服务形式多种多样，可对远地服务对象进行检测、监护和会诊，以及进行教育、学术研讨、信息传递和管理等。远程医疗的特征有以下几种：

1. 远程医疗系统的基本模式 远程医疗系统应是一个开放的分布式系统。系统应用现代信息通信技术（特别是双向视听技术）、数字技术和医学技术为远方患者提供医学服务，为异地医务工作者提供医学信息服务和开展学术交流。系统应具有远程诊断、信息服务、远程教育等多种功能，可进行远距离视频、音频交互，实现医学资料（包括数据、文本、图片和声像资料）的传输、存储、查询及显示。

远程医疗系统是指根据远程医疗服务的具体应用要求而集成的系统设备，由通信网络系统、计算机系统和多媒体视频系统三部分组成。通过远程医疗系统将人们通常所能感觉到的有形或无形的医学资料和健康信息，如文字、数据、影像、图像、图形、语音等，转变成能被计算机识别的数字传递到终端，并在终端重新恢复和显示出人们能够认识的信息原形。不同类型的远程医疗系统，其性能与应用效果差异明显，但都必须具备信息获取、信息传输和信息显示三大功能。

在远程医疗系统中，医疗服务的提供者和服务对象分处两地，因此其基本模式分为以下三个部分（图 1-2）：提供医疗服务方、申请医疗服务方、通信网络及相关医疗设备。提供医疗服务方即医疗服务方所在地，一般为具有丰富的医学资源和诊疗经验的大型医疗机构和有经验的医生。申请医疗服务方可以是医疗、诊断和治疗能力较弱的小型医疗机构或诊疗经验不足的医生，也可以是患者；通信网络为普通电话网、无线通信网、卫星通信网和互联网等。

2. 远程医疗应用层次 按照远程医疗活动的地理位置及环境，可将远程医疗活动划分为三个应用层次：医院内部的医学信息交流、医院间的医学信息交流和医院外的医学信息交流。

医院内部的医学信息交流包括电子病历、医学影像传送和科室间会诊等，关键在于建立一个较好的医学信息归储存储、传输和管理系统。医院间的医学信息交流包括综合性医院与专科医院间业务协作；基层医务人员与医学专家间的医疗会诊；上级医院对下级医院的技能培训；大型医院对边远地区医院的技术支持等，需要有支持双方交互的多媒体通信技术和科学的远程医疗管理措施（指信息流和次序等）。医院外的医学信息交流包括家庭、社区、企业、厂矿、部队、院校、机关、监狱等，既取决于医院的信息化水平，同时也取决于申请服务者所处环境的信息化水平和医疗设备，以及所采用的相关技术标准。

远程医疗信息共享平台的服务对象主要有从互联网接入的病人、区域内各加盟医院、区域性的医疗卫生行政机构。对于大医院而言，共享平台可以作为医院的异地备份中心。对于中小医院，可以把平台数据中心作为它们的存储中心，它们和数据中心的数据交换相对较少。对于其他医疗机构或病人，则只需要信息浏览功能，可以通过 web 直接调阅数据中心的病历和影像数据。

远程医疗提供服务的方式可分为实时和非实时（亦称为在线和离线）两种。在情况紧急及条件允许时，一般采用实时方式，此时医学专家立即处理远方患者的信息并做出诊断结论，远方患者可当时完成远程就医过程。这样的做法使远程求医者或服务需求者感觉十分舒服，好像远方专家就在隔壁房间一样。尽管在线服务可以使患者获得及时的救助，但花费较高。在远程医疗的某些应用中，如远程手术、急性病症诊断以及院内门诊就医时的信息传递等，在一般情况下则采用非实时方式以减少花费和操作难度。在离线情况下，请求医疗服务方的资料要随时传送给提供方，等待处理。位于大医院的专家可依次处理用户的请求并提供相应的服务。离线服务可大大减少对网络系统的要求，在医疗咨询、培训、教育等应用场合也是能够满足要求的。在现阶段，这种离线的远程医疗服务还可以充分利用国际互联网的资源。同时，近期的3G技术发展也为医疗资源的高度发展提供了帮助。

(四) 远程医疗的支撑技术

根据远程医疗的定义，医疗保健技术、远程通信技术和信息学技术构成了远程医疗的三大支撑技术。近几年，这些技术得到了长足发展，很多医院开发应用了医院信息系统(HIS)、医疗服务系统（HSS）和图像存储与传输系统（PACS）。

1. 医疗保健技术 包括医疗专业人员的诊疗技术和临床检测工程技术，例如，对心电图、血压、血氧等生理和电生理参数的检测技术，B超、CT等医学成像技术，血、尿、体液的各种生化含量指标的检测技术。由于远程医疗的特点是患者在远地，有些面对面就诊时可以获取的信息可能无法获取或无法直接获取（例如触摸等），因而对医生提出了更高的要求，同时也为工程师们提出了新的课题。对于医院内和医院外两个层次的远程医疗应用，现有的临床检测技术所面临的问题是如何数字化以及联网传输。目前，医院所使用的大部分检测设备尚缺乏这些功能，只有部分新的设备提供联网接口。对于医院与院外层次上的应用，还应发展无创医学检测技术以适应院外医学信息检测的需要。总之，现有的医疗技术要应用于远程医疗还有许多技术问题有待解决。

2. 远程通信技术 作为远程医疗的第二个技术支柱，远程通信技术在最近十年中得到了长足的发展，为远程医疗应用提供了强有力的技术支持。在远程医疗中，医生的诊断质量来源于传输的医学信息质量，因此，医学信息的传输一定要保证它的不失真、稳定和安全。医学信息通常是一些数据、文字、视频、音频和影像等。数据和文字的数据量相对比较小，对通信网的要求不高；但视频、音频和影像资料数据量很大，对通信网的带宽和传输速率有较高要求。通信网可用有线网络或无线网络。

现今远程医疗中发展研究的通信技术有P2P即时网络通信技术、卫星通信技术、第三代移动通信3G技术等。P2P（peer-to-peer）即点对点技术，改善传统的集中式客户/服务器（C/S）模型技术，弱化了服务器的概念，系统中的每个节点既可以请求服务，也能够提供服务。节点之间可以直接交换资源和服务而不必通过服务器。平台可以支持具有庞大用户节点数量的点对点或点对多点的实时通信，从而大大提高了传输速度。由于P2P技术对计算机硬件设备的要求不高，因而可以有效降低远程医疗的成本，适应与边远地区进行远程会诊有效的连接。卫星通信技术（mobile satellite communication，MSC），通信速率在10～100kbit/s，其优点是信息传送距离远，常用于远程教育、远程监护和急救。第三代移动通信技术3G网络，可以提供的传输速率高达2Mbit/s，带宽可达5MHz以上，未来还可能有更高的信息通道。它将能够高速传送医学影像、开展多声道/多话音的视频会议及电话等移动多媒体业务和宽带数据业务，为远程医疗带来巨大的推动力。目前3G技术的标准有国际电信联盟（ITU）在2000年5月确定的W-CDMA、CDMA2000和TDS-

CDMA 三大主流无线接口标准。

远程医疗还运用微波通信、无线广播、无线蜂窝通信等多种通信技术，并将随着通信技术的进步不断采用新技术。

3. 信息学技术 信息学技术作为远程医疗研究中另一个重要的支撑技术，包括各种医疗信息的检测、采集、存储、显示、处理、查询、管理技术及各种数据库技术。

远程医疗需要获取的信息主要有：诊所或医院的实时监控数据、患者病历、医生诊断等资料；通过影像检查设备采集的影像信息；实施实时体格检查采集到的音频、视频信息。这些信息中很多是直接由医疗检测设备而来，如患者的体温、血压、X 线片、CT 片、B 超检查结果等。因此，如何对医学信息进行预处理，以及如何使现有的医疗设备与通信手段方便、快捷、安全地接口都成了至关重要的问题。对非实时的医学信息可以采用包括滤波、压缩、编码打包、精确扫描等手段来处理。而对需要实时采集及传输的医疗影像等数据来说，可以在医疗设备直接获取。

DICOM3.0（digital imaging and communication medicine）标准便为这种技术提供了可能，可以通过医疗设备的 DICOM 接口来实现对不同来源、不同种类的医学图像按照统一的数字化方式进行采集、加工与交换。近年来，旨在全面解决医学图像的获取、显示、存储、传送和管理的综合系统 PACS 悄然兴起。PACS 全称为医学影像存储与通信系统。它主要分为医学图像获取、大容量数据存储、图像显示和处理、数据库管理及用于传输影像的局域或广域网络等 5 个单元。相信在未来的远程医疗中，医学影像资料的采集与交换，完全可以借助 PACS，直接从数字化的医疗设备上采集信息，实时、高品质地捕获各种动态或静态图像。

远程医疗还包括资源信息存储与归档的问题。由于医学信息如影像资料等一般容量都很大，因此需要具有海量的存储设备及相关系统，如磁带库、光盘库等。其主要介质有硬磁盘、MOD、CD/DVD 和 DLT 等。存储介质及设备的选择涉及的因素主要有速度、可靠性和价格。对于医学信息的存储来说，最好形成一个完整的系统。比如在 PACS 中，与存储相关的就有硬件、数据库、应用界面等。硬件就是如 RAID 等存储设备；数据库将为每个 PACS 检索点创建一条相应的记录，以检索到原始数据。而存储管理软件是硬件设备和数据库之间的一个关键环节，该层面的软件主要任务是在大型存储设备上构建虚拟的文件系统，让直接面向用户的应用软件可以在该层面上直接运行，而无须考虑底层硬件设备的配置与控制。好的存储系统选择对医学信息的存储是一个重要的问题。

医学信息的处理技术将在远程医疗中发挥重要作用。数字化的医学信息为医学信息处理展现了广阔的天地，可以预测，所有的医学信号和图像处理技术都将应用于远程医疗，这些应用不仅可以推动远程医疗的发展，还将推动医学的进步。总之，许多现代科学技术的成果将在远程医疗中得以应用，同时，这些应用也将促进科学技术的进一步发展。

（五）远程医疗的作用与意义

远程医疗作为一种新的医学服务模式，在近几十年取得了迅猛的发展，已彰显出其自身无限的魅力。远程医疗的目的是为了扩大医疗服务、医学教育在时间和空间上的覆盖面，拓宽医疗服务的范围，减少因地区差异、医疗卫生资源差异等造成医疗水平的不平衡，让患者以能负担得起的价格获得较高水平的医疗服务。由于远程医疗很好地利用了现代通信技术和信息技术，使现代医学技术不再受时空限制，实现了人类共享医学资源与成果的梦想。

2010年10月19日，由中国科学技术部国际合作司主办的“发展中国家远程医疗构建发展与应用技术国际培训班”在昆明开班。培训班旨在在发展中国家培训远程医疗技术应用专业人员，与发展中国家医疗卫生界共同分享中国在远程医疗领域取得的成果与经验。19名来自南非、菲律宾、尼日利亚、巴基斯坦、波兰、阿尔及利亚、巴西、乌干达等9个国家的政府公共卫生管理部门官员和医疗机构专业人员，系统学习如何构建有效的远程医疗网络，如何建立科学的远程医疗设备分科和服务分科标准，从而使医生通过远程医疗网络给患者看病如同“面对面”诊疗一样。

今天我们已经能看到，随着远程医疗的不断发展与进步，医院之间、地区之间、国家之间医疗技术水平不均衡状况正在逐渐得到改善；医学领域中科技资源偏态分布将成为历史；医学服务已经悄然走进寻常百姓的家中。

1. 优化医学资源配置　我国还处在社会主义初级阶段，经济不发达，医疗资源的分布极不平衡。中心城市和较发达地区的人口占20%，供其利用的医疗资源达80%；而广大农村和经济落后地区的人口占80%，供其利用的医疗资源仅为20%。由于大城市与基层医院之间存在着医疗技术水平的差距，一旦有危重或疑难病症，人们便不惜人力和财力冒着风险奔向大城市就医。造成了城市大医院里患者排着长队看病，而基层医院里却冷冷清清。这种情况影响了医疗服务质量，更影响医疗卫生事业的发展和提高。

现代医学技术水平的提高，在很大程度上依赖于医疗设备的技术进步，由于添置医学高新技术设备需要大量的资金投入，其应用又有着相当多的附加条件，这就注定了高、精、尖医学诊疗与研究的设备和设施难以在广大基层医疗单位和边远艰苦地区广泛享有，造成了高质量的医疗技术资源不断地向一些先进国家、大城市医院和医学研究机构集中。同时，先进的现代医学科学技术的发展也决定了优秀医学人才资源的流向，这就造成了国与国、地区与地区、医院与医院之间在医疗技术资源配置和医疗服务质量方面的差异。

远程医疗工作的开展，不但能实现医学信息资源的共享，也能很好地优化医学资源的配置，尤其是高水平医学专家资源最有效的利用。近几十年以来，无数事实证明，采用远程医疗技术，能够很好地解决基层医院对疑难杂症的诊断和治疗问题。通过远程诊断和会诊减少了医生出诊和患者去医院就诊所需的时间和费用，从而减少了医疗费用，特别在一些医生不便或不易达到的特殊场合，如对精神病患者、皮肤病患者、监狱囚犯的诊疗，以及对宇航员、极地探险人员、远洋海员和深海航行人员的远程诊疗。

基层医院开展远程医疗工作的优点：一是无须进行大的投资，就能提高本地的医疗服务质量；二是扩大了医疗业务，增加医院的社会效益和经济效益，还为患者减轻了多方面的负担，对基层医院的生存和发展，必将带来无限的契机。此外，远程医疗还有其他一系列作用，如医学界的科研分工与协作。可以说，远程医疗系统的建设，既是现代医学自身发展的内在要求，又是一个国家或地区现代医学发展水平的标志。

2. 实现医学信息资源共享　医学信息资源主要包括：通过视、触、叩、听、嗅等传统的医学检查手段获取的物理学检诊信息，通过现代化医学诊疗设备获取的生理病理信息，并以数据、文字、语言、图像、图形、标本等形式存储于医学信息库中。远程医疗信息资源共享是指通过某种方式实现一定的医学信息资源共享。远程医疗信息资源共享的关键在于其载体和应用方式。2005 年 5 月 17 日，WHO 在第 58 届世界卫生大会上正式宣布成立一个全球卫生信息网络，以改善世界各国对公共卫生的决策。全球卫生信息网络将由世界各国、多边或双边开发组织、基金会及技术专家组成。在今后 7 年内，该网络将能获得来自各基金会、出资国及有关团体 5000 万美元的启动财政补贴。发展中国家将可向该网络申请不超过 50 万美元的财政补贴和相关技术援助，以加强本国的卫生信息体系。

通信技术和信息技术的日新月异，给医学信息资源的远程共享提供了扎实的硬件基础。用户通过网络能够随时随地接触到大量的医学信息资源。远程医疗技术的发展为医学信息资源共享拓开了更为广阔的空间。以前由于各方面技术条件的制约，使医学信息资源共享长期停留在对医学文献资源共享的层面上，主要表现为医学图书馆间的联合书目检索和馆际互借。由于共享交易成本的限制，这种共享在深度和广度上都非常有限。远程医疗系统的开发与应用为各种医学信息资源共享带来了新的契机，开辟了医学信息资源无限共享的新天地。

医学信息资源共享既是远程医疗的重要内容，也是远程医疗发展的必要保证。医院信息化建设的一个重要目标就是实现远程医疗信息共享，提高患者医疗信息的利用率。远程医疗信息共享的前提则是信息的传输与交换，它包括医院系统内部的信息交换，如医学信息系统（HIS）、图像存储与通信系统（PACS）等；医院间的信息交换，如病历和医学影像的远程传输、共享等。HIS 所提供的丰富而详细的患者电子病历信息，能为远程会诊提供很大的帮助。通过 PACS，高度清晰的患者影像可以采集并传送到远程会诊工作站，使会诊医师得以通过专用监视器对影像进行浏览和处理，提高了远程会诊的质量。

远程医疗信息网络的建设为医务人员进行网上书刊阅览和科研检索提供了方便，这不但节省了医务人员的时间，提高了工作效率，还能节约大量的资金。长期以来，我国丰富的医学文献资源没有得到充分开发和利用，许多高校医学图书馆报道其馆藏利用率在 20% 左右，而较小的医学图书馆（室）馆藏利用率更低。目前，由于各单位图书馆经费越来越紧张，订购的图书期刊数量有所下降，任何一家图书馆都无法收藏本单位所需的全部文献资料，导致一些学科文献稀缺现象十分严重，同时，各馆之间也存在大量重复订购图书文献的现象。因此，实现远程医疗信息资源共享，最大限度地满足读者要求，保证经费合理利用，充分发挥文献资源的作用是图书馆发展的必由之路。

近些年来，许多国家已经开始着手建立各类医学科学数据库并提供给全人类共享，我国也于 2004 年开始这方面的工作。可以预计，随着我国远程医疗网络建设的不断完善，一旦国家医学数据共享工程建设完成，各单位医务人员在自己的办公室就能对各种数据库进行检索，对疾病和科研数据进行比对，这将极大地调动医务人员学习与科研的积极性，强有力地推进我国医学科技的快速发展。现在，只要某单位将其拥有的电子文献放在网络上，其他单位的医务人员就可以十分方便地通过网络对其进行调阅，极大丰富了所有单位的可访问信息资源数量。远程医疗之所以能迅速发展并深受欢迎，与其能实现医学资源共享的作用是密不可分的。

3. 构筑新型教育渠道 由于国情和各种条件限制，我国继续医学教育发展很不平衡。

一些医务人员的理论知识和技术水平仍停留在学校学习阶段，专业新知识通常只是在实际工作中被动地而不是系统地获取。医务人员缺乏系统有效的继续医学教育，加之工作中遇到的各种疑问得不到及时有效的解答，已经在一定程度上影响到我国整体医疗水平的提高。据调查，我国乡镇卫生院中本科学历以上人员在卫生技术人员中的比例不到2%，大专学历人员所占比例约15%。这个调查表明，农村基层卫生人员的学历层次普遍偏低，整体素质不高，迫切需要通过各种学习途径提高基层医护人员的业务素质。因此，大力开展继续医学教育，绝非仅是从提高医务人员业务水平考虑，它关系到国家整体医疗水平的提高，更关系到广大人民群众的身心健康。

医学技术方法和医学学科理论都具有更新速度快、发展迅速的特点。世界各国都十分注重对医疗从业人员的继续医学教育工作。传统继续医学教育一般采用脱产办班、离岗进修学习等形式。这种形式不仅需要占用一定的工作时间，经费的投入也相当可观，无论是单位或个人都难以承受，这或许是继续医学教育工作无法形成制度化的根本原因。

我国已进入长寿国家之列，老年人口的比例迅速上升，社区医疗服务方兴未艾。为提高社区、乡镇医务人员从事卫生服务工作的综合能力，可发挥远程医疗网络专长，有计划、有针对性地对基层医务人员进行全科医学培训。据统计，我国基层卫生人员500万～600万，如果只培训其中1/5的人使之成为全科医师或护士，也有上百万人，如果按照传统的教育方式，就算3年培训一次，也是相当困难的，是现有医学教育机构无法承担的。因此，只有通过远程医疗教育才有可能实现这个目标。

计算机的普及，通信技术和信息技术的发展，尤其是互联网的广泛应用，使远程医疗教育能够得以开展。通过实施现代远程医疗教育，可以有效地发挥各种教育资源优势，突破教学资源和教学环境的限制，跨越时空，使更多的人能够更方便、更快捷、更经济地接受医学教育。远程医疗教育利用现代教学技术，将原以课本为主的教学内容被音频、视频、图片、动画等多媒体所代替，促进了现代医学教育的发展。远程医疗教育网络可进行在校医学生的辅助教学，研究生、非学历、学历和继续教育等各层次的教育。

使用先进的信息技术与医学教育相结合开展远程医疗教育，不仅是提高在职卫生技术人员素质和技术水平的有效途径之一，也是建立终生教育体制的重要途径之一。随着现代远程医疗信息网络技术的发展，远程医疗教育无疑会为广大医务工作者的学历教育和继续教育提供更加有利的条件，在我国大力发展远程医疗教育是完全有必要的，而且它的发展方向必然是面向社区、乡镇卫生人员，我国是一个拥有9亿农民的大国。切实抓好社区、乡镇卫生人员的基本素质，提高他们的医疗水平，实现人人享有健康，从根本上改善农民的健康状况，应是远程医疗教育的努力方向。

4. 在突发事件与特殊环境中的应用　突发公共事件是指突然发生，造成或者可能造成严重社会危害，需要采取应急处置措施予以应对的自然灾害、事故灾难、公共卫生事件和社会安全事件。我国目前处在突发公共事件的高发时期，而且在未来很长一段时间内，我国都将面临突发公共事件所带来的严峻考验。远程医疗对公共灾难事件以及各种特殊环境下的伤员救治工作可提供有效的支持。在这种特殊环境中建立起的应急机动远程医疗系统完全可以做到不受地面通信条件的影响，迅速构建起与后方医疗机构及卫生管理部门的联系，将事件发生地区以外的各类医学技术资源集中到事发现场，提高事发地的疾病预防、治疗和应急救治水平，最大限度地挽救人民群众和参战官兵的生命。

远程医疗系统在非常时期、特定环境下的成功应用，受到了社会的广泛认可。对与远程医疗的作用，我们应该持客观的态度，远程医疗不是包治百病的灵丹妙药。远程医疗要不断地在实践中深入研究，使其发挥更大的作用。

第五节　国内外数字卫生研究应用现状

一、国际数字卫生的研究应用情况

1. 美国　美国2007年投入1.69亿美元用于提高卫生信息技术。美国健康信息化计划，即在5年内，通过标准化和电子化全民的健康信息系统，彻底改革美国医疗卫生体系，实现提高医疗质量、降低医疗成本的目标。哈佛大学、兰德公司等研究机构认为美国这一计划在5年间至少需投入750亿～1000亿美元，用于健康信息系统开发、硬件设施建设及人员培训，创造21.2万个就业机会。

奥巴马上台后，联邦政府斥资200亿美元执行医疗信息化刺激方案，用以发展电子健康档案信息技术系统，全民的、互操作的卫生信息系统建设是医改的强力支撑。这些举措可以减少医疗差错，挽救生命，节省开支，因此得到了美国选民的强烈支持和拥护。

2. 英国　英国卫生信息化建设的所有经费，均来自于联邦政府，为了减少医疗开支，降低医疗成本，加强信息共享，英国政府2005年签署了一份为期10年、价值64亿英镑的合同来发展医疗卫生信息化，用于建设全科医生数据库系统等医用网络服务软件及全民健康档案系统。医院把病人的个人病历摘要等信息，通过全球卫星定位系统上传到该系统上，医生在上班8小时之外提供医疗服务时，即可以使用电子病历共享数据库。

3. 加拿大　加拿大的医院信息化建设是由政府统一规划，2001年投资了5亿加元成立加拿大Health Infoway公司。作为一个独立的非营利机构，Infoway公司负责领导全国医疗信息化建设，并在全国建立可交互的电子健康系统。尽管公司是独立运作的，但全部过程都有政府的参与，这样既便于政府领导和监管，又可以避免政府机构的低效。2003年，联邦政府追加6亿加元投资，而到目前为止，加拿大政府的全部投资已经超过16亿加元。未来10年，加拿大政府将投入227亿加元用于医疗卫生信息化建设，其中HER的10年成本预计达到99.9亿元：医师诊疗系统占14亿元，住院系统39亿元，长期看护系统占18亿元，家庭保健延伸占5000万元，EHR信息结构成本29亿元。此外，还将发展乡村和边远地区的远程医疗服务，增强远程医疗保健网络的建设和开展家庭远程监护的应用。

4. 日本　日本专门成立由政府、产业、学术界组成的专门电子健康记录（EHR）开发委员会。2001年，投入200亿日元资助电子病历系统的安装实施（政府资助一半）；2003年，投入250亿日元资助区域化电子病历的实施；2004年，设立卫生信息系统操作性项目，投入15亿日元支持IHE-J、电子病历基本数据、HL7等标准化活动；2005年，成立标准化的电子病历促进委员会推进互操作性和信息标准化；2006年，厚生省在全国推广静冈县的电子病历系统，投入 8800 万日元对该系统进行升级并免费在全国推广，同时政府批准医疗机构可以向病人提供个人的医疗数据光盘并可收取 3000 日元的费用（一项鼓励措施）。

目前，日本医院信息系统协会正在致力于 EMR 系统安全性问题的研究。日本的信息化建设与国际标准接轨并符合日语结构，是较成熟的信息化建设体系。

5. 澳大利亚　由国家卫生信息管理组（NHIMG）研发了通用的医疗和公共卫生数据定义，用于全澳大利亚的卫生服务机构。澳大利亚卫生系统随之开发并实施了一套条理分明、排列有序的临床编码和卫生分类方法，编制了国家卫生数据字典（NHDD），其中之一是进行电子健康记录的研发，要求电子健康记录系统必须具有可交换、可操纵、可整合多种源数据的能力。

6. 其他欧洲国家　远程医疗发展状况比较集中地代表了当今世界发达国家开展远程医疗活动的水平。德国、意大利、法国、西班牙、挪威等欧洲国家在远程医疗、远程医学教育、远程医学研究、公共卫生、医疗保健管理等方面已经取得了重要进展，并在大学、医院建立了一些应用和实验性的网络，为远程医疗在欧洲的普及奠定了基础。据不完全统计，欧洲已有超过 50 个国家建立了远程医疗系统，拓展的应用领域涵盖了几乎所有的临床学科。

二、国内数字卫生的研究应用情况

全球医学信息学的发展为中国的医疗信息产业的革新提供了学术基础和技术支撑。近年来，国家和各级卫生部门一直高度重视卫生信息化工作，国内卫生信息化发展迅速。全国近半数医院进行了网络设施建设，信息系统应用水平不断提高；公共卫生信息系统建设得到了快速发展，先后形成了覆盖全国的传染病与突发公共卫生事件报告网络，部分省、市层面的突发公共卫生应急指挥系统、医疗救治信息系统、卫生监督信息系统、卫生统计网络报告等卫生管理信息系统。这些以特定业务管控为目标的信息系统在各业务领域发挥了重要的作用。

（1）医院信息系统的应用迅速普及。在医院信息系统（HIS）研发方面，我国已初具规模，特别是随国家金卫工程的开展，许多医院相继建立起医院信息系统。据统计部门提供的数据，全国有 90％的大型医院已经实现了部门信息化管理，近 40％的大中型医院正在建设全院信息系统。医院信息系统的开发和应用正在向深度发展，从早先的侧重于经济运行管理，开始逐步向临床应用、管理决策应用延伸。

（2）公共卫生信息系统初步建立。自非典发生后，公共卫生信息化进入了快速发展期。全国县级和县级以上医疗机构基本实现了疫情网上直报，大部分行政建制的乡镇卫生院也通过网上进行疫情直报。各地在医院或监测点实现网上直接获取疫情。医疗救治信息系统在原有 120 急救系统的基础上，开展了卫星定位系统（GPS）与地理信息系统（GIS）相结合的试点。突发公共卫生事件应急处置信息系统也正在各地逐步完善。

（3）城乡社区卫生服务信息化有了良好的开端。2005 年国家卫生部颁布了《新型农村合作医疗信息系统基本规范（试行）》，内容包括新型农村合作医疗信息系统建设规范、应用系统功能规范、基本数据集规范、数据代码规范、统计指标规范和数据传输规范 6 个部分。目前国内部分省份已按照规范要求结合当地实际情况，开展新农合信息系统的建设和应用试点。

（4）卫生信息化发展的机制、体制逐步健全完善。卫生部在充分借鉴国内外卫生信息化发展经验的基础上，进一步明确了卫生信息化的发展思路，研究提出了“十二五”期间卫生信息化建设总体框架，即建设国家、省和地市三（3）级卫生信息平台，加强公共卫生、医疗服务、新农合、基本药物制度和综合管理等 5 项业务应用，建设居民电子健康档案、电子病历等 2 个基础数据库和 1 个专用网络，简称“3521 工程”。

（5）卫生信息化新技术新方法的研究和实施应用得到高度重视。近年来，启动了“基于 IHE 规范的城市医疗信息服务及示范工程”的开发应用，为区域协同医疗服务和医疗信息共享服务等方面的技术研究提供了经验。特别是从 2008 年开始，在科技部和卫生部的关注下，“国家数字卫生关键技术和区域示范应用研究”被科技部列入“十一五”国家科技支撑计划重点项目组织实施。随着该项目关键技术的实施应用，其研究成果已经逐步显现出对医疗卫生服务领域强大的技术支撑作用。通过以居民电子健康档案、电子病历、交互式数据中心、城乡社区与医院双向转诊、远程诊疗、远程教育和临床路径等多项数字卫生关键技术的研究和示范应用，达到整合共享、优化流程、提高效率、降低费用、和谐医患、保障健康的目标，为卫生信息化发展提供经验，助推医药卫生体制改革，也在一定程度上引领了国内卫生信息化建设的发展方向。

浙江省充分利用卫生信息化原有的工作基础，依托“十一五”国家科技支撑计划重点项目“国家数字卫生关键技术和区域示范应用研究”项目在浙江的实施应用，取得了积极进展：

（1）结合我国医疗卫生信息标准化的实际需求，在国内首次研制并建立了一套适合中国国情、顺应医改需求的数字卫生标准体系，以数字卫生标准体系统一规范卫生信息化行业发展。国家数字卫生标准体系包括疾病控制、卫生监督、新型农村合作医疗、急救与血液、电子健康记录、医疗业务流程、医疗影像、医学实验室、远程医疗、健康档案、分类与术语编码、IT 通信、区域信息系统规范共 13 类 66 个标准。项目组还联合了浙江省卫生厅、浙江省质量技术监督管理局和浙江省标准化研究院成立了国内首个数字卫生领域省级专业标准化技术委员会——浙江省数字卫生标准化技术委员会，负责数字卫生领域地方标准的制/修订工作。项目组积极推动了数字卫生标准的应用，以标准促进应用，以应用检验标准。并且以这些标准为基础，建立了标准化电子健康档案系统、标准化电子病历系统、标准化卫生信息平台系统、标准化一卡通系统、标准化远程诊疗和远程教育系统和标准化临床路径系统，以示范区实际应用来验证标准。这些标准促进了信息资源整合共享，达到优化流程、提高效率的目的，将广泛指导和统一协调医疗卫生领域信息化及相关行业发展，助推医药卫生体制改革。

（2）以居民电子健康档案和电子病历为核心、卫生信息平台为枢纽、一卡通为纽带，实现了医疗卫生信息共享。已经建立 1200 万份标准统一、信息共享的居民个人电子健康档案，建档率达到了 90%。居民电子健康档案系统还在江西的 7 个县区得到应用。通过省、市、县三级卫生信息平台和两大基础资源库的建设，推进卫生五大业务系统的应用，走出了一条具有中国特色的“健康云”发展之路。项目通过全省卫生虚拟专网，建立了1个省级、1个地市级和22个县级卫生信息平台（数据中心），在三级平台运用云计算技术，实现了居民个人电子健康档案和108家二级以上医院电子病历的数据上传和信息共享；汇集了医疗、疾控、卫生监督、血液、新农合、健康保健等多个系统的信息；以一卡通为纽带，提供健康信息跨单位、跨区域调阅，实现了信息共享；整合了统计分析和数据挖掘子系统，全面分析区域范围居民健康信息；建立个人健康门户，实现居民在线管理自身健康。数字卫生技术还为提出合理有效的传染病防治策略提供技术支撑。借助卫生信息平台，应用数据挖掘分析，通过对全民健康体检的基线调查和抽样人群检测结果的数据进行分析，提出了乙肝防治策略，为我国摘掉“肝炎大国”帽子提供了可靠的流行病学依据，有望到2020年在我国基本控制乙肝。

（3）以涵盖临床路径和知识库系统的电子病历为基础，建立了数字化医院管理平台，提升医疗服务水平。构建了医院数据交换平台、医疗流程管控平台和医疗资源管理平台，实现了服务和流程管理的智能化、简约化、精准化，已在全国16个省、自治区、直辖市200余家医院使用。结合我国临床医疗现状的业务流程和标准，在任务目标60种临床路径的前提下，超额研制完成了与电子病历相整合的92个疾病临床路径，已经在浙江省所有地区的50余家医院实施应用，除了综合性医院以外还包括传染病、肿瘤、妇幼、中医、中西医结合、老年病等专科医院，显著提高了医疗质量控制水平和医院管理效率，可以辅助对医疗机构医疗服务质量和水平、医护人员质量管理和服务绩效进行考核与评价，获得了广泛好评。

（4）以远程会诊、双向转诊为特色的新型医疗卫生服务模式，实现了优质医疗资源共享，推进了城乡医疗卫生服务均等化。目前已经联通了浙江省内28家省级医院、146家市县医院、365家社区卫生服务机构，并在江西、贵州、四川、湖北、新疆、辽宁、青海等省份以及美国、印尼得到应用，反响良好，在支援青川地震灾区、甲型H1N1流感防控等事件中发挥了积极作用。至今共开展14 000多例远程专家会诊，600余次临床案例的远程教学和查房，3500多例的远程重症监护，使平均住院费用下降12.5%，危重患者转院率下降38.3%，医疗纠纷减少28.57%，还省去往返交通、住宿和陪护等费用，真正实现优质医疗资源共享，提高基层医疗水平，提升公众健康意识，引导病人合理流向，提高了区域医疗资源的整体使用效率，实现医疗卫生服务的重心下移和关口前移。

（5）创建了中国首家致力于医疗卫生信息领域研发与应用的专业性、非营利的研究机构——浙江数字医疗卫生技术研究院，汇集了国内外众多资深院士和专家学者、全球著名的医疗保健设备厂商、国内外领先的行业软件企业，共同从事数字卫生领域的研究开发、顾问咨询、标准制定、认证评估、国际合作、成果转化等工作，并引领政、产、学、研、用、资六位一体的公益事业公共服务支撑平台，进而营造出可持续发展的数字医疗卫生产业生态环境。锻炼、培养了一支院士领衔、国内外知名专家学者为骨干的具有良好发展前景和合作精神的科研团队。科技部的国家现代服务业数字卫生产业化基地已经正式在浙江落户。

第六节　数字卫生技术利用的意义

现代医疗卫生服务体系的构建为当今数字化、标准化、网络化的“国家数字卫生”系统研发奠定了发展的基础，而与时俱进的“数字卫生”系统研发加快了改变世界医疗卫生的提供模式和服务格局。因此，以个人健康档案、电子病历、临床信息系统、基于医学知识系统辅助诊疗、全人全程健康服务等为主要内容的“国家数字卫生”系统研发，正在推动中国的医疗卫生信息领域发生一场新的变革。

一、数字卫生维护、提升现代健康和行业服务能力

数字卫生属于《国家中长期科学和技术发展规划纲要（2006～2020 年）》中“信息产业及现代服务业”重点领域，属“现代服务业信息技术及大型应用软件”优先主题，符合国家在国民经济、社会发展中亟待科技提供支撑的行业，其发展有利于突破瓶颈制约、解决重大公益性科技问题、提高公共服务能力的科技发展需求。

现代健康维护理念的发展，对医疗卫生服务提供方式的根本性变革发挥着巨大的推动作用。传统的单一加单向、无序加散射的服务模式已越来越不适应时代的发展，21 世纪的现代医疗卫生服务模式呈现出以下主要特征：

1. 个性化　对个体不同健康需求的提供和满足，注重从被动地看病到主动地预防保健，使每一位个体能够“随时、随地”无缝隙地享受医疗保健服务和健康咨询，既是经济社会发展的内在要求，也是人们生活水平提高后对健康服务模式新的需求。

2. 区域化　传统的医疗卫生服务常局限在单一的机构中，现代医疗卫生服务则更多地立足于社区，更注重资源的共享。因此，从孤立的大医疗资源到细分、共享、协同的区域化医疗资源，是提高效率、提升服务、普及健康的必然趋势。

3. 信息化　从传统的医学向现代医学的发展，基于现代电子、工程、信息和生物等高科技的医学技术应用，促进了科技进步与健康维护的必然结合，从而也使医疗卫生服务迈入信息化的轨道。

现代医疗卫生服务体系的构建为当今数字化、标准化、网络化的“数字卫生”系统研发奠定了发展的基础，而与时俱进的“数字卫生”系统研发必定会加快改变世界医疗卫生的提供模式和服务格局。因此，以个人健康档案、电子病历、临床信息系统、基于医学知识库的辅助诊疗、全人全程健康服务等为主要内容的“数字卫生”系统研发，正在推动中国的医疗信息领域发生一场新的变革。

1. 数字卫生将科学技术应用到关系民生发展的重要领域，将对深化卫生体制改革和加快和谐社会的构建发挥重要作用　构建以居民个人健康档案为基础、以资源共享为核心的数字卫生已成为现代医疗卫生服务体系建设的重要内容。项目研究和应用开发从单一的医疗服务提升到全人全程的健康服务理念，加之以信息技术作为工具和手段，创建适合信息技术特点的医疗卫生服务体系，将对传统的医疗卫生体制改革和服务带来重大影响，也

将对加强和提升医疗卫生行业的服务能力、满足人民群众健康需求和建设社会主义和谐社会具有深远的意义。

2. 数字卫生有利于缓解医疗资源短缺和突破医疗资源共享的瓶颈　目前，大部分优质的医疗资源在城市，大部分医疗需求在农村，而医院与城乡社区、与医保、与农村合作医疗之间互相独立、标准不一，导致医疗卫生资源调配不合理，造成医疗资源的短缺和浪费，也将产生“看病难、看病贵”和“卫生公平性、可及性差”等问题。数字卫生通过居民个人健康档案、电子病历等架构城乡社区卫生服务信息化体系，实现城乡社区与医院双向转诊、远程诊疗和健康咨询等区域性综合性服务，能够缓解当前医疗卫生领域存在的一些民生问题。

3. 数字卫生将信息技术应用于医疗卫生行业有利于提高信息化产业的核心竞争力　发挥信息技术优势，研究应用于医疗卫生领域的关键技术和共性技术，构建新型的医疗卫生服务新体系，已是我国卫生事业发展的关键。当务之急，迫切需要利用计算机和新一代网络技术，改造和构建国家或区域性的“数字卫生”体系。通过建立区域性的标准化、数字化、网络化的综合医疗卫生服务体系，突破医疗卫生信息资源相互封闭的屏障，建立国家战略性医疗卫生数据库，以实现资源整合、资源共享、优化流程、提高效率、降低费用、保障健康的目的，提高我国卫生事业的整体水平和医疗信息化产业的核心竞争力。

4. 数字卫生研究医疗卫生信息化中的关键技术和共性技术有利于提高医疗卫生公共服务能力　数字卫生的研究应用，有利于解决医疗卫生信息化中的关键问题，解除我国数字卫生发展过程中的障碍；使我国的医疗卫生服务模型发展成一种面向全民健康共享的服务模式，对提高医疗卫生服务质量和管理水平会有质的改进。同时，通过全面实施我国医疗卫生的数字化，从而提高整体医疗卫生服务能力和改善我国居民的健康服务条件，提高我国居民的生活水平与健康水平。

二、数字卫生有助于满足社会多方在医疗卫生领域的不同需求

对居民个人而言：一是可实现一生连续、全方位的健康档案记录（含电子病历）；二是在看病就诊时，无论到哪家医院，只要能上网和病人许可，就可以查看个人病史、健康史，有利于病人就诊和治疗；三是在突发健康事件发生或急诊时，通过网络化快速查找血型、过敏史等健康档案，有利于缩短急救时间；四是根据个人健康史，可实现自我健康教育，实施健康计划。

对医院而言：一是可以了解病人史，制订更加科学合理的治疗方案，提高医疗质量和治疗效果；二是可以调用相关电子病案，为病人治疗进行辅助决策；三是可以远程调用病人检查报告、医学影像，供制订治疗方案使用或进行专家会诊；四是可提供药物过敏史、治疗安全警示等，减少医疗事故发生。

对公共卫生机构而言：疾控中心可以从社区、医院获取疾病个案信息，挖掘分析区域性群体疫情信息，科学实现“重心下沉、关口前移”的防治决策；监督机构可以从区域性群体的健康信息中，对餐饮、食品加工、学校、娱乐场所等与人民群众健康相关的单位实现有效管理；妇幼保健机构可以对社区内的孕产妇、婴幼儿实时跟踪保健和主动提供适时

服务；健康教育中心可以结合区域性群体健康信息，有针对性地开展健康知识教育活动。

对卫生行政部门而言：通过制定统一、规范的数字卫生标准，可避免软件低水平重复开发和应用系统的“孤岛”现象；通过建设网络，卫生行政部门可以对区域内各种医疗卫生数据进行实时采集；通过对区域性群体健康数据的汇总分析，可以科学地制定医疗卫生相关决策，可以更有效地制定突发公共卫生事件应急预案和方案实施，可以更加优化医疗资源分配和实现区域内医疗资源共享。

对政府和社会而言：建立共享的数据中心，实现医学检验、医学影像结果的互认，可减少重复检查；建立远程会诊系统，让在海岛、山区的病人，享受到城市的优质医疗资源；通过网络互联，可实现双向转诊、疾病跟踪，逐步形成“小病在社区、大病住医院”的格局等；通过这几项措施的落实，可有效缓解“看病贵”问题，实现“人人享有基本医疗卫生服务”的目标。

对其他与卫生相关的单位和部门而言：药监部门通过医疗卫生信息平台可以获得药品使用的有关数据，进行实时在线的不良药物事件的监测和提供用药分析服务；社会保险部门可以了解医疗整体面貌，辅助和推动医保业务的开展；民政系统可获取残疾人群信息，提供残疾康复管理；公安系统获取出生人口信息，触发新增人群建档工作；计生委获取育龄妇女信息，可对已婚女性进行计划生育管理。

第七节　数字卫生的发展前景展望与趋势预测

一、数字卫生标准化的发展趋势

数字卫生国际标准发展呈现出如下的趋势：国际标准的权威性不断提高，标准化的领域越来越扩大，国际标准日趋全面、完善，同时国际上一些正在开展的国家层面的数字医疗项目中都建立专门的医疗信息标准协调组织，用来采用或建立能够协调一致的国家标准。但各种各样的标准由于新的应用需求不断出现，领域标准还在不断发展，发展过程中的各个标准之间有各种各样的重叠，同一概念或者对象在不同的标准化体系中具有意义差异甚至存在完全不相关的意义，即使是在同一个标准体系中，也存在概念重叠、意义不清等现象，因此在实践中这些标准或者无法达到预期的规范目的，或者由于不同标准无法兼容而最终不能实现信息的共享，成为发展大规模协作性数字医疗的最大障碍。

缺乏标准化是全球所有医疗信息化的一个共同点，但是在国内这种情况更为严峻。近些年由于国际标准的逐步成熟，国内医疗信息化产品也开始一些标准化的进程。卫生部为应对医改信息化相继制定出台了《健康档案基本架构与数据标准》、《电子病历基本架构与数据标准》、《基于健康档案的区域卫生信息平台建设技术解决方案》等多项包括数据元、代码、数据集等试用信息标准与规范，也出现了利用集成平台进行标准化集成方面的尝试，但是由于缺乏完整的标准化体系，医疗信息化建设中包括集成在内的诸多问题无法取得实质性突破。

在数字医疗保健标准的布局和建设中，主要的问题是与国际标准的对接，包括国际标准组织的参与以及国际标准的采用。在标准的应用中涉及知识产权的许可，如依据 HL7 的版权申明，虽然使用者并不一定要成为其会员，但是如需获得最新的、持续的更新版本和技术支持，必须要成为 HL7 组织的会员，并缴纳一定的会费，或者直接购买该标准进行应用。同样 SNOMED CT 也面临着知识产权问题，2007 年 4 月，国际卫生术语标准制定组织商会从美国病理学会购买了 SNOMED CT 的知识产权，使用者必须支付一定的年费，美国国立医学图书馆每年花费约 600 万美元的年费使每个美国人都可以免费使用 SNOMED CT。

标准面临知识产权的问题，由于语系的差别，我国无法直接使用这些标准，有必要建立我国数字化医疗信息标准体系，促进具有自主知识产权的数字化医疗信息标准的制定。

二、物联网技术的使用与发展

物联网技术在医疗卫生领域的应用在各个国家呈现出不同的特征。美国 IBM 公司提出的智慧地球方案中智慧医疗是计划的重要子内容之一。最近，移动医疗成为美国医疗服务的新增长点，移动医疗包括移动的医疗设备及借助于智能手机终端实现的医疗服务两大内容。美国的智慧医疗的目标是降低医疗差错，提高医疗的安全性。欧盟在“物联网战略研究路线图”中力推物联网技术在医疗领域中的应用，物联网技术在欧盟各成员国药品管理中获得应用，增强了对药品的监管力度。日本在“U-Japan 战略”之后又提出了“I-Japan 战略 2015”，通过物联网技术的高效应用，特别是在老人照护、居家体检等方面的应用，促进医疗系统的改革，解决高龄少子化社会的医疗福利等问题。总体上，美国、欧盟及日本等依托 RFID、传感器、通信以及海量计算的强大基础优势，向医疗应用领域的广泛渗入，研制针对医疗的专业性通用设备，寄希望于开拓更广阔的医疗市场，同时缓解部分国内的医疗矛盾。

目前，我国在医疗卫生行业的物联网相关技术的应用主要体现在医疗卫生应用的试点上，包括在医疗服务、医药产品管理、医疗器械管理、血液管理、远程医疗与远程教育等方面都有初步的物联网技术应用，但多数处于试点和起步阶段。如一卡通在东部地区有广泛的局部应用，但只是在各地局部应用，且存储信息简单，应用方式处于初级阶段；病人身份确认在移动输液、婴幼儿防盗等方面有实验性的应用；生命体征采集与监护在部分社区进行了实验；一部分三甲医院应用条码进行药品管理，部分药品厂家实现防伪控制，服药监控处于实验阶段；某些医院采用 RFID 技术和数据库技术、通信信息技术，对手术器械包的回收、清洗、分类包装、消毒、发放等环节进行记录，并对器械包的存放、使用进行实时监管；部分地区实行植入医疗器械的管理；远程会诊在部分医院建立了应用模式。总体上来看，国内物联网在医疗卫生的应用多偏重于具体的应用及集成，偏重于实验性的试用，缺少基础性、共性产品的研究开发，缺少常效的运行管理机制。

物联网技术能够为医疗卫生领域带来巨大效益和改变。看病难和看病贵是目前我国医疗卫生存在的主要症结，而物联网技术在医疗卫生领域的应用能有效缓解这两大问题，促进我国医疗卫生事业的发展。首先通过健康服务的物联网技术，如动态体征监测、老人照护、移动医疗等促进社区基础医院和卫生服务中心的建设，发挥基层的健康管理职能；同时通过物联网技术发展独立医学检验，独立药品配送，昂贵医疗器械租赁等，将目前一统的医疗机构单体发展为横向专业化服务的分体机构，医疗机构间这种既有业务分工，也需要业务合作的医疗方式能够促进医疗机构间信息共享协作模式的建立。而社区医疗发展、医生资源的流动、专业医疗机构的建立会促进远程医疗服务的开展，进一步推动物联网技术的应用，便于个体更早地做好预防、更快捷地获取医疗服务，促进医疗重心的下移，缓解看病难的问题。此外，远程医疗技术发展能带动移动医疗技术的迅速发展，借助我国移动通信的强大市场优势和大量的手机终端用户改变医疗服务的格局，为服务型社会的转变及产业结构的升级提供原动力。

物联网技术在基层，既可以应用于现实的按照居住、工作地点等地理位置形成的社区，也可以应用于按照病种、特殊人群等逻辑方式形成的社区，主要开展以社区为单位的健康服务、远程医疗服务和移动医疗这三方面内容，这些应用的实施不仅可以从技术层面推进传感、无线传输、亚健康检测、嵌入式、云计算等物联网相关技术的发展，同时可以促进另一个医疗卫生信息化关键性工程——全国范围电子病历与档案库的建立，促进信息在各个区域的流通整合，减少各地由于经济发展、信息技术发展水平的差异导致的电子病历与档案等信息系统的重复建设，以及不标准建设导致的为系统整合信息共享所需要耗费的大量人力和物力，为全国性信息社会的推进迈出关键的一步。

不过要建立如此的医疗卫生物联网应用体系，还需要解决一系列问题，主要瓶颈如下：

1. 成本问题 物联网要在医疗卫生领域广泛应用需要降低技术成本或者找到适合技术应用的点。如传感器若要被广泛地应用于婴幼儿防盗、血液管理、医疗垃圾处理、植入医疗器械管理等领域需要大量的传感器，但是目前传感器基本都是进口的，尤其是高端传感，且传感器技术应用成本远远高于现阶段获得广泛应用的条形码成本，因此必须探索能够广泛获得应用的增值服务点，体现物联网医疗卫生服务的价值。

2. 标准的实施、认证和监管问题 如药品编码标准，每家药厂、每家医院的药品编码均不相互兼容，无法相互读取，增加了流通环节的成本，也增加了系统交换之间的维护成本。这中间的重新编码和读取浪费了大量的人力和物力，同时信息之间的交换延误，造成医疗资源的浪费。需要在制定标准后，能够统一认证，统一监管。

3. 各医疗机构间信息的互不联通阻碍了规模性的应用 例如血液管理，血站与医院间的信息不互联，光血液的需求、血液存储情况的信息就没有实时共享，所出现的血荒、血液的溯源管理难都是这样形成的。物联网的互联互通是最基本的要求，由于这种机构间信息共享，以及机构与社会民众间信息的不对称，导致了各种基于物联网的应用难以开展。

4. 医疗资源与具体的物联网应用之间未能形成常态的工作联动 例如要开始远程医疗和社区健康服务，但是目前并没有相应的部门常规地开展此类服务，只有应用示范点，没有形成如一般诊疗活动的常态工作联动。

5. 缺乏物联网应用安全与隐私政策和法规的探索 各机构都以安全与隐私为名，各自独占信息资源，但没有真正去解决信息资源共享的问题，以及实际去探索解决由于共享而带来的安全和隐私问题。

6. 物联网应用设备的可靠性、准确性及所感知信息的价值　国内自行生产的或从国外引进的物联网应用设备是否可靠安全，以及感知的信息是否准确、有价值，目前尚无相关的技术和条例去检测和规范。

7. 医疗责任的追究机制　随着远程医疗服务的产生，必将产生新的医疗纠纷问题，即远程医疗中出了事故谁来负责的问题。如若上下级医院间进行远程医疗会诊后出了医疗事故，医疗责任由谁承担等。为了能够广泛深入地应用远程医疗，必须打破现有的医疗行为必须发生在医疗机构的规定，但打破之后如何有效管理，发生医疗事故如何处理，是否有医生执业医疗保险等机制亟须建立。

在以上瓶颈问题中，亟须解决的是以下两个问题：一个是远程医疗服务机制的问题，另一个是医疗卫生信息共享和标准化的问题。

远程医疗服务包括远程医疗咨询、远程会诊、远程治疗、远程教育等形式。目前远程会诊有初步的发展，但未形成广泛的、常态工作机制。主要的瓶颈有两点：一是场所，目前的远程会诊都在医院进行，而医院的医生有固定的上下班时间，并不提供24小时服务，因而远程会诊没有进一步发挥便捷性的作用。二是从事远程医疗服务的医务人员的资格认证问题。按《中华人民共和国执业医师法》规定，医师经注册后，才能从事相应的医疗活动；申请个体行医的执业医师，须经注册后在医疗、预防、保健机构中执业满5年，并通过国家有关规定办理审批手续。照此看来，只有5年以上年资的医生才有远程医疗的从业资格，但是目前优质医生资源稀缺，门诊爆满，高年资的医务人员很少专门从事远程医疗服务，而常见病却由优质医生处理，而社区医生却相对空闲，没有更多的患者可以处理，医疗资源与患者之间的匹配是严重失衡的。医疗资源管理的严格程度与提供医疗服务质量之间具有密切的相关性，但在信息社会，这种管理方式具有更多的改进空间，需要对医生资源和疾病按照适合远程治疗、会诊的特点进行分类，形成适合信息社会的医生资质的认定方式、医生从医经历的记录、医生资源的全局分配方式、医生的考核评价机制、医患处理模式。只有建立了这样的新颖和完善的全信息管理机制，才能真正全面推动远程医疗服务的开展。

关于标准化的问题，统一、规范的标准是物联网产业化发展的前提。目前国内的物联网标准还处于研究制定阶段，而国际上至今尚没有一个统一的标准。因此，很多医疗物联网应用仍处于厂家各自为政的状态，产业分工不能细化，影响整个产业规模化的发展。我国还没有统一的医药产品及医疗器械的编码。目前主要的两个编码规范是中国编码中心的商品条码体系标准和国家食品药品监督管理局的国家药品编码，但是这两个体系标准不一致，再加上医疗产品关联方多，造成目前医疗物流链编码体系尚未统一。标准化问题涉及标准的制定、标准的宣传贯彻和标准的实施，需要卫生部、工信部和国家质量监督管理局等部委内部及部委之间通力合作，引导产业链中的企业有序发展。

为了更好地推进物联网技术在我国医疗卫生领域的应用，切实解决看病贵、看病难的问题，推进有效医疗改革，需要做好产业化工程和应用示范工程。产业化工程是在全国范围内建立起统一的电子病历和电子健康档案库，以联网共享的电子化档案代替纸质档案，真正实现健康信息在各医疗机构之间的共享。工程应坚持以国家统一建设为主，而且以云计算技术为先导应用，省、地区及基层疾控中心、妇幼儿保、血液中心、卫生监督等卫生机构、各医疗卫生相关学术组织和团体参与建设，并协同社会保障部、卫生部、工信部等各部委的工作，推进在各三甲医院的广泛应用。其次，该工程的建设可以从非结构化电子病历和健康档案信息资源库做起，满足最简单的信息流通需求，而非一步到位所有的病历和档案信息。再次，做好隐私保护和安全访问机制。最后，工程建立的资料能够坚持开放性和公益性，能为各授权机构有效应用。应用示范工程可以包括移动医疗、健康管理和血液管理等。

1. 移动医疗示范工程 移动医疗包括可移动的医疗设备和利用移动通信提供医疗服务。可移动的医疗设备包括移动门诊输液、移动查房等，建立移动医疗设备在医疗机构的应用示范，可为患者提供更加快捷及避免差错的医疗服务，为物联网技术在医院的应用提供参考，并可以推动移动通信、医疗设备、系统集成等产业环节的进一步发展。

低成本的手机及全球性移动通信网络的普及，为利用移动通信提供医疗服务提供了可行的技术基础。融合移动通信提供医疗服务是一个快速发展的市场，据统计，2010 年全球移动医疗所创造的价值有望高达 500 亿～600 亿美元，其中大部分来自远程监控服务和技术。据预测，到 2014 年，可佩戴式无线传感器的年销量将突破 4 亿部。

2. 健康管理示范工程 随着人口的老龄化，我国的慢性病患者数量也不断增加。我国现有高血压病人 1.6 亿，高血脂病人 1.6 亿，体重超重者 2 亿，肥胖者 6000 万，仅心血管病人每年的死亡人数就达 300 万，医疗花费 1300 亿元，约 20%的病人用去了 70%的医疗费用。因而在居民家庭试点推广家域网，利用无线通信技术对家庭健康状况实现远程控监控就很有必要。社区卫生中心通过居民随身携带的健康监控仪，远程采集居民的心率、血压、体温等基本健康数据，及时掌握特定人群的健康状况，并为有需要的个人提供个性化的医疗保健信息。健康管理服务还将带动医疗与医药产业、传统中医药产业、传统保健品产业、信息产业、文化与教育培训、健康运动产业、旅游与休闲度假产业、餐饮服务业、房地产产业、会员服务类产业、保险业尤其是人寿与健康类保险业以及社区卫生服务等相关或关联产业协调发展。

3. 血液管理示范工程 血液管理中常常涉及大量的数据信息，包括献血者的资料、血液类型、采血时间、地点、经手人等，加上血液是一种非常容易变质的物质，因而给予血液唯一的识别标示，对其整个流程的管理，就显得尤为重要。在现有常用的“条形码＋分散数据库”基础上引入电子标签 RFID 技术，开发采血点、血站和供血医院的分布式数据库，将 RFID 应用与现有系统集成，实现对血液信息及使用流程的跟踪记录，建立起 RFID 血液管理应用标准，开发出能够在全国各相关单位联合使用的血液跟踪管理系统，逐步将全国分散的血液管理系统纳入统一的框架中。如此一来，医院和血库就可联网形成统一的信息平台，及时交换信息。血浆入库程序简单化，效率提高。及时了解血液库存情况，增加采血时的针对性。医务人员通过 RFID 技术核对病患和血液情况，避免输错血引起的医疗纠纷。

物联网一方面可以提高经济效益，大大节约医疗成本；另一方面可以为医疗改革提供技术支持。目前，加拿大、英国、德国、芬兰、意大利、日本、韩国等都在投入巨资深入研究物联网。可以预见，在物联网技术应用不断深化的前提下，智慧的、可感知、可追溯的医药卫生和健康服务系统将持续进化，从而对我国公众的健康管理和健康产业发展方式产生重大的积极影响，促进以人本、绿色、创新、和谐为根本特征的医疗新变革。

三、新兴信息技术在医疗行业的应用

根据2010年全国人口普查结果，60岁及以上人口为177 648 705人，占13.26%，其中65岁及以上人口为118 831 709人，占8.87%。65岁以上人口的比例比以往任何时候都要高，这一数字在接下来的相当长时间内还会稳步增长。人们对医疗、健康、生活质量、疾病护理等方面提出了更高的要求。同时，高新领域电子技术的各种治疗和监护手段越来越先进，也使得医疗产品突破了以往观念的约束和限制，在信息化、微型化、实用化等方面得到了长足发展。

按照医疗保健技术的作用对保健产品分类，对既有的产品进行综述，并归类所使用的技术和原理，按照归类的技术和原理对相应领域的前沿研究进行分析，阐述未来发展的大致趋势。按作用分为监测类、治疗类、信息类和助益类。监测类主要用于人体健康状态的检验、监测，如生命状态监测、健康状态评测仪等；治疗类是指作用于人体并产生积极疗效的，如音乐疗法、矫正仪等；信息类指的是辅助人进行健康认识及愉悦的电子产品，如电子健康档案、远程医疗和教育、娱乐保健软件等；助益类指的是增进、改善健康水平和能力的，如各类按摩用品，煎药、针灸、推拿、刮痧、香薰、拔罐等传统保健用品，残障辅助用品、空气净化、除噪、加湿等改善生活环境的用品等。助益类和治疗类的区别在于，助益类是可选的（不一定有，有更好），治疗类是一种必需的，而且是有效、安全可靠且在医疗机构无法持续应用的。按照应用的技术与原理分，有生物力学、超声技术、光技术、电磁技术、生物材料、信息技术、生物芯片、生物传感等，具体产品可为若干技术的结合。

生命状态检测设备从单一的体温计、血压计、血糖仪到血氧、血液成分、心电等具有专业应用价值的指标发展，从简单到综合多项指标的设备发展，从机械式到应用电子、生物材料、生物芯片和传感多样技术及多种技术结合应用的发展、并逐步具备智能特征，从单个设备到多个设备数据的共享和网络集成发展，且与无线通信技术相结合，从不可移动到可移动、短距离到长距离、干扰式到无干扰式监测发展。

按照人体功能系统来分，家庭医疗保健主要检测的生物信号有：①循环系统功能信号（心电图、血压、心律等）；②呼吸功能信号（动态血氧饱和度、呼吸曲线等）；③神经功能信号（脑电图、肌电图等）；④内分泌检测信号（血糖、尿糖等）；⑤孕产妇信号（早孕宫缩压力、胎儿心律等）；⑥其他生物信号。

睡眠监测系统是在睡眠状态获取人体重要的生理状态，已成为现代医学诊断中不可缺少的内容。对于睡眠的监测，一般采用基于脑电图测量的多导睡眠图仪、微动敏感床垫等，但设备操作复杂，费用高昂，不适合家用。而出现的便携式睡眠监测系统，由睡眠手表和血氧指套构成，采集脉搏波、血氧饱和度和手动，可对睡眠结构、睡眠呼吸事件、心率变异性进行分析。该系统随着研究的完善和开发的深入，有望从高端应用走入家庭使用。此外，嵌入式睡眠监测分析系统、穿戴式动态睡眠呼吸监测系统也在研发中，为老人、嗜睡者及婴儿等有睡眠障碍的人群提供自然睡眠状态下的临床相关因素分析及功能性疾病的关联分析提供重要的设备。

可穿戴技术在活动状态下监测人体生命体征参数，对被测者的精神状态、潜力、薄弱环节、影响因素等进行比较全面的了解和准确的评估。可穿戴技术分为：将现有的测量系统连接并集成到衣服里的模块集成技术，通过微电子封装技术集成在衣服里的嵌入式技术，使用具有测量功能的生物材料制成的纤维或织物的纺织技术等。在便携方面，应用智能手机技术和蓝牙技术的穿戴式移动监测系统将在未来的健康护理中发挥重要作用。基于智能手机的穿戴式移动监测系统可实现多项基本生理参数的低负荷获取，具有较好的人机交互界面和移动监护特性，可扩展性强。使用蓝牙实现生理数据短距离无线传输，使用嵌入式操作系统的智能手机实现生理数据的接收、处理、存储及远程传输。

早在20世纪三四十年代，美国理学博士 Norman J. Holter 就从事生物信号遥测技术的研究，于1949年研制成功遥测心电图装置，在60年代成功地研制出集收发于一体的心电监护系统（Holter 系统）。这项技术的发展成为检测心律失常、心肌缺血的重要而有效的方法，是家庭心电监护系统得以发展的重要基础。家庭心电监护早期对象是做过心脏手术或者移植的患者，并周期性地将采用电子仪器记录、存储在患者家中的心电参数信息送往医院会诊，不具有实时性，难以处理突发状况。如今该系统的功能已实现采集数字信号进行无线传输，应用 PC 机进行心电数据存储、处理并实时显示多路 ECG 波形等功能。

心电监护系统包括：

（1）基于 BP 机的家庭心电监护系统：佩戴者自身发现心电异常时可按下按钮，将一定时间段内的记录数据通过接口转换经电话线送往医院，按照发送装置的不同分为实时传送、带有记忆功能的传送、追记传送、智能记忆传送等。这种监护系统的缺点是实时性差，而且信息量极为有限。

（2）基于 PC 机的家庭心电监护系统：利用 PC 机较为强大的软硬件集成技术来处理心电信号，通过顺序分析处理的方式对每个信息一一处理，经常通过算法优化的途径来提高处理速度。出现异常情况时，通过电话线与医院进行联系。上位机与下位机之间采用串行通信，因此要求同一台 PC 机同时处理多台心电监护仪时，需要合理安排资源。该系统虽然拥有较高的实时性、较为强大的病案存储与查询功能，但是传输成本大，家庭医用负担重。

（3）基于互联网/无线的远程心电监护系统：通过互联网技术，可将心电图监护从病房监护延伸到家庭，医患双向互动数据交换，可使监护中心的医护人员及时分析患者的心电数据，并可根据需要随时将医嘱或服药指令发送到患者的监护仪上。按照互联网的接入方式分为普通 MODEM 拨号、PSTN、ISDN、以太网等几种。基于蓝牙技术的监护系统是将家庭心电监护系统通过蓝牙模块与中心工作站进行无线通信而组成的监护网络。心电信号经过 A/D 转换后经蓝牙射频发送给固定接入端，再将接收到的心电数据转换成 IP 数据包，并送到互联网。基于移动通信 GSM 网的心电监护系统不管患者在何处，只要是 GSM 网覆盖的地方，患者都会得到监护。无线心电监护系统简化了系统结构，降低了成本，市场潜力很大。

目前还研制出一种心脏实时监护预警器。它能够及时准确地捕捉患者发生的异常电生理变化，甚至在患者本人还没有出现明显不适的情况下，做出早期诊断和预警提示，发送异常心电数据至监护中心，得到监护中心人员及时的处理建议，从而为医院和患者争取宝贵时间。

在20世纪70年代血糖自我监测仪器就已问市，使血糖的检验由医院延伸到家中。20世纪80年代，新一代血糖及操作技术简单化，使得自我监测血糖的准确度得到了提高。这是研究者最初沿着干化学试剂条测定尿糖浓度的思路，采用酶法葡萄糖分析技术，并结合丝网印刷和微电子技术制作的电极，以及智能化仪器的读出装置，三者完美地组合成微型化的血糖分析仪。血糖检测仪主要包括两种测试方式：①有创血糖监测，这类仪器采用传统血糖测量方法，通常要从手指或手臂上采取微量血液样本进行测量，这种测量方法对人的身体具有伤害性。②无创血糖检测，是在不损伤皮肤的条件下测量出人体血液中血糖浓度的新方法。它能解除糖尿病患者经常化验所需要的针刺取血的痛苦，避免病毒通过血液传染的危险。同时它能有效地提高对血糖监测的水平，降低患者的患病概率。这一类型的典型代表即为手表型测量装置。近年来，以美国为首的一些西方国家的医疗器械企业一直在努力开发新的检测方法，研究的主要方法是通过提取光学信息来测量患者血糖浓度。各国科学家进行研究和探索光学信息的方法包括近红外光谱分析法、远红外光谱分析法、激光拉曼光谱分析法、声光谱分析法、光散射谱分析法、光偏振谱分析法，以及微波检测法和唾液检测法等。目前，国际上有数十个科研机构正在开展近红外无创血糖仪的研究，如德国的H. M. Heise研究组，美国的G. W. Small、M. A. Arnold研究组等。国内的相关研究起步较晚，但近年来人体内无创近红外光谱检测技术也正在逐渐展开。例如，中国科学院长春分院、中国科学院长春光学精密机械与物理研究所、吉林大学的丁东等利用红外技术进行了大量的血糖无创检测基础研究。清华大学电机工程系生物医学工程所对近红外漫反射光谱在无损检测血糖中的应用进行了初步研究。另外还有上海中医学院、天津大学、中国医科大学等也做了大量的研究。无创血糖检测是血糖测量的发展趋势，是能够真正实现糖尿病人实时自测血糖的最佳方案。

首台用于家庭监测胆固醇的检测仪于2002年获得美国食品与药品管理局（FDA）的批准，是一种用患者指尖全血样本进行总胆固醇检测的体外诊断装置。美国德州一家公司生产的可生物降解的结肠测试纸，只需在大便后将一张测试纸扔到马桶里即可。这种试纸经色原体化学处理，当粪便中有血液时，血红蛋白便与色原体反应，使试纸颜色呈蓝色和（或）绿色。这种测试虽然不能告诉人们是否得了结肠癌，但是可以提醒人们进一步检查和随访。

胃肠道酸碱度数据的获取，采用可吞咽电子胶囊，设备的大小类似于一粒大一些的维生素药片，在胃和肠道里穿行，收集人体酸碱度和血压数据并将这些数据发送到外接接收器上。在几天后胶囊从人体排出后，患者就将手机大小的接收器拿到医生那里，医生从接收器中下载数据到电脑上，而胶囊则不需要回收。

相对于单个或者多个生理参数的获取，另一类研究则聚焦于人体整体状态的监测和评估。对身体整体状态的监测是评估亚健康的重要依据，亚健康的检测主要包括症状标准检测、量化检测、心理功能衰退指数（MDI）健康评估法、量子检测仪、“一滴血”检查、TT-M热成像、虹膜检测、中医经络检测等。如利用低压直流电刺激感应技术，向人体发送低压直流电信号，信号在人体组织内转化为离子流，依据离子流在阴阳两极的极化运动，获得穿过组织的电阻、电传导性、pH、电压及细胞膜的动作电位，评估人体各脏器间质细胞的电生理活性。并根据生理反馈信号的单向传导，进行即时电流分析法分析，通过数字模型对数据进行 3D 重建，可对整个机体的各组织、各器官进行全面的功能评估。生物电阻抗法具有无创、简便、廉价的特点，并且这种方法测量人体成分的可行性已经得到大量实验结果的验证。Lukaski 等测量手到脚的人体阻抗，建立了脂肪、水分等成分的预测模型，结果均与水重法和放射性核素稀释法具有很高的相关性。刘加恩等研制了一种低成本的生物电阻抗测量系统，测量结果的线性、重线性、稳定性及准确性等方面的性能可满足人体成分测量的要求。

第二章　数字卫生标准化概述

第一节　信息标准化概述

一、标准与标准化

标准是为了在一定的范围内获得最佳秩序，经协商一致制定并由公认机构批准，共同使用和重复使用的一种规范性文件。获得最佳秩序、取得最佳效益是制定标准的目的，同时它又是衡量标准化活动和评价标准的重要依据。标准具有完整性、唯一性、科学性、权威性、实用性、可扩展性与可维护性等特点。各类标准随着技术的发展、实践的检验在不断地修订和完善。同时，新标准必须要兼容和继承旧标准，即新标准的制定一定要考虑如何兼容旧的、已被广泛应用的标准，或是明确提供新旧标准之间的对照关系以及贯彻新标准的方法。

（一）标准概述

我国国家标准 GB/T 2000.1—2002《标准化工作指南・第 1 部分・标准化和相关活动的通用词汇》对“标准”所下的定义是：为了在一定范围内获得最佳秩序，经协商一致制定并由公认机构批准，共同使用和重复使用的一种规范性文件。

注：标准宜以科学、技术的综合成果为基础，以促进最佳的共同效益为目的。

由于该定义是等同转化 ISO/IEC 第 2 号指南的定义，所以它又是 ISO/IEC 给“标准”的定义。WTO/TBT（技术性贸易壁垒协议）规定：“标准是被公认机构批准的、非强制性的、为了通用或反复使用的目的，为产品或其加工或生产方法提供规则、指南或特性的文件。”这可被视为 WTO 给“标准”所下的定义。

上述各定义，从不同侧面揭示了标准的含义，主要归纳为以下几点：

1. 制定标准的出发点　“获得最佳秩序”、“促进最佳共同效益”，这是制定标准的出发点。这里所说的“最佳秩序”，指的是通过制定和实施标准，使标准化对象的有序化程度达到最佳状态；这里所说的“最佳共同效益”，指的是相关方的共同效益，而不仅仅是追求某一方的效益，这是作为“公共资源”的国际标准、国家标准所必须做到的。当然，最佳是不易做到的，这里的“最佳”有两重含义：一是努力方向、奋斗目标，要在现有条件下尽最大努力争取做到；二是要有整体观念、局部服从整体，追求整体最佳。“建立最佳秩序”、“取得最佳公共效益”集中概括了标准的作用和制定标准的目的，同时又是衡量标准化、评价标准的重要依据。

2. 标准产生的基础 每制定一项标准，都必须踏踏实实地做好两方面的基础工作。

（1）将科学研究的成就、技术进步的新成果同实践中积累的先进经验相互结合，纳入标准，奠定标准科学性的基础。这些成果和经验，不是不加分析地纳入标准，而是要经过分析、比较、选择以后加以综合。

（2）标准中所反映的不应是局部的、片面的经验，也不能仅仅反映局部的利益。

3. 标准化对象的特征 制定标准的对象，已经从技术领域延伸到经济领域和人类生活的其他领域，其外延已经扩展到无法枚举的程度。因此，对象的内涵便缩小为有限的特征，即“重复性事物”。

4. 由公认的权威机构批准 国际标准、区域性标准以及各国的国家标准，是社会生活和经济技术活动的重要依据，是人民群众、广大消费者以及标准各相关方利益的体现，并且是一种公认资源，它必须由能代表各方面利益，并为社会所公认的权威机构批准，方能为各方面所接受。

5. 标准的属性 ISO/IEC 将其定义为“规范性文件”；WTO 将其定义为“非强制性的”、“提供规则、指南和特性的文件”。这其中虽有微妙的差别，但本质上标准是为公众提供一种可共同使用和重复使用的最佳选择，或为各种活动或其结果提供规则、导则、规定特性的文件（即公共物品）。企业标准则不同，它不仅仅是企业的私有资源，而且在企业内部是具有强制力的。

（二）标准化概述

国家标准 GB/T 2000.1—2002《标准化工作指南·第 1 部分·标准化和相关活动的通用词汇》对“标准化”给出了如下定义：为在一定范围内获得最佳秩序，对现实问题或潜在问题制定共同使用和重复使用的条款的活动。

注 1：上述活动主要包括编制、发布和实施标准的过程。

注 2：标准化的主要作用在于为了其预期目的改进产品、过程或服务的适用性，防止贸易壁垒，并促进技术合作。

该定义是等同采用 ISO/IEC 第 2 号指南的定义，所以这也可以说是 ISO/IEC 给出的“标准化”定义。

上述定义揭示了“标准化”这一概念的如下含义：

（1）标准化不是一个孤立的事物，而是一个活动过程，主要是制定标准、实施标准，进而修订标准的过程。这个过程也不是一次就完结了，而是一个不断循环、螺旋式上升的运动过程。每完成一个循环，标准的水平就提高一步。标准化作为一门科学就是研究标准化过程中的规律和方法；标准化作为一项工作，就是根据客观情况的变化，不断地促进这种循环过程的进行和发展。

标准是标准化活动的产物。标准化的目的和作用，都是要通过制定和实施具体的标准来体现的。所以，标准化活动不能脱离制定、修改和实施标准，这是标准化的基本任务和主要内容。

标准化的效果只有当标准在社会实践中实施以后，才能表现出来，绝不是制定一个标准就可以了事的。有了再多、再好的标准，没有被运用，那就什么效果也收不到。因此，标准化的“全部活动”中，实施标准是个不容忽视的环节，这一环中断了，标准化循环发展过程也就中断了，那就谈不上标准化了。

（2）标准化是一项有目的的活动。标准化可以有一个或更多特定的目的，以使产品、过程或服务具有适用性。这样的目的可能包括品种控制、可用性、兼容性、互换性、健康、安全、环境保护、产品防护、相互理解、经济效益、贸易等。一般来说，标准化的主要作用，除了为达到预期改进产品、过程或服务的实用性的目的之外，还包括防止贸易壁垒、促进技术合作等。

（3）标准化活动是建立规范的活动。定义中所说的“条款”，即规范性文件内容的表述方式。标准化活动所建立的规范具有共同使用和重复使用的特征。条款或规范不仅针对当前存在的问题，而且针对潜在的问题，这是信息时代标准化的一个重大变化和显著特点。

二、信息标准化

信息标准化是研究、制定和推广应用统一的信息分类分级、记录格式及其转换、编码等技术标准的过程，有利于实现不同层次、不同部门信息系统间的信息共享和系统兼容。信息标准的制定应遵循科学性、实用性和可行性原则，适合一定时期经济、社会和科学技术发展阶段，并为社会所公认和用法令形式予以推行，容许周期性修订和更新。

信息的标准化包括数据元、代码表、报文、单证等标准。信息的标准化能够减少由于单证格式及编码不统一，造成的数据和单证多次录入，造成的高成本、高出错率等问题。实现信息标准化的过程就是信息整合的过程。

信息标准化工作主要是分类、编码和技术等方面的标准化。

（一）信息分类标准化

信息分类标准化是将信息按照科学的原则进行分类，经有关方面协商一致，由标准化主管机构发布，作为各信息机构共同遵守的准则，并作为信息交流的标准。

（二）信息编码标准化

信息编码是指人们对各种事物用代码表示。用代码表示信息在传送时能够更加快捷和精确。信息编码标准化是指将表示信息的各种符号体系转换成便于信息存取、处理和交流的另一符号体系的过程。

（三）信息技术标准化

信息技术标准化是指对信息在收集、传递、处理、存储等过程中所用设备和手段的标准化。

1. 硬件设备的标准化 涉及信息收集、传递、处理、传送等信息活动中的各种设备和原材料的标准化，如测量仪表、通信设备、计算机处理设备/存储设备/输入输出设备等。

2. 软件技术的标准化 包括软件质量标准化、软件编写语言标准化、软件产品的通用性、互换性、系列化、组合化、再利用新技术等标准化。

第二节 数字卫生标准化基本理论

数字卫生的标准化就是对医疗卫生信息范畴内的重复性事务和概念进行统一、规范和定义，以达到各医疗单位与上级主管部门之间、各医疗单位之间以及各医疗单位内部信息传送的通畅，获得相应的社会效益。根据应用范围、场合和对象的不同，数字卫生标准分为医学词汇和术语标准、数据通信和信息共享标准、医学文档标准、卫生信息应用系统功能标准以及医疗卫生行业内的相关法律法规等。

一、数字卫生标准化的背景与意义

SARS 危机，对公共卫生的应急体系是一次重大考验。卫生部在应战 SARS 的同时，建立了“SARS 疫情上报系统”，为及时有效地控制疫情提供了信息保证。但是，这次危机也值得我们深思：在 SARS 初期，疫情的扩散之所以使我们卫生系统措手不及，究其根本原因，就是我们没有建立起一个完整的疫情预警和监控系统，该系统的准确数据又依赖于各医疗机构信息系统的建设；信息系统的建设和数据传输的准确、可靠，又依赖于数字卫生的标准化。

卫生部从 2003 年年底起组织进行了数字卫生标准化的研究，先后启动了五个数字卫生标准的基础性研究，并印发了关于征求相关研究结果意见函。如何正确理解和更好地学习中国数字卫生系列基础标准，成为了各级医疗卫生机构、医疗软件开发企业以及相关人员的重点工作。

将标准化手段应用于数字卫生化建设中，有利于互联互通（医疗卫生相关信息系统）、信息共享（医疗卫生相关利益方）、业务协同（医疗卫生相关部门/单位）、安全保密（个人健康信息），从而避免重复建设和信息孤岛的产生，改善医疗服务质量，减少医疗差错，提高医疗卫生管理与服务的效率。

信息的产生、存储、传递涉及不同的软件应用系统，如果各系统采用私有的数据字典、存储格式的信息交换标准，将使系统与系统之间信息交互无法进行；而如果将数字卫生标准化，系统就可以和所有遵循同样标准协议的其他系统进行交互，从而实现行业内的信息共享与互动。因此，医疗数字卫生标准化是在信息化发展到一定程度时所出现的一种必然需求。

对于医疗卫生服务机构而言，使用遵循各类数字卫生标准的业务软件将大大降低各应用系统之间的接口难度，加快信息化建设的速度和进程，加强各医疗机构之间的业务往来和信息共享，如社会医疗保险部门、新型农村合作医疗、社区医疗机构和各级医院等。

对于数字卫生系统研发、经营厂商而言，遵循相关标准可以减少设计周期，保证产品的适应性和协调性，同时适应性成本的提高也将大大降低产品在集成环节和客户化环节所需要投入的人力、财力，因此可以使产品的总体成本降低，提高产品竞争力。

对于医疗卫生监管部门而言，利用标准可以有力监管医疗卫生服务机构的经营行为和服务质量；方便各类信息的上报与统计，为行政决策和政策的制定服务；加快区域卫生医疗网络的建设，满足城乡居民对医疗服务的需要。

二、数字卫生标准化的基本概念

数字卫生标准化是卫生信息资源共享和利用的基础，是当前数字卫生建设面临的重要任务之一，是数字卫生的一个重要组成部分，也是实现不同信息系统之间互联互通、信息共享的基础。

（一）数字卫生标准化的内容

数字卫生标准化涉及医学术语标准、医学分类标准、临床数据标准、数字卫生系统标准等方面。

1. 医学术语标准　近年来，随着医学信息电子化处理的飞速发展，越来越多的应用受制于术语问题。主要体现在医院信息系统的开发供应商希望有一种统一的编码系统来满足临床电子病历发展的需要；行政管理部门及医疗质量的控制者/研究者缺乏一种可以理解和评价不同医院/诊断临床记录的标准术语集；医疗保险部门也需要标准的术语编码实现与医院及住院病人之间临床医疗诊断及治疗信息的自动化处理。

2. 医学分类标准　分类是人们认识事物的一种思维方式，是人们思维活动的一种本能。信息分类是根据信息所反映的内容性质、形式和读者用途，分门别类地系统组织信息的一种方法。

信息的体系分类法是以科学分类为基础，运用概念划分的方法，按照知识门类的逻辑关系，从总到分，从一般到具体，层层划分、逐级展开的层累制号码表示组织信息的方法。

3. 临床数据标准　临床信息是医院正常工作中必须而且是最多的信息来源，包括临床的各个科室和临床支持科室，对其信息处理与管理的好坏直接影响到医院的正常运作。

4. 数字卫生系统标准　在数字卫生系统开发与管理过程中，如果没有一个健全、完整、系统的标准做基础，则系统信息的交流、系统间信息的交流、系统外信息的交流都会出现通道不畅的问题。因而系统标准是数字卫生中的基础标准之一。

（二）数字卫生标准的特点

数字卫生标准和所有信息标准一样，必须满足完整性、唯一性、科学性、权威性、实用性、可扩展性与可维护性等特点。

完整性是指信息标准编码系统能系统地表达一类或几类客观事物一方面或若干方面的属性，对于暂时没有编码对应的事物属性要有特殊的冗余编码予以收容。

唯一性是指每个事物属性应该也只有一个编码与之对应，缺乏唯一性的编码体系将会在信息交换与处理中引起不必要的混乱。

科学性是指编码体系要以科学为依据，客观地反映客观事物及其属性和其间的相关关系。

权威性是指信息编码体系一旦在经过长期的实践工作中被逐渐认可和应用，被并被有关行政管理部门制定颁布为标准后，就具有了相当的权威性，有关单位和部门必须遵照执行。

实用性是指信息标准体系应能实际应用于各类用户在相关领域的信息处理和信息交流过程。

可扩展性和可维护性是指标准体系要能允许及时补充和修订，以反映由于社会和技术发展而带来的相关变化。

第三章　数字卫生标准的制定和实施

第一节　数字卫生标准的制定原则

一、标准制定原则

（一）贯彻国家有关法律法规和政策

国家的法律法规是维护全体人民利益的根本保证。制定标准是一项技术复杂、政策性很强的工作，直接关系到国家、企业和广大人民群众的利益，因此标准中所有规定均不得违背有关法律法规。

（二）积极采用国际标准

这是我国一项重要的技术经济政策，是促进对外开放的一项重大技术措施。国际标准通常是反映全球产业界、消费者和法规制定部门经验的结晶，体现了各国的共同需求。采用国际标准也是消除贸易技术壁垒的重要基础之一。这一点已在世界贸易组织的《技术性贸易壁垒的协议》（WTO/TBT）中被明确认可。同时，鉴于各国国情不同，可以在采用国际标准时做出相应修改，以确保标准的适用性。

（三）充分考虑使用要求

社会生产的根本目的是满足用户和广大消费者的需求，改善人民生活和提高全社会的经济效益。在制定标准时，要把提高标准实用性和用户满意度作为主要目标，正确处理好生产和使用的关系。因此，对标准中技术内容的规定，要从社会需要出发，充分考虑使用要求。

（四）技术先进、经济合理

制定标准应力求反映科学、技术和生产的先进成果，因为只有先进的标准才能促进生产、推动技术进步。但任何先进技术的采用和推广又都受到经济条件的制约。因此，制定标准时，既要适应科学技术发展的要求，也要充分考虑经济上的合理性。

（五）统一性原则

统一性是标准编写及表达方式的最基本要求，统一性强调的是内部的统一。这里的“内部”有三个层次：一项单独出版的标准的内部；一项标准中各个部分的内部；一系列相关标准的内部。而不论上述三个层次的哪一个层次，统一的内容也有三个方面：标准的结构、文体和术语的统一。这种统一将保证标准能被使用者无歧义地理解。

1. 结构的统一 标准结构是指标准中的部分、章、条、段、图、表、附录的排列顺序，在起草系列标准中的各个部分或单项标准时应做到标准或部分之间的结构尽可能相同。

2. 文体的统一 所谓标准文体的统一是指类似的条款应由类似的措辞来表达，相同的条款应由相同的措辞来表达。

3. 术语的统一 在单项标准或系列标准内，某一给定概念应使用相同的术语。对于已给定的概念应使用相同的术语。对于已给定的概念应避免使用同义词。每个选用的术语应尽可能只有唯一的含义。

“结构、文体和术语”的统一有助于使用者更好地理解标准条款，避免同样内容不同表述使使用者产生疑惑。

（六）协调性原则

由于标准是一种成体系的技术文件，各有关标准之间有着广泛的内在联系。各标准之间只有相互协调、相辅相成，才能充分发挥标准系统的功能，获得良好的系统效应。因此，制定标准时，对于普遍适用的一些基础标准，尤其涉及标准化术语、量、单位及其符号、图形符号等内容时，要充分考虑与基础标准的协调性；同时，要注意查阅其他相关标准，确保不与之发生冲突。

二、数字卫生标准制定的一般性原则

（一）目的性原则

根据医药卫生体制改革提出的“建立实用共享的医药卫生信息系统”总体要求，现阶段我国医学影像信息学方面标准化工作的主要目的是满足医疗卫生机构之间临床诊疗信息的互联互通、数据共享需要，实现以健康档案和电子病历为基础的区域卫生服务协同。

（二）等同性原则

为实现与国际接轨、少走弯路，尽量遵循、等同采用目前卫生领域已有的国际、国内普遍应用的成熟标准，如国际疾病分类代码（ICD）、中医病证分类与代码（TCD）、HL7临床文档架构（CDA）等。

（三）本地化原则

在等同性原则基础上，对其中不符合中国实际的有关标准内容增加适当的约束或限制条件，使其更好地满足我国需求。

（四）创新性原则

根据我国实际需要，对目前没有现成可用标准的，要及时组织制定我国行业标准或者省级标准，应用成熟后再提升为国家标准。

（五）科学性原则

以科学客观地反映事物本质为准绳，从众多目标中选取紧密相关的指标。

（六）可操作性原则

由于每条评价标准都要依据一系列的调查工作，因此构建的指标体系应尽量简化，选择的指标应具有针对性，以便于操作，指标设置要尽可能利用现有的统计资料。评价方法应具有可操作性，评价标准符合客观实际，选取的指标可以量化，资料获取方便，便于不同研究者合作进行评估等。

第二节　数字卫生标准的研制与编写

一、标准制定程序

标准是社会广泛参与的产物，标准制定不仅需要大量的技术工作，而且需要大量的组织和协调工作。在市场经济条件下，严格按照统一规定的程序开展标准制定工作，是保障标准编制质量，提高技术水平，缩短标准制定周期，实现标准制定过程公平、公正、协调、有序的基础和前提。

（一）标准制定程序的阶段划分

1997 年颁布的《国家标准制定程序的阶段划分及代码》（GB/T 16733—1997）在借鉴 WTO、ISO 和 IEC 关于标准制定阶段划分规定的基础上，结合《国家标准管理办法》对国家标准的计划、编制、审批发布和复审等程序的具体要求，确立了我国国家标准制定程序的 9 个阶段，即预阶段、立项阶段、起草阶段、征求意见阶段、审查阶段、批准阶段、出版阶段、复审阶段和废止阶段。

国家标准制定程序的阶段划分及对应关系见图 3-1 和表 3-1。

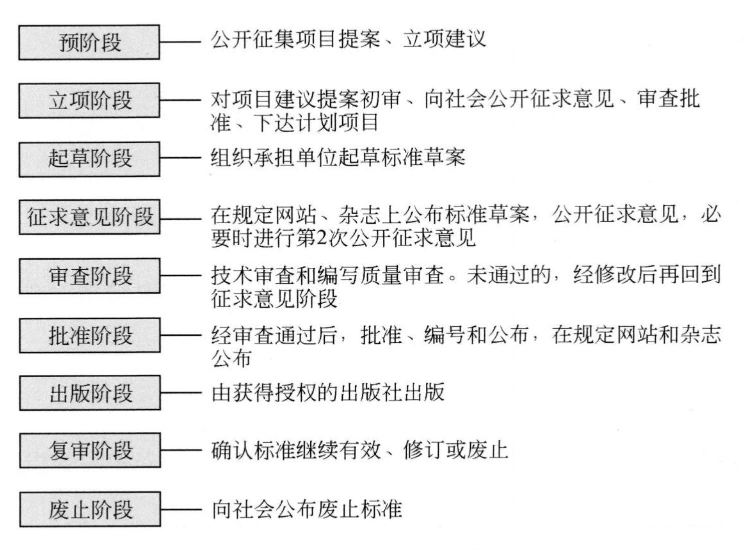

图 3-1 标准制定程序

表 3-1 国家标准制定程序的阶段划分及对应关系

阶段代码	阶段名称	阶段任务	阶段成果	完成周期（月）	WTO 对应阶段	ISO/IEC 对应阶段	起止时间
0	预阶段	提出新工作项目建议	PW1			0	自技术委员会或部门收到新工作项目建议，至上报国家标准委
10	立项阶段	提出新工作项目	NP		Ⅰ	10	自国家标准委收到新工作项目建议至下达工作计划
20	起草阶段	提出标准草案征求意见稿	WD	10	Ⅰ	20	自技术委员会收到项目计划至起草工作组完成征求意见稿
30	征求意见阶段	提出标准草案送审稿	CD	5	Ⅱ	30	自发往有关单位征求意见至完成送审稿
40	审查阶段	提供标准草案报批表	DIS	5	Ⅲ	40	自技术委员会收到送审稿至完成报批稿
50	批准阶段	提供批准出版稿	FDIS		Ⅳ	50	自有关行政主管部门或国家标准委收到标准报批稿至国家标准委批准发布国家标准
60	出版阶段	提供批准出版物	GB，GB/T，GB/Z	3	Ⅴ	60	自国家标准出版单位收到国家标准出版稿至国家标准正式出版
90	复审阶段	定期复审	确认有效，修订	60	Ⅴ	90	国家标准实施后，复审周期一般不超过 5 年
95	废止阶段	废止				95	对于无存在必要的国家标准，由国家标准委予以废止

（二）标准制定阶段的相关要求

1. 预阶段　预阶段的主要任务是拟定标准计划项目，具体包括：确定标准的对象、标准的范围及优先考虑的标准项目。

在具体拟定标准新工作项目时，应通盘考虑，合理安排，并根据我国市场经济发展的需要，优先考虑下列项目：①技术先进，对产业发展有重大带动作用的项目；②标准实施后社会、经济效益显著的项目；③有利于规范市场、促进贸易、提高国家竞争力的项目；④采用国际标准的项目；⑤国家、政府、企业急需的项目。

2. 立项阶段

（1）计划项目的准备工作

1）工作内容：立项前准备阶段中，应依次进行下列工作，并最终形成新的标准项目建议。

——拟定标准内容提要（范围、主要技术内容）。

——确定制定标准的原则和依据。

——开展必要性论证。

——开展可行性论证。

——形成标准草案及工作大纲。

2）必要性论证：进行标准计划项目必要性论证的目的，在于弄清制定标准的目的和意义、制定的标准实施后所取得的效益、标准内容的初步估计等。论证的方法主要是进行广泛调查研究，收集各种标准资料、生产服务经验总结、有关的科研成果、生产和服务使用中存在的问题及解决方法等。通过对上述资料的综合研究、对比分析，明确下列几个问题：

——是否应制定标准。服务业中的问题很多，但不一定就是制定的对象。标准作为技术规范中的一种，是反映客观对象发展规律的事物，而且还是共同使用和重复使用的、比较稳定的事物。一些偶尔性的、一次性的、个别性的技术事物，不宜制定为标准。

——明确制定标准的目的和意义。这里要解决的是：为什么要制定服务标准，它解决的是什么样的问题，能解决到什么程度，实施标准后能取得多大的经济效益和社会效益，不制定标准造成的影响多大，与此相关的法规、标准有哪些，哪些标准已制定，哪些标准还未制定等。

——明确标准的适用范围。标准的适用范围是与它影响和涉及的面相适应的，适用的范围有多大，影响和涉及的面就有多大。如仅在一个行业内使用的标准，不宜制定国家标准，制定为行业标准即可。

3）可行性论证：可行性论证的目的在于弄清制定标准的时机是否已成熟，制定的条件是否已具备，制定后实施有何困难，应如何解决等。论证的主要内容是：

A. 制定标准的时机是否成熟，应考虑技术的成熟程度，是否符合经济发展需要等。

B. 制定标准的条件是否具备，包括：

——是否有适当的标准起草的单位。标准制定是一项技术性、综合性很强的科研工作。因此，标准起草单位的业务范围应与标准设计的内容相适应，应对标准设计的专业性理论研究和相关技术都有一定的基础，有一定的权威，对标准中技术发展趋势、国内外的服务水平和使用要求、当前存在的问题和解决办法都比较了解。这些单位可以是科研单位、服务企业，也可以是大专院校或使用单位。要结合标准内容，选定适当的单位为主要起草单位、协助单位，以确保能胜任所承担或安排的任务。

——是否有充足的资料。标准内容是否完整、全面、准确和合理，很大程度上取决于对资料的整理、归纳和分析对比。因此，要尽量收集有关的国内外标准资料，包括国际标准、地区标准、国家标准及企业标准等，要收集有关科研成果报告、论文，收集有关生产、使用的现状经验，总结存在问题的解决办法等文件；对收集来的国外资料必须读懂原文，才能恰当取舍。

4）国家标准计划项目的立项条件：对新工作项目，应具备几个方面的条件。

——符合国家现行的法律法规和标准化工作的有关规定。

——符合国家标准的立项范围和指导原则。

——属市场和企业急需，符合国家产业发展政策，对提供经济效益和社会效益有推动作用。

——属国家和政府急需，对规范市场秩序有推动作用。

——符合国家采用国际标准的政策。

——同现行国家标准没有交叉。

——属于申报单位的业务范围。

——申报时可提交国家标准草案。

——项目预计完成周期不超过 3 年。

（2）提出计划项目建议：为了加快国家标准的制定和修订速度，增强国家标准计划项目的市场适应性，逐步建立与国民经济和社会发展相适应、公开透明、快速反映市场需求的国家标准制定和修订机制，国家标准计划项目实行网上申报的方式，并且全年向全社会开放。另外，国家也会根据国民经济与社会发展需要，适时公布国家标准计划项目的重点领域指南。

各地、各部门及各技术委员会均可通过国家标准计划项目网上申报系统，直接申报国家标准计划项目。申报国家标准计划项目须同时提交国家项目建议书及标准草案。国家标准制定和修订计划项目在批准之前，将向全社会公开征求意见。

3. 起草阶段

（1）成立标准起草工作组：计划项目下达后，标准主持起草单位应及时会同个有关单位组成标准起草工作组，工作组的组成应体现权威性、代表性，应包括各利益相关代表。工作组成员应具有较丰富的理论知识和实践经验，熟悉业务，了解标准化工作的相关规定并具有较强的文字表达能力。

（2）拟定工作计划：标准起草工作组成立后，应首先制定工作计划，内容包括标准名称和范围的确定；制定标准的目的、意义及主要工作内容；工作安排及计划进度；工作内部分工；调研计划初步安排；与外单位写作项目和经费预算等。

（3）开展调查研究：标准起草工作组应首先广泛收集与起草标准有关的资料并加以研究、分析。例如，国内外标准资料；相关领域国内外发展概况；服务企业的实践经验、存在问题及解决方法；相关的科研成果等。

对标准中存在的关键问题或难点问题，可选择具有代表性、典型性的调查对象进行有针对性的调查研究。如现场调研或走访相关单位（科研、院校和用户），向目标人群发放调查问卷等方式。其目的是准确把握问题产生的根源、影响，找出解决问题的方法。

（4）需要时，安排试验验证项目：有些标准，其中可能涉及技术内容或指标，如服务提供频次、服务时限等。对于相关的技术内容或指标，可安排试验进行验证和测算。

（5）完成标准征求意见稿：标准起草过程中应该组织相关专家进行多轮讨论，不断对标准草案进行修正完善，最后经标准起草工作组整体讨论后定稿，形成标准征求意见稿。在编写征求意见稿时，还应完成标准编制说明及有关附件的编写工作。

征求意见稿的编写应符合 GB/T 1《标准化工作导则》、GB/T 20000《标准化工作指南》、GB/T 20001《标准编写规则》等系列国家标准的要求。编制说明的编写应符合《国家标准管理办法》的规定。

4. 征求意见阶段　本阶段是制定标准的重要环节，应尽量做到周密、细致和完备。主要工作过程和具体要求如下：

（1）发往有关单位征求意见：发往征求意见的单位应是与本标准有密切关系或对本标准比较熟悉，有代表性地提供服务、使用、科研、监督检查的单位及大专院校，特别要征求可能有分歧意见单位的意见。

征求意见时，应明确期限，一般不超过 2 个月，并且最好附上征求意见的表格。意见涉及重要技术指标时，应附必要的技术测算论据。

对于主要分歧意见、难以取得一致意见的问题，要及时进行调查、分析和研究，加强联系和协商，提出解决方案，作为进一步协调统一的基础。

（2）处理意见，提出送审稿：标准起草工作组对征求来的意见应进行归纳、整理，逐条由起草人提出处理意见。对意见的处理，大致有下列五种情况：

——采纳。

——部分采纳。

——不采纳，对此应说明理由或根据。

——待试验或测算后确定。

——由标准审查后决定。

经标准起草工作组集体讨论后，应依据处理意见对标准征求意见稿进行修改，形成标准送审稿及相关附件。

5. 审查阶段　标准审查有会审和函审两种形式。对技术经济意义重大、涉及面广、分歧较大、内容较复杂的国家标准送审稿宜采用回忆审查程序。审查后最终形成标准报批稿。

（1）标准审查会是对标准内容的全面审核及确认。标准中的原则性、政策性问题和重大技术问题，以及所有的分歧，都应在会上通过讨论、协商取得一致意见。

已成立技术委员会的，由秘书处将送审稿等相关材料送主任委员会初审后，提交全体委员会审查，四分之三以上同意方为通过。未成立技术委员会的，由项目主管部门或其委托的技术归口单位组织进行，其中使用方面的代表不应少于四分之一。如需表决，必须有不少于出席会议代表人数的四分之三同意为通过；国家标准的起草不能参加表决，其所在单位的代表不能超过参加表决者的四分之一。

标准审查会一般应注意下列事项：

——做好会前准备工作。标准起草工作组应在会前1个月将要审查的标准送审稿、标准编制说明、意见汇总表等材料送至审查人员，还可附上重大分歧和须在会上着重讨论的问题，以利于充分准备意见。如是等同、修改采用国际标准的还应尽量附上标准原文一份。

——参加审查会的人员应具有代表性、权威性。

——协商一致。对审查会上作出的主要修改意见，应在会议纪要中体现。对需要标准起草工作组会后落实的，起草组应及时将落实结果通知与会代表。

（2）对于采用函审方式的标准，应按以下步骤和要求组织函审。

——按照会审的相关要求，确定参加函审的单位、人员。

——按照会审的相关要求，将标准意见稿发给函审人员。

——函审时间一般为2个月。发函时，应随函送函审单一份。

——函审结束后，主审人员不足三分之二者，应重新组织函审。函审时，必须有四分之三回函统一，方为通过。

6. 批准阶段

（1）上报标准，需报送如下材料：

——报批国家标准公文一份。

——国家标准报批稿四份。

——国家标准申报单、编制说明及有关附件、征求意见汇总处理表、国家标准审查会议纪要（含代表名单）或函审结论各两份，送审稿及函审单各一份。

——等同、修改采用国际标准的，要附上标准原文和译文一份。

——国家标准报批材料清单一份。

（2）审查机构审查：由国家标准审查部负责审查。

（3）标准化主管部门批准、发布：国家标准委根据审查机构的审查意见对上报标准进行批准、发布。不符合要求的标准将予以退回。

自2002年4月我国发出遵守《WTO/TBT协定》的承诺以来，拟发布的我国强制性国家标准已陆续通过WTO向各成员国通报。对列入通报范围的强制性标准，自通报之日起60天后，方可办理标准发布手续。通报的范围包括不采用国际标准（无论是否存在相应的国际标准）或与有关国际标准存在实质上的偏差，并且对其他成员国的贸易有明显影响的所有强制性国家标准。目前，强制性国家标准的通报机制已正式建立起来。

7. 出版阶段 标准报批稿经过批准发布后，送交标准出版单位，一般经过编辑加工、排版、校对、编辑复审和终审、出胶片、制版、印刷、装订，即完成标准正式文本的出版。

8. 复审阶段 国家标准自开始实施后5年之内，根据科学技术的发展和经济建设的需要，及时对国家标准进行重新审查，以确认现行国家标准是否继续有效或者应予以修订、废止。

当国家标准出版后，个别技术内容有问题、只需做少量修改或补充时，可采用“国家标准修改通知单”的方式解决。“国家标准修改通知单”的报批程序及格式按《国家标准管理办法》的相关要求执行。批准后的“国家标准修改通知单”将在国家标准委网站及《中国标准化》杂志上予以公告。

二、数字卫生标准的编写

为了保证数字卫生标准的编写质量，在编写标准时，都应严格遵守下列基本要求：

1. 目的性　制定数字卫生标准的目的十分明确，就是要对相关技术事项做出明确无误的规定。为此，标准的条款应明确而无歧义，在标准所规定的界限内按照使用需要力求内容完整。所规定的要求应充分考虑技术的先进性，更为未来的技术发展留有最充分的余地。内容和表达能被未参加标准编制的专业人员所理解。

2. 统一性　在单项或系列数字卫生标准内，结构、文本和术语均应保持一致。系列标准的结构及其章、条的编写应尽可能相同。类似的条款应使用类似的措辞来表达；相同的条款应使用相同的措辞来表达。特别是，应使用相同的术语表达某一给定概念；对于已定义的概念应避免使用同义词；选用的每个术语应尽可能有唯一的含义。

3. 协调性　为了达到所有数字卫生标准整体协调的目的，每项标准都应遵照现行基础标准中的有关条款，特别是涉及标准化术语，量、单位及其符号，缩略语，参考文献等方面时。对于特定技术领域，还应考虑涉及相关技术标准中的有关条款。

4. 等效性　随着国际贸易和技术交流的发展，各国标准的交流也在增多。当提供标准的其他语种版本时，应保证不同版本在结构和技术上的一致。对于等同采用国际标准和国外先进标准的标准，其结构应与被采用的标准文本一致。

5. 适用性　制定数字卫生标准是为了应用并能在应用中产生效益。因此，制定标准时一定要从客观实际需要出发，使标准既切实可行，又先进适用。

三、数字卫生标准的应用

通过十多年的数字卫生标准建设，数字卫生标准化已经发展到了一定的阶段。医院内诸如电子处方、电子病历、EHR、数字医学影像、数字化医疗设备接口等系统间的数据交换和便捷的系统间集成提供一揽子的信息服务已成为一种趋势。而医院之间、各健康卫生部门之间及区域范围对医疗卫生信息的交换和共享需求也越来越显著，无论是医院内部还是外界，作为一个面向提供服务的机构需要或多或少地取得其他机构的数据，这就越来越体现标准的价值。通过标准化的手段，将一系列卫生相关信息系统互联互通，而相关利益机构间信息得以共享，业务可以协同开展。同时通过更好的安全保密措施，使得系统和机构间的业务得以持续发展，从而避免重复建设和信息孤岛的产生，改善医疗服务质量，减少医疗差错，提高医疗卫生管理与服务的效率。

国际上卫生健康相关的信息标准制定和管理已经开展了 20 多年，WHO、CEN/TC 251（欧洲健康信息学标准化技术委员会）、ISO/TC 215（国际健康信息学标准化技术委员会）、HL7 国际组织、DICOM 标准等相关的标准组织及 IHE 活动等在卫生健康标准方面做了很多工作，并取得一系列成果。例如，WHO的国际疾病分类与代码（简称ICD-10），国际疾病分类肿瘤学专辑（简称ICD-O），国际功能、残疾和健康分类（简称ICF），传统医学术语国际标准；而CEN/TC 251在1990年就已经成立，下设4个工作组，包括信息模型、安全措施与质量、术语与知识表示法、互操作技术等，主要工作范围是分析研究支持临床和管理程序的健康信息结构、支持互操作系统的技术方法以及关于安全性、安全措施和质量方面的需求，组织、协调、制定和发布健康信息学标准，实现不同健康信息系统之间的相互兼容和互操作；ISO/TC 215于1998年成立，目前有29个成员国，20个观察员国，中国是成员国之一，下设8个工作组、6个任务组，开展关于健康、健康信息和通信技术领域的标准化工作，实现不同系统之间的相互兼容和互操作，确保数据可用于统计，减少重复建设，推动健康信息的数字化、网络化及全球共享，已发布87项国际标准；HL7则在1987年成立，1994年被ANSI授权成为国家标准制定组织之一，是开发医疗卫生领域电子数据交换标准的非营利性组织，其职责就是开发和研制医院数据信息传输协议标准，优化临床及管理数据的程序，降低医院信息系统互联的成本，提高医院信息系统之间数据共享的程度，早在1987年就发布了HL7 v1.0版本，目前已经发展到3.0版本；DICOM标准由美国放射学会（ACR）和全美电器厂商联合会（NEMA）联合组成委员会，是在参考其他相关国际标准的基础上提出并制定的，它几乎涵盖了医学数字影像的采集、归档、通信、显示及查询等所有信息交换的协议，简化了医学影像信息交换，推动了远程放射学系统、PACS的研究与发展，并且由于DICOM标准的开放性，使得医学信息应用系统之间的集成成为可能；1997年，IHE活动由北美放射学会（RSNA）和医疗保健信息管理系统学会（HIMSS）联合发起，在已有标准（如DICOM和HL7）的基础上，提出、确定并制定集成的工作流程，并通过进行Connectathon测试，保证满足医疗卫生服务各个环节的临床需求，提供最佳质量的服务。

从国内来看，参与卫生健康信息相关标准制定的组织有管理部门、科研院所、医科院校、大型医院、协会、学会、银行、医疗保险公司、医疗卫生信息系统企业等。管理部门有国家标准化管理委员会、卫生部、药监局、中医药管理局、人力资源和社会保障部、国家人口和计划生育委员会、民政部、公安部、体育总局、保监会等相关部门；科研院所有中国标准化研究院、中国医学科学院、中国中医科学院、卫生部医院管理研究所等。已经发布的国家标准有《健康信息学 患者健康卡数据》系列、《健康信息学 公钥基础设施》系列、《健康信息学 电子健康记录 定义、范围与语境》、《健康信息学 健康指标概念框架》、《健康信息学 电子健康记录体系架构需求》等9个标准，而其他一系列标准正在制定；另外，《育龄妇女信息系统（WIS）基础数据结构及分类代码》、《疾病分类与代码》、《中医病证分类与代码》、《中医临床诊疗术语》等基础性的标准也已经制定和发布；行业方面，卫生部已经制定了《WS218—2002 卫生机构（组织）分类与代码》、《WS/T 303—2009 卫生信息数据元标准化规则》、《WS/T 305—2009 卫生信息数据集元数据规范》、《WS/T 306—2009 卫生信息数据集分类与编码规则》、《健康档案基本数据集编制规范》、《农村居民健康档案管理规范》、《医院信息基本数据集》、《公共卫生基本数据集》，并试行了《健康档案基本架构与数据标准》。

四、数字卫生标准的实施与监督

（一）数字卫生标准的实施

数字卫生标准的实施是为了发挥数字卫生标准的技术支撑和技术保障作用，将数字卫生标准得到应用，实现信息共享、流程接口，建立一体化的数字卫生。数字卫生标准的实施是实现信息交换、集成和共享的过程。

数字卫生标准的实施是一个动态的循环过程，每一项数字卫生标准的实施，都应当组织有关部门和单位，制订出切实可行的实施方案。数字卫生标准的实施，要自上而下，逐级推广，由点带面，全面促进。实施前要组织好数字卫生标准培训，使参与实施的部门和单位的人员充分认识到标准的重要性，理解、掌握数字卫生标准的主要内容，为数字卫生标准的实施营造氛围、奠定基础。在准备工作成熟以后，将数字卫生标准实实在在地运用到实践中，真正发挥推动数字卫生发展、提高管理水平、实现信息共享、流程接口，建立一体化的数字卫生，为广大人民群众的健康服务，为社会主义现代化事业服务，为构建社会主义和谐社会服务，为建设全面小康社会服务。

数字卫生标准实施是指有组织、有计划、有措施、有步骤地贯彻执行数字卫生标准的活动，是数字卫生标准管理制订部门、各类医疗机构等组织机构和个人，将数字卫生标准规定的要求，应用到实际的过程，是数字卫生标准化的最终目的。

1. 数字卫生标准实施的重要意义 标准的实施是指有组织、有计划、有措施地贯彻执行标准的活动，是将标准规定的各项内容贯彻到服务（产品）实现、经营管理、使用维护等领域的活动过程，是整个标准化活动的重要环节。标准实施的程度直接关系到标准化的经济效果。数字卫生标准化工作的重要任务是实施标准。标准不但重在制订，更重在实施，在完成了数字卫生标准起草、征求意见、审查批准、发布出版等工作后，数字卫生标准的实施成为数字卫生工作的中心任务，成为数字卫生标准取得成效、接受实践检验、实现预定目标的关键。只有通过标准实施，才能体现标准的作用，才能正确地评价和改进标准。数字卫生标准实施的重要性，归纳起来主要有以下几个方面：

（1）通过在实践中的贯彻实施，产生和体现数字卫生标准的作用和效果。任何一项标准只有认真实施，在社会生产实践中加以运用，才会显示出它的作用和效果。实际上，各单位、机构和组织实施数字卫生标准，就是要把科学技术和实践经验的综合成果运用到社会生产实践中去，转化为直接的生产力。因此，只有有组织、有计划、有措施地开展宣传贯彻标准的活动，使其得到全面有效的执行，才能使制定数字卫生标准的目的得以实现。

（2）通过贯彻实施数字卫生标准，起到真正衡量、评价标准的质量和水平的作用。实践是检验真理的唯一标准。数字卫生标准制定得是否科学合理，只有在实践中得到验证。虽然数字卫生标准要求以科学技术和实践经验的综合成果为基础，在制定过程中，又进行了广泛的意见征求以及许多新的验证工作，但任何人的经验和认识都可能有其局限性，尤其是在特定条件下进行的一些局部试点验证，很难保证反映了全面情况。因此，数字卫生标准在实施时难免会出现许多在起草、制定过程中未考虑周全的问题，这些问题反映出来，有助于数字卫生标准的进一步修改和完善，使其更好地实现预定的目的。

（3）只有通过对数字卫生标准的实施，才能使数字卫生标准不断由低级向高级发展。数字卫生标准的制定和实施，本质上是依据人们对数字卫生的现有认识和经验去指导今后的实践。而人类社会是在不断进步的，随着生产建设的发展、科学技术的进步，在数字卫生标准实施过程中，会发现和认识现有数字卫生标准中存在的问题，同时收集到解决这些问题的办法和建议，认识也会不断提高。到一定时候，就会对现有标准提出许多更新、更高的要求。最后，在数字卫生标准实施的基础上，废止旧的数字卫生标准，制定新的数字卫生标准，促进数字卫生标准的水平不断从低级向高级发展。因此，数字卫生标准的实施也是推动数字卫生标准化不断向前发展的最重要的环节。

2. 数字卫生标准实施的主要任务 数字卫生标准的实施是一项复杂的系统工程，要最终实现工作目标，必须抓好以下几个方面的任务：

（1）数字卫生标准的宣传贯彻：宣传贯彻是数字卫生标准实施过程中的一项重要工作。数字卫生标准的宣传贯彻，主要包括以下内容：通过提供数字卫生标准文本和有关的宣传贯彻材料，使有关方面知道数字卫生标准，了解数字卫生标准，并能正确地认识和理解其中规定的内容和各项要求，同时做好技术咨询工作，解答各方面提出的问题；通过对数字卫生标准中各项重要内容及其实施意义的说明，使有关方面提高对实施数字卫生标准意义的认识，取得各方面的支持和理解；通过编写新旧数字卫生标准内容对照表，新旧数字卫生标准更替注意事项和参考材料，以及有关实施的一些合理化建议等，使有关方面做好各种准备，提高全社会特别是卫生部门对数字卫生标准化的认识水平，宣传数字卫生标准化的重要意义，宣传数字卫生标准化对卫生事业健康、稳定和持续发展的重大作用，统一思想，提高认识，动员全行业的力量，推动数字卫生标准化进程。保证数字卫生标准的实施。

数字卫生标准宣传贯彻的主要形式，除了编写、提供各类宣传贯彻资料外，一般还采用举办不同类型培训班、组织召开宣传贯彻会等形式。

（2）数字卫生标准的贯彻执行：数字卫生标准的贯彻执行是数字卫生标准实施的核心任务，数字卫生标准的宣传贯彻、数字卫生标准实施的监督检查都是围绕数字卫生标准的贯彻执行这个核心而开展的。无论是强制性或者推荐性数字卫生标准，都通过选择其适合的实施方式在实践中贯彻执行。

（3）对数字卫生标准实施的监督检查：数字卫生标准实施后，必须经常性地进行实施过程的监督检查。通过一个制度性、程序性的监督检查，不但可以落实各种形式的监督检查，以保证数字卫生标准得到认真贯彻执行，而且可以及时纠正实施中的问题，对数字卫生标准本身也可以起到评价作用，可以真正保证标准通过实施发挥其效能。

3. 数字卫生标准实施的基本原则

（1）服务大局原则：数字卫生标准的实施工作会增加实施单位的经济负担，特别是卫生组织各类医疗机构，承担着大量的数字卫生标准实施任务，无形中增加了卫生医疗机构的工作任务，使其必然要投入大量人力、物力，占用临床业务时间。因此，要充分认识数字卫生标准实施的重要性，要从国民经济和社会发展的大局出发，从保护人民健康出发，从卫生行业全局出发，不计较局部得失，个人利益服从集体利益，局部利益服从行业发展利益，行业利益服从国家和人民利益，认真做好数字卫生标准实施工作。

（2）服务长远原则：数字卫生标准的实施是关系到数字卫生事业发展的基础性工作，由于数字卫生领域标准化程度不高、数字卫生标准体系还不完善以及数字卫生自身的特点都导致数字卫生标准化工作困难重重，数字卫生标准实施的效果很多情况下都不能在这段时间内体现出来，同时还要投入人力、物力，这使得一些注重短期绩效的单位和个人难免会产生种种反对意见，进而影响数字卫生标准的实施。因此，我们必须从个人和单位的小利益、短期利益中跳出来，站在数字卫生领域发展的高度，用可持续发展的眼光来看待数字卫生标准的实施工作。

（3）结合数字卫生工作实际原则：数字卫生标准是对数字卫生工作实践中成熟经验的总结，在数字卫生标准的实施中，应当密切结合数字卫生工作的实际，不能脱离实际，要将数字卫生标准实施与医疗卫生组织中心工作和重点工作结合起来。

4. 数字卫生标准实施程序　程序决定结果，程序的科学性、合理性、公正性和规范性，直接影响着结果的取得和效益。对于数字卫生标准的实施，必须要有一套规范的程序来保证数字卫生标准实施的效果。数字卫生实施的一般程序要求包括计划、准备、实施、信息反馈与评价、实施评价等步骤。

（1）计划：标准实施前应制订工作计划或方案，内容包括实施标准的范围、方式、内容、步骤、负责人员、时间安排、应达到的要求和目标等。

在制订标准实施计划时，应着重考虑以下问题：

1）从总体上分析实施标准的有利因素和不利因素，确定实施的先后顺序和应采取的措施。除一些重要标准需要专门组织实施外，一般应尽可能结合或配合其他工作进行贯彻。

2）将实施标准分解成若干项具有可操作性的任务和要求，分配给各有关单位和具体人员，明确职责，规定完成时限以及相互配合的内容和要求。

3）根据实施标准的难易程度和涉及范围的大小，选择合适的实施方式，对难度较小且涉及范围较小的标准，可一次性铺开，全面贯彻；对涉及范围广、实施难度较大的标准，可先行试点，然后分期组织实施。

4）合理组织人力、物力资源，既保证实施标准工作的顺利进行，又不造成浪费。

（2）准备：准备阶段的各项要求，包括组织准备、人员准备、物资准备、技术准备等内容。

1）组织准备：应建立相应的组织机构，统一组织标准实施工作。对重要标准或标准体系的实施，应建立由数字卫生机构决策层管理者牵头、各有关单位负责人参加的领导机构和相应的工作机构，配备必要的标准化工作人员，研究实施标准的具体措施，协调解决标准实施的有关问题；对单一的、较简单的标准的实施，也至少应设专人或部门负责标准实施工作。

2）人员准备：实施标准涉及的关键岗位，应配备具有相应资质和技能的工作人员。

实施标准前，应认真组织宣传贯彻工作，使相关人员对实施标准的重要性有一个正确而全面的认识，掌握标准的有关内容，了解标准实施的关键点和难点，对内容较复杂或技术含量较高的标准，应进行专业培训。

A. 人员资质和技能：数字卫生领域标准中涉及的关键岗位，往往要求具有一定技能的人员才能完成实施任务，因此人员准备是关键。

B. 标准宣传贯彻：标准宣传贯彻是标准实施的重要环节。标准在实施过程中会遇到许多问题，这些问题的解决除依赖于技术因素外，还依赖于人们对标准的认知程度。标准宣传贯彻首先可使相关人员对标准实施的重要性有一个正确而全面的认识；其次，可使标准的执行者充分理解标准的内容，掌握标准中的关键点和难点。为此，有时要专门组织标准宣传贯彻班，请有关人员对标准进行系统的讲解。只有对标准有一个全面的把握，熟悉标准要求，且了解贯彻标准的重要意义，才能在各项工作中自觉、正确地贯彻标准。

3）物质准备：标准的实施，要有一定的物质条件作后盾。为了达到标准要求，往往需要对现有设施设备进行技术改造，有时还需要购置新设备或必要的检测设备。

4）技术准备：应配备相应的设施设备、服务用品、工具、资金及与实施标准相适应的环境条件。

（3）实施：应按计划组织标准的实施，使标准规定的各项要求在服务过程的各个环节上加以实现，并且对涉及的设施设备、服务用品、工具及相应的环境条件等，应通过一定的方法确认其达到标准要求后，投入使用；对于相关人员，应通过考核确认其达到标准要求后，准予上岗。

（4）信息反馈与改进：在实施标准的过程中，应认真做好各项记录，并将各环节形成的数据和有关情况及时反馈至标准实施的组织协调部门，以便及时调整和改进标准实施工作。当发现标准中存在不完善等问题时，应及时向标准批准发布部门反馈情况。

标准的实施必定会对服务、经验、管理等各个环节及最终结果产生一定的影响，出现新的变化，形成一系列数据。实施标准过程中形成的各项数据是改进标准实施工作和修订标准的重要依据。因此，应认真做好记录，并及时将记录信息反馈至有关部门。

（5）实施评价：标准实施效果如何，需要进行综合评价。评价的目的是为了进一步改进标准和改进实施。通常，对技术类标准的符合性，可使用适宜的仪器设备，按规定的方法进行试验验证。

5. 数字卫生标准实施的方式 数字卫生标准的实施方式大体分为强制性和自愿性两种。强制性方式是通过政府的行政强制力来推动标准的实施，通过此方式实施的标准多关系到国家安全、经济安全、人体健康和生命安全、环境保护等公共领域，有法律法规引用、强制认证、国家监督检查等。自愿性方式是通过一些鼓励、引导的措施和方法，来促进个人、单位采用实施标准。

（二）数字卫生标准实施的监督

标准实施评价及标准体系评价应坚持以下原则：

（1）客观公正的原则：以客观事实为依据，给出公正的结论。客观证据是判断合格与否的依据，客观证据是以客观事实为基础的，包括记录、陈述、文件资料、实物特性、实际想象等，不得加入任何个人的猜想和推测成分，客观证据不足或未经验证的其他信息，都不能作为合格判定的依据。评价时，应排除各种干扰因素，坚持客观、公正，切忌主观、片面，始终维护判断的独立性和公正性。

（2）科学严谨的原则：一方面要求评价人员应具有科学严谨的工作态度，另一方面要求采取科学的评价方法。只有真正坚持“科学严谨”的原则，才能使评价更具有意义，评价结果更具有使用价值。

（3）全面准确的原则：只有全面地进行评价才有实施意义。评价时，往往不可能对所有事项一一进行评价，需要制定抽样方案、确定评价指标，这里就有一个全面、准确的问题。

五、数字卫生标准实施的评价

标准实施评价是数字卫生标准化工作的重要组成部分。通过标准实施评价可以发现标准本身和标准实施过程中存在的缺陷和不足，以便改进标准、提高标准水平，改进实施方法、提高实施效果。数字卫生标准实施评价是数字卫生标准自我完善的有效方法，也是推动医疗卫生组织开展标准化工作中不可缺少的重要部分。数字卫生标准化工作的全过程就是制订标准、实施标准和对标准的实施进行评价。这三个方面的工作紧密联系，形成一个循环的过程，推动数字卫生标准化向更深、更广的领域拓展，向更高的水平发展。对数字卫生标准实施的评价，既是保证数字卫生标准实施的各项内容落到实处的重要措施，又是对标准实施行为的总结和归纳，为下一步制定更科学、更合理、更切合实际的数字卫生标准奠定基础。

（一）评价准备

数字卫生标准实施评价是一项目的明确、相对独立的活动，必要的准备工作是不可缺少的。

1. 组织准备　应成立数字卫生标准实施评价工作组，并明确其职责、权限。评价工作组组成人员的数量应视评价工作的复杂程度确定。

“标准实施评价工作组”的成立，可分几种情况：

（1）国家、地方有关部门针对某项国家标准、行业标准或地方标准的实施情况进行评价，由有关主管部门或标准化行政主管部门统一组织，成立一个或多个评价工作组，同时还可能成立相应的领导机构。

（2）数字卫生领域开展的评价活动，可由数字卫生领域管理层负责成立评价工作组，也可以委托外部评价机构开展评价工作。

评价工作组应设组长或负责人一名，必要时可设副组长若干名。评价工作组的职责和权限应事先明确。评价工作组组成人员的数量应视评价工作的复杂程度来确定，一般来讲，确定评价工作组组成人员，应考虑：一是要能圆满完成评价工作；二是尽可能降低评价成本，减少被评价单位的负担；三是要尽可能照顾到所需专业领域。

2. 人员准备　评价人员应具有相应的标准化知识和相应的专业知识，熟悉标准及实施的有关要求，能熟练运用评价方法。

对数字卫生标准实施的评价，要求评价人员必须具备一定的标准化知识，了解标准及实施要求，掌握有关法律、法规和国家有关政策。熟悉服务流程、服务特性及相关技术，只有这样，评价人员才能发现标准实施中存在的问题，才能准确地给出评价结论。

3. 物质准备　应备齐必要的测量设备、工具、试验用品以及评价用记录表等。

在数字卫生标准实施评价过程中，常常需要开展一系列试验验证活动，特别是设施设备、安全等方面是否符合标准要求，都需要通过试验来确定，当然，许多试验往往在评价之前由专业技术机构来完成，并出具有关报告。

4. 确定评价方案 评价方案应包括以下内容：

（1）给出评价工作的总体安排。要给出评价的总体安排，包括任务分工、时间安排、评价工作的总体要求等。总体安排要尽可能详细、周密。如果是委托评价，一般委托单位应事先与被评价单位进行沟通，得到被评价单位的有效配合，使评价工作能顺利进行。

（2）确定评价方法。对于涉及面广、内容复杂的标准，可采用抽样的方式进行，所抽取的指标或事项应反映标准实施的总体情况；对于内容简单或较重要的标准，应采取逐项检查的方法。对具体项目可采取测量、过程再现或通过标准实施痕迹（包括各种记录、报告等）检查等方法实施评价。

有些事项可以对照标准，通过观察、询问、调查等方式加以确认，例如，设施设备、工具、服务用品等是否满足标准要求，可以通过查阅有关检验报告、合格证的方式进行评价。有些事项，可以通过测量的方法加以确认。对服务过程的有关要求的评价，可以查阅有关记录、报告，也可以通过服务人员的实际操作，再现服务过程，检查服务过程的各个环节是否满足标准要求。

对于内容复杂、涉及面较宽的评价对象，可采用抽样的方式进行评价，但抽样方案应科学，抽样检查的事项应有代表性，能全面反映标准实施的总体情况。可以根据实际情况，同时选择多种评价方法，相互佐证，使评价结果更符合实际情况。评价方法的选择至关重要，只有运用适宜的评价方法，才能得到科学的评价结果。

（3）建立评价指标体系。指标体系应能尽可能反映标准要求，准确衡量标准实施效果。同时根据指标体系和评价要求确定合理的抽样方案、判定规则。

对数字卫生标准，尽管在要求的条款中有许多是定性的描述，但各要求的章、条也明确地或隐含地构成了一个指标体系。标准实施评价时，应对照标准，将其各项要求抽象、归纳成一系列可以测量或可以进行比较的指标。

对标准实施效果的评价，可以通过制定的各类数字卫生标准和规范，使得各级各类医疗卫生单位的信息系统实现信息共享、流程接口，建立一体化的数字卫生成为可能。各级医疗机构可以应用所制定的标准，实现各种信息系统的整合，数据交换协同共享、信息系统无缝集成，并支持决策分析和资源协同，对各方面的影响指标进行综合评价。

（二）评价内容

标准实施评价主要包括符合性评价和实施效果评价两方面的内容。

1. 符合性评价 根据标准的各项规定，确认实施过程的各个环节是否达到标准的要求。对于信息共享、流程接口等方面具有定量指标的标准要求，应采用测量、试验等方法得出定量的数据；标准中的定性规定，可采用比较的方法进行衡量，并给出标准实施是否合格的结论。

对定性指标的评价，往往比较困难。采用“可以比较的方法”进行衡量，需要选择一个参照的“样板”，当这个“样板”难以确定时，只能靠评价人员的经验进行判断。

2. 实施效果评价　应按评价方案确定的反映标准实施效果的指标体系、抽样方案、判定规则进行评价。通过验证、核实指标体系中的各项指标，确定标准实施效果达到的程度，给出相应的结论性意见。

数字卫生标准实施效果的指标体系，一般在标准中没有明确给出。这就需要评价工作组根据标准要求、实施情况来确定。标准实施效果的评价，需要收集大量的信息或证据，进行分析、归纳，得出评价结论。

标准实施效果评价，一般包括效益评价和服务质量评价两个方面。

（三）评价报告

评价报告一般应包括评价的依据、评价人员、评价时间、评价简要过程、各分项指标评价结果、总体结论、存在问题和处理建议等内容。

评价报告的格式应规范、表述准确。各单项结论和总体结论应经过评价工作组充分讨论，形成一致意见。提出存在的问题时应有确切的根据，处理建议要合理、可行。

第四章　数字卫生标准体系

第一节　标准体系概论

一、标准体系的定义与作用

标准体系是指在一定范围内的标准按其内在联系形成的科学的有机整体。其中，“一定范围”可以指国际、区域、国家、行业、地区、企业范围，也可以指产品、项目、技术、事务范围；“有机整体”是指标准体系是一个整体，标准体系内各项标准之间具有有机的内在联系。

标准体系实质上是标准的逻辑组合，是为了使标准化对象具备一定的功能和特征而进行的组合。

建立标准体系的作用主要有四：一是可以直观地描绘出一定范围内的标准化活动的发展蓝图；二是能够系统反映全局，有利于明确工作重点、发展方向；三是有利于标准体系的管理结合实际进行对照，从发展的战略高度明确方向、发现不足；四是有利于编制标准制定和修订计划，加快标准的修订速度，提高工作的系统性。

二、标准体系的特征

标准体系作为标准的系统集成，应该布局合理、领域完整、结构清晰、系统完善、功能协调，满足所在领域对标准的总体配置需求。具体而言，应具有如下特征：

1. 集合性　标准体系是由组成它的标准集合而成的。这种集合不是一成不变的，集合中的标准可根据需要补充、删节，也可调整标准在体系中的位置。

2. 目标性　建立标准体系有其自身的目标或特定功能，如促进体系所在领域的标准组成科学完整，促进达到最佳秩序和获得最佳效益，同时也方便管理方编制标准制定和修订计划时使用。标准体系的目的性决定了标准体系内各项标准应具备的内容和应达到的水平，从而能以较少的投入获得较理想的效应。

3. 整体性　按标准对象的内在联系形成的标准整体并非个体标准的简单相加。标准体系组成的完整性、一体性与均衡性，如在功能配置、数量分布、总体发展等各个方面都应保持平衡。

4. 可分解性　即标准体系可根据不同的目的和方法分解成若干个次级、次次级体系以至到具体的标准。

5. 相关性和内在联系　标准体系的组成部分之间具有相关性，标准之间具有内在联系。

6. 环境适应性　为了达到标准体系的目标性，标准体系应具备环境适应性，也就是说，标准体系应与所在的国际、国内的社会、经济、生产等环境相适应。标准在大多数情况下只是某一时期技术水准、管理水平和经验的反映，具有一定的先进性。但随着各方面情况的发展，标准对象的变化、技术或者管理水平的提升都要求制定或修订相关标准，这就要求对标准进行可持续的维护，包括修改、修订、废止等操作。对于标准体系的维护，还需要从系统的角度出发，以保证体系内标准之间的协调一致。

三、标准体系的表现形式

标准体系中的标准应按照一定的结构进行逻辑组合，而不是杂乱无序地堆积。合理的标准体系结构要求具备合理的标准层次、时间序列和数量比例。由于标准化对象的复杂性，体系内不同的标准子体系的逻辑结构可能出现不同的表现形式，主要有层次结构和序列结构两种。

层次结构是表达标准化对象内部上级与下级、共性与个性等关系的良好的表达形式。层次结构类似树形结构，父节点层次所在的标准相较子节点层次的标准更能够反映标准化对象的抽象性和共性；反之，子节点层次的标准更能反映事物的具体性和个性。层次深度如何，也体现了对标准化对象的管理精度。标准层次结构的完备性，标志着标准体系的灵活性与弹性，是标准体系适应现实多样性的一个重要方面。

序列结构是指各标准按照过程的内在联系和顺序关系进行结合的形式。该结构主要体现了标准化对象在活动流程中的时间性，比如前一阶段的标准是后续阶段标准得以实施的前提。

标准体系的直观表现形式就是标准体系表，即将标准体系中的相关标准，按照一定形式排列起来的框架图。标准体系框架是标准体系的表现形式，主要是在对现有各标准进行系统梳理的基础上，确定分类依据，形成条理明确、层次清晰的标准明细表，以方便系统了解。

四、标准体系的形成过程

标准体系的形成大致有两种途径，一种是从局部到整体，一种是从整体到局部。前者是根据实际需要制定急需的标准，再根据新的需要增加新标准，逐渐形成一个小体系。小体系不断增多，加上为许多小体系通用的基础标准、管理标准等，逐渐形成一个大的标准体系。后者是首先确立标准化目标，然后规划、设计、制定出实现该目标所需要的全套标准，从而形成一定规模、具备一定功能的标准体系。

不管采用哪种途径去建立标准体系，关键是要重视标准结构的优化和标准之间的协调。

所谓优化，即通过构建合理、适用的标准体系，发挥系统论中“1+1>2”的系统优势，不但能够对性质、功能各异的标准进行有机组合，切实指导行业建设，还能够为确定未来相关标准的发展趋向，为行业发展提供坚实的规范基础。经过不断优化后的标准体系，可以提高和改进体系功能，发挥比较稳定的功能，从而产生较好的系统效应。

所谓协调，是指标准体系内的各功能模块配合得当，各司其职；标准体系内的所有现行标准，互相联系、互相衔接、互相补充、互相制约，不存在交叉、重叠、矛盾、不配套等现象，也不存在“父子”同级、层次体系界限不清等现象。

总之，标准体系是一个开放的系统，要根据客观需要和实际情况，不断地调整、修改、补充和完善。

第二节　数字卫生标准体系的建立

一、数字卫生标准体系的定义

数字卫生标准体系是指运用系统分析的方法，把相同范围内的数字卫生标准按其内在的联系，形成科学的有机整体。这些系统标准通过整合，既相互联系，又相互制约，起着指导数字卫生事业发展的重要作用。

按照标准体系的含义，数字卫生标准体系的内涵是：

（1）由数字卫生标准化建设范围内的、具有内在联系的标准组成的科学的有机整体，包括确保数字卫生标准化建设目标所必需的、现有的、正在制定的和应着手制定的所有标准。

（2）由多个相互制约、相互作用、相互依赖和相互补充的分体系构成，并用体系表的形式表达。

二、数字卫生标准体系的目的与意义

当今，标准化已经成为世界科技与经济发展的必然趋势。数字卫生要实现现代化，就必须加大标准化的力度，促进医疗、卫生、信息、科研、管理等方面的综合发展，让数字卫生标准发挥更大的作用。

三、数字卫生标准体系创建的原则

（一）科学合理

从卫生事业发展的内在规律出发，充分遵照《中华人民共和国标准化法》等相关法律法规，严格建立起既遵循卫生事业发展的内在规律，同时又满足现实国情需要的数字卫生标准体系。

运用标准化的基本原理建立数字卫生标准体系，依据卫生事业的自然属性划分层次和卫生活动的门类。卫生门类以卫生活动的特征为主要划分依据，不以行政职能的划分为依据。

在确定标准项目时，应体现卫生事业的创新性和科学发展观，体现卫生事业的人文关怀精神，满足当前服务业发展的实际需要，制定具有较强可操作性的标准。

（二）从现实出发，适度引导

与发达国家相比，我国卫生事业发展具有产业结构跨度大、二元结构突出等特殊性。卫生事业内部既有属于工业化初期阶段要大力发展但尚未到位的传统卫生部门，也有属于工业化中期必须发展而我国又严重滞后和不足的属于基础设施方面的卫生部门，还有属于工业化后期新发展起来的新兴卫生部门。因此，我国数字卫生标准体系要在遵从社会经济发展水平和服务业大力发展的基础上适度引导，向现代化、规范化、国际化方向发展。依照国际标准化发展趋势，建立既符合我国国情，又与国际接轨的数字卫生标准体系。

（三）层次清晰，避免交叉

数字卫生标准体系要在充分依据标准体系建立方法、卫生事业分类特点的基础上建立。互相之间应层次清晰，尽量避免交叉。

遵循系统工程理论建立服务标准体系，在内容和层次上要充分体现系统性，恰当地将标准项目安排在不同的层次上，做到层次分明、合理，标准之间体现出衔接、配套关系。

（四）全面性和开放性

数字卫生标准体系是根据全部卫生活动综合考虑的，包括所有与卫生事业有关的行业，按照确定的数字卫生标准类型，制定相应的数字卫生标准，并列入数字卫生标准体系。

同时，在确定标准项目时，既要考虑到目前的需要和发展水平，也要对未来的发展有所预见，使体系表留有可扩充的空间。

（五）效益性

数字卫生标准体系的最终目标是通过标准提高产业竞争力，因此应着眼于“效益性”，减少体系的复杂性，进而达到体系结构的简化、统一、协调和最优化，这也是“效益性”的具体体现。在建立数字卫生标准体系时，不但要重视简化目前体系的复杂性，更要预防将来发展过程中不必要的复杂性。通过消除或避免其中可替代的和低功能的环节，还可以减少标准之间的交叉和矛盾，保持其构成的精炼、合理，使其总体功能最佳。

四、数字卫生标准体系中标准的分类

（一）根据标准的层次划分

同其他标准一样，我国数字卫生标准按其标准发生作用的范围或标准的审批权限，可以分为国家标准、行业/协会标准、地方标准和企业标准四级。

国家标准是由国家标准化管理机构发布的标准，是在全国范围内需要统一的要求，包括法律法规需要引用的标准以及基础、通用、公益类标准等。制定国家标准要坚持统一立项、统一审查、统一编号、统一发布的原则。国家标准由国务院授权的国家标准化管理机构统一管理和组织制定。

行业/协会标准是由国务院有关行业主管部门批准发布的标准和由国家认可的行业协会（学会、联合会等）批准发布的标准，主要包括产品标准及与产品相关的基础标准和方法标准。

地方标准是具有地方特色，必须在省、自治区、直辖市范围内统一的标准。地方标准由省、自治区、直辖市政府标准化主管部门批准发布。

企业标准是由企业发布的标准，绝大部分企业标准是由企业为自己组织生产、供自己使用而制定的。企业标准中，如果涉及强制性国家标准、行业标准或地方标准中的技术指标，则不得低于上述强制性标准的相关要求，鼓励企业制定并实施具有国际先进水平的企业内控标准。

（二）根据标准的约束性划分

《中华人民共和国标准化法》第七条将国家标准、行业标准分为强制性标准和推荐性标准。这是根据标准的内容以及标准实施的约束力来划分的。

强制性标准是指国家标准和行业标准中保障人体健康和人身、财产安全的标准，以及法律、行政法规规定强制执行的标准。由省、自治区、直辖市政府标准化主管部门制定的工业产品的安全和卫生要求的地方标准，在本行政区域内是强制性标准。

强制性标准以外的标准是推荐性标准。推荐性标准是倡导性、指导性、自愿性的标准。企业采用推荐性标准的自愿性和积极性一方面来自于市场需求和顾客要求，另一方面来自于企业发展和竞争的需要。企业一旦采用了某推荐性标准作为产品出厂标准，或与顾客商定将某推荐性标准作为合同条款，那么该推荐性标准就具有了履行合同的约束力。

（三）根据标准的类别划分

数字卫生标准的类型一般分为基础标准、服务标准、技术标准和管理标准等类别。

1. 基础标准 基础标准通常是对术语、分类、图形符号及标准化工作指南等基础事项做出的规范。这类标准是在一定范围内作为其他标准的基础并被普遍使用、具有广泛指导意义的标准。例如，针对某一行业的术语标准将该行业分清专业界限和概念层次，为业内人士以及与相关行业间的交流提供平台。

2. 服务标准 服务标准是规定卫生事业应满足的要求以确保其适用性的标准。服务标准的制定涉及卫生事业的各个领域，同时又不仅限于卫生事业。

3. 技术标准 技术标准是对标准化领域中需要协调统一的技术事项所制定的标准，是从事生产、建设及商品流通的一种共同遵守的技术依据。标准能成为自主创新的技术基础，源于标准制定者拥有标准中的技术要素、指标及其衍生的知识产权。

技术标准的形式可以是标准、技术规范、规程等文件，也可以是标准的样品实物。技术标准的分类方法有很多，按其标准化对象特征和作用，可分为基础技术标准、产品标准、方法标准、安全卫士与环境保护标准等；按其标准化对象在生产流程中的作用，可分为零部件标准、原材料与毛坯标准、工装标准、设备维修保养标准及检查标准等。

4. 管理标准　所谓管理标准，是对标准化领域中需要协调统一的管理事项所制定的标准，例如企业管理标准涉及经营管理、开发与设计管理、采购管理、生产管理、质量管理、设备与基础设施管理、安全管理、职业健康管理、环境管理、信息管理、财务管理等多方面。

（四）数字卫生标准体系中应遵循的标准分类原则

1. 相对稳定性原则　国家数字卫生标准体系为我国卫生事业的标准体系建设提出了总体目标和发展方向，对一定时期内的国家卫生事业标准化工作的开展具有指导意义。因此，数字卫生标准体系应保持相对稳定，其中的卫生事业分类也应满足相对稳定性原则，不能朝令夕改。只有这样，才能在相当长的时期内发挥重要作用。

2. 动态适应性原则　随着经济的发展和信息技术的广泛应用，新兴卫生事业不断涌现，卫生事业出现明显的多样化趋势。数字卫生标准体系只有通过卫生事业分类和层级不断地调整和修正，具备一定的动态适应性，才能更好地反映卫生事业发展的实际情况，才能更好地指导数字卫生标准化工作的开展。

3. 国际兼容性原则　伴随着经济全球化的发展，我国经济逐步与世界接轨，因此服务业标准体系中的标准分类也要尽可能地满足国际兼容性原则。例如，我国2002年版的国民经济行业分类标准在最细层次上基本与西方服务业分类建立了对应关系，这将推动服务业发展的国际比较研究，为我国服务业发展政策的制定提供借鉴与启发。

4. 实际可行性原则　构建国家服务业标准体系，目的是为了应用。在实际工作中，鉴于服务业涉及范围广、领域众多，为方便标准体系的应用和实施，仍宜采用与现行的行业部门职责分工较一致的分类方法，以确保标准的现实可操作性。

五、数字卫生标准体系的结构

（一）数字卫生标准体系表

数字卫生标准体系最直观的表现就是数字卫生标准体系表。数字卫生标准体系表是指数字卫生标准体系内的标准按一定形式排列起来的图表，如图4-1所示。

1. 框架构建　从数字卫生标准化的规律出发，运用标准化基本原理和系统工作理论，按照数字卫生标准涉及范围内的标准对象、标准项目相互间的内在联系组成标准体系表，并为新的标准发展预留空间。

2. 分类方法　根据数字卫生发展和数字卫生业务要求，结合数字卫生标准研究能力和水平特点，在深入分析和研究各类数字标准定位、作用和相互关系的基础上，制定数字卫生标准体系结构框架。

（1）按照信息化的要素分类，数字卫生标准体系由数字卫生基础标准（术语标准、编码标准）、数字卫生应用标准（信息交换标准、数据元标准）、数字卫生安全标准（系统安

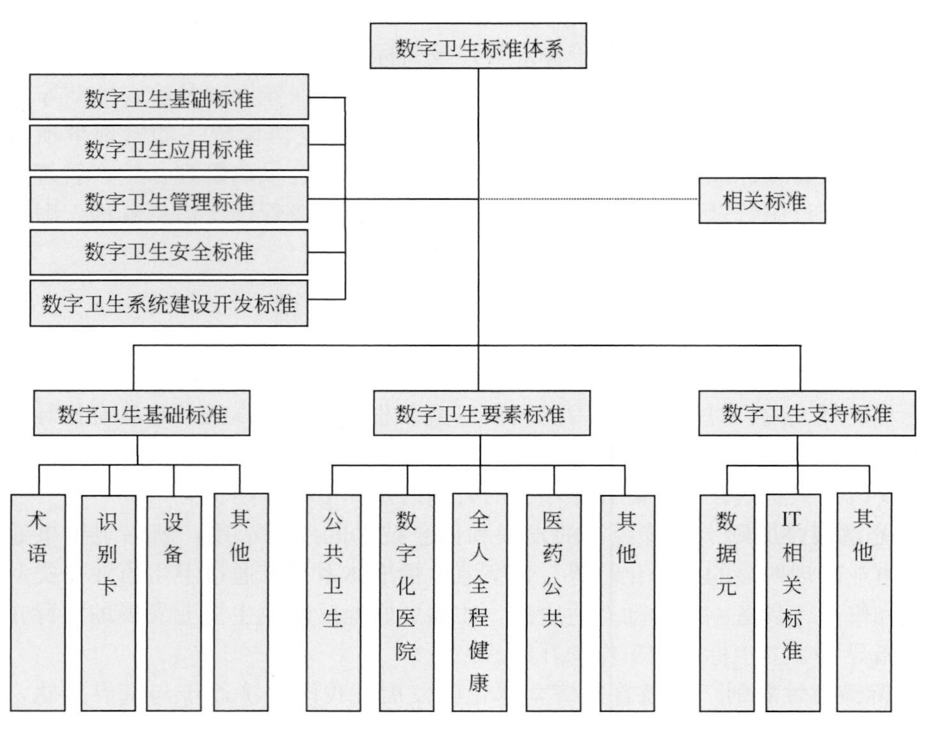

图 4-1 数字卫生标准体系

全标准、信息安全标准）、数字卫生管理标准（信息标准开发、信息标准维护、信息标准质量监测），以及数字卫生系统建设开发标准等内容组成。

（2）根据标准技术内容的共性特征和数字卫生标准化的基本特点，划分为数字卫生基础标准、数字卫生要素标准和数字卫生支持标准三个业务领域。

数字卫生基础标准是指在数字卫生标准范围内作为其他标准的基础并普遍使用、具有广泛指导意义的标准，主要包括术语、识别卡、设备和其他标准等。

数字卫生要素标准是指卫生领域各要素行业范围内需要统一的规范与技术要求，主要包括公共卫生、数字化医院、全人全程健康管理、医药公共和其他标准等。

数字卫生支持标准是指数字卫生支撑系统的各方面需要统一的规范与技术要求，主要包括数据元、IT 标准和其他标准等。

（二）数字卫生标准体系的特征

标准化的系统功能是获得市场的最佳秩序，并取得最大社会和经济效益，这需要通过制定、贯彻一整套组成科学的标准来实现。建立数字卫生标准体系的目的，是使这些标准组成科学、有机的整体，建立合理、协调的体系。

中国数字卫生标准体系既有标准体系的一般特征，也有卫生事业的自身特色。具体来说，中国数字卫生标准体系应当具有如下六个特征：

1. 统一性 统一标准是数字卫生建设的基础工作，也是进行信息交换与共享的基本前提。在数字卫生标准化建设中，必须强调“统一规范、统一代码、统一接口”。卫生行政部门要加强指导，组织协调，规范卫生各领域信息化建设的基本功能、业务流程、数据模型和数据编码等信息标准，以满足信息化建设的需要。

2. 结构性　标准体系内的标准按其内在联系分类排列，就形成了标准体系的结构形式。中国数字卫生标准体系的基本结构形式是横向排列的，涵盖了当前数字卫生事业的全部领域。

3. 协调性（相关性）　标准对象的内在联系决定了标准体系内各项标准的相关性。正像在生产、生活实践中有一些多部门交叉的领域一样，数字卫生标准也有很多交叉的内容，所以标准之间的协调性就显得相当重要。

4. 整体性　按标准对象的内在联系形成的标准整体并非个体标准的简单相加。如果标准体系不完备，个体标准所规定的要求可能难以保证实现，因此应逐渐完善标准体系，从而保证标准体系的完整性。

5. 目的性　任何标准体系都有其明确的目的。标准体系的目的性决定了标准体系内各项标准应具备的内容和应达到的水平，从而能以较少的投入获得较理想的效应。数字卫生标准体系的目的是促进数字卫生标准系统的建立并使其达到最佳秩序和获得最佳效益。

6. 动态性　数字卫生标准体系是根据国际数字卫生标准化的趋势以及我国数字卫生标准化的发展现状建立的，自然有其不成熟的一面，所以需要在以后的时间里逐步完善。动态发展原指标准呈螺旋状、阶梯式发展，事实上，标准体系也是这样。所不同的是体系是群体，时间跨度更大一点，阶段性特征更明显一些。标准会不断被修订，体系也不会一成不变。体系应动态发展，循序渐进，逐步完善。

第五章　重点领域的数字卫生标准体系

第一节　数字卫生标准体系的侧重点

标准体系是一定范围内的标准按其内在联系形成的科学的有机整体，包括现有标准体系和预计应发展标准体系。数字卫生标准体系首先应该涵盖数字卫生的所有领域；其次，数字卫生标准体系还应有侧重点。

根据《中华人民共和国国民经济和社会发展第十一个五年规划纲要》中提出的推进国民经济和社会信息化，保障我国第三步战略目标顺利实现的要求，加快数字卫生化建设，以适应卫生改革与卫生事业发展，满足人民群众日益增长的医疗卫生服务需求，以及《全国卫生信息化发展规划纲要（2003～2010 年）》、《卫生信息标准化工作“十一五”规划》等文件精神，加强重点领域信息标准研究和推广应用工作，重点突出以下领域：

1. 公共卫生信息领域　今后几年将是我国公共卫生信息建设和发展的重要阶段，随着国家和地方层面各个公共卫生信息系统的建立和形成，公共卫生各个业务领域之间，不同管理和业务运行层面之间，以及卫生系统与其他相关部门和单位之间，数据交换和信息共享的需求会迅速增加。为了适应这种数字卫生标准的需求，应采用整体规划、分步实施的策略，采用自上而下与自下而上相结合的研究方式，逐步形成公共卫生信息标准体系，解决公共卫生业务部门内部，以及与相关单位信息化工作相适应的标准化体系。

2. 数字化医院领域　“数字化医院”（e-hospital）的概念业界对此一般定义为：将先进的网络及数字技术应用于医院及相关医疗工作，实现医院内部医疗和管理信息的数字化采集、存储、传输及后处理，以及各项业务流程数字化运作的医院信息体系，是由数字化医疗设备、计算机网络平台和医院业务软件所组成的三位一体的综合信息系统。我们用一体化信息系统的标准，即覆盖全院的网络系统、自顶向下需求分析得到的完整功能设计、精心设计的逻辑集中的数据库结构和数据发生的一次性录入，全院共享来衡量。卫生部制定了《医院信息系统基本功能规范》，并将其作为全国医疗信息化建设的统一技术标准。该规范包括了临床诊疗、药品管理、经济管理、综合管理与统计分析等部分，详细规定了门诊医生工作站分系统、护士工作站分系统、医学影像分系统、药品管理分系统等。同时还对医疗信息系统与医疗保险、社区卫生服务、远程医疗咨询系统的外部接口做了统一标准。该规范还只是基本的功能规范，卫生部正在抓紧制定更具体的医疗信息化的国际标准。

3. 全人全程健康管理领域　全人全程健康管理是对个人的健康进行全程管理的过程，以达到改善健康状况、提高生存质量、降低医疗费用的目的。全人全程健康管理记录了一个人从出生到死亡的所有健康、疾病情况，并随着每次的看病、家访及时更新，实现健康档案的完全电子化。全人全程健康管理包括：收集与个体健康状况相关的信息，为健康管理对象提供专家会诊服务，个性化的慢性病辅助治疗服务，定时提醒被管理者进行疾病复查等健康跟踪服务，对个体健康状况及发展趋势做出预测，提出个体健康改善计划和实施个性化健康指导，最终实现对每位个体从出生到终老的全程健康管理。

4. 医药公共领域　医药标准是保障医药安全的重要技术依据，改革开放30年来，我国医药标准体系建设伴随着医药行业的迅猛发展而快速推进。目前，我国建成了以《中华人民共和国药典》为核心的药品标准体系。为提高医药标准化建设水平，建设医药公共标准体系尤为重要。

5. 数据元领域　数据元是通过定义、标识、表示以及允许值等一系列属性描述的数据单元。通过对数据元及其属性的规范化和标准化，不同用户可以对数据拥有一致的理解、表达和标识，可以有效实现和增进跨系统和跨环境的数据共享。开发统一的数据元标准在数字卫生领域是必要的。

6. 其他相关信息领域　数字卫生普及发展，与之相关系统的应用日益增多，因此信息交换需求日益提升。相关信息标准研究和应用应根据客观要求逐步发展，包括药品处方接口、物流管理、医疗保险标准、合作医疗、医疗质量和效益管理、社区服务、地理信息等相关信息标准。

此外，根据数字卫生标准体系三维结构分类法（图5-1），也可划分出以上重点领域的信息标准类别。由此，本书确定了卫生重点领域信息标准体系分类，即基于数字卫生标准化活动的分类和基于卫生信息数据元的分类。

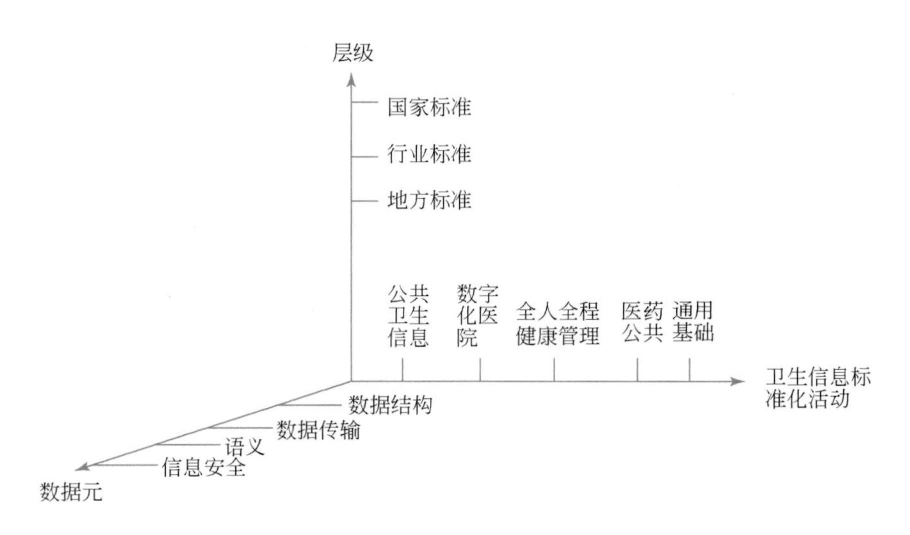

图5-1　数字卫生标准体系三维结构分类法

第二节　数字卫生标准体系

一、公共卫生信息及其标准体系

公共卫生是整个卫生事业的重要组成部分。美国公共卫生领袖人物 Charles Edward A. Winslow 早在 1920 年就描述了什么是公共卫生，以及如何做好公共卫生，即“通过有组织的社区努力来预防疾病，延长寿命，促进健康的科学和艺术。这些有组织的社区努力包括改善环境卫生，控制传染病，教育每个人注意个人卫生，组织医护人员为疾病的早期诊断和预防性治疗提供服务，建立社会机构来确保社区中的每个人都能达到适于保持健康的生活标准。组织这些效益的目的是使每个公民都能实现其与生俱有的健康和长寿权利”。这个定义综合而具体，经受住了时间考验，1952 年被世界卫生组织所接受，并一直沿用至今。

进入信息社会，世界各国均十分重视公共卫生及其信息化建设，开展了大量基础性及前瞻性工作。我国政府在 2003 年“非典”之后，加强了公共卫生信息化的建设力度，尤其是在 2009 年 4 月 6 日发布的《中共中央国务院关于深化医药卫生体制改革的意见》中提出要建立实用共享的医药卫生信息系统，大力推进医药卫生信息化建设。具体就是要加快医疗卫生信息系统建设，建立和完善医疗保障信息系统，建立和完善国家、省、市三级药品监管、药品检验检测、药品不良反应监测信息网络等。这是国家首次对数字卫生建设提出要求，数字卫生信息化，尤其是公共卫生信息化因此将得到各方面的重视并迎来建设高潮。

（一）公共卫生信息概述

公共卫生信息有着丰富的数据资源，包括业务实践和科研活动中产生的所有原始数据、加工产品和相关信息，涉及疾病监测、干预与控制信息，卫生检测与防护信息，卫生资源、社会、人文信息等多方面内容。

具体来说，可以划分为疾病预防控制类信息、公共卫生服务类信息、公共卫生管理类信息和公共卫生监督类信息四个主题，基本内容如下：

疾病预防控制类信息：包括报告与监测、调查、干预、评价、报告与发布类信息。

公共卫生服务类信息：包括卫生检测与监测、调查、干预、评价和发布类信息。

公共卫生管理类信息：包括政策法规、资源管理、教育培训、科研管理、国际交流合作及评价类信息。

公共卫生监督类信息：包括卫生许可信息、监督执法和巡查信息。

（二）公共卫生信息标准体系

数字卫生标准指在卫生事务处理过程中，信息采集、传输、交换和利用时所采用的统一规则、概念、名词、术语、代码和技术等，包括信息表达标准和信息技术标准。

公共卫生信息标准特指数字卫生标准在公共卫生领域的具体应用，一般来讲，它包括信息化建设的法律法规，国家、行业与地方相关标准，信息技术规范等。按照信息技术标准体系分类，公共卫生信息标准则涉及信息技术标准体系的应用标准层和信息资源标准层。其中，应用标准层包括公共卫生信息化框架标准、功能规范、应用系统建设技术规范等，信息资源标准层包括数据元标准、元数据标准、信息分类及编码标准、业务文档格式标准、业务数据管理标准等。这些标准的整体就构成了公共卫生信息标准体系。

随着公共卫生信息应用需求的不断变化和信息技术的快速发展，对公共卫生信息标准化工作的内容和方法也需要不断地修订、扩充和完善，并迫切需要建立制度化、法制化的治理与维护机制以促进其可持续发展。在这个过程中，公共卫生信息标准体系的日益完善，将会在数字卫生系统全面建设和信息资源的广泛应用中发挥着越来越重要的作用。

在我国，自 2003 年起，为加速数字卫生标准化研究与信息标准的推广应用，卫生部信息化工作领导小组逐步强化了对数字卫生标准研制的领导与组织。

2006 年 11 月，卫生部批准组建了卫生部卫生标准委员会卫生信息标准专业委员会，负责数字卫生标准研制的规划、组织和标准的审批及宣传推广工作。例如，相继启动《中国医院信息基本数据集标准》、《中国公共卫生信息分类框架与基本数据集标准》、《国家卫生信息标准基础框架》、《社区卫生服务技术规范及标准》、《电子病历标准》、《国家卫生统计指标体系》、《卫生监督信息基本数据集标准》、《居民健康档案基本数据集标准》等多项研究。

2007 年 5 月，卫生部卫生标准委员会将《卫生信息数据元标准化规则》等六项卫生信息标准的研究与起草纳入《2007 年卫生信息标准制（修）订项目计划》，构建了卫生信息数据类顶层标准。其中，《WS/T 303—2009 卫生信息数据元标准化规则》、《WS/T 304—2009 卫生信息数据模式描述指南》、《WS/T 305—2009 卫生信息数据集元数据规范》、《WS/T 306—2009 卫生信息数据集分类与编码规则》四个标准于 2009 年初作为卫生行业推荐标准正式颁布。

2009 年 4 月 6 日，中共中央、国务院《关于深化医药卫生体制改革的意见》正式下发，提出要建立实用共享的医药卫生信息系统，大力推进医药卫生信息化建设。当前重点是要建立全国统一、标准化的居民健康档案，建立国家电子病历的基本架构与数据标准，建立国家数字卫生数据字典。

为此，2009 年 5 月 15 日卫生部下发了《关于印发〈健康档案基本架构与数据标准（试行）〉的通知》。将公共卫生信息标准建设推进了一大步，为建立标准、规范、共享的全民电子档案打下了良好基础。

目前，国家建立了公共卫生信息事务层面的 35 个基本数据集，提取了 1182 个数据元，并进行了规范化描述，但随着人们对疾病预防控制工作及公共卫生事业熟悉的不断深入和要求的不断提高，一要对目前在国家公共卫生事务层面建立的基本数据集不断地进行扩展和补充；二要根据需要对目前纳入基本数据集的数据元进行更新、修改、扩充甚至废除；三要对每个数据元进一步修改，如对包括名称、定义、值域内容的修改和进一步的规范。

公共卫生信息化建设不是一个孤立的系统，公共卫生基本数据集标准不仅涉及公共卫生领域内部的信息交换，而且涉及与其他系统例如卫生系统内部的临床、药品系统等以及卫生系统外部的如环境、人口、劳动保护、保险等部门的数据交换，因此要有全国一盘棋的思想。要积极开展与这些业务关联方对于数据元标准的合作研究，尽可能保持全国范围内标准的一致性，确保跨学科、跨部门、跨地区、跨行业在数据获取、收集、汇交、存储、治理、分发、生产和共享等一系列活动中的交互操作。

公共卫生数据服务体系则包括对分布式数据库和数据集的统一治理、目录服务、数据服务、延伸服务等。数据治理利用分布式数据库技术、数据仓库治理技术、元数据技术和网络技术，建立以分布式为主、集成式为辅的数据治理系统，这些必须基于元数据标准、数据元标准、分类与编码标准和数据模式标准进行数据汇交、整理加工、存储和数据更新等操作，才能真正实现对共享数据资源的有效治理。

总之，公共卫生信息标准化工作是一项长期工作，公共卫生信息标准体系的建设也面临任务重、内容庞杂、牵涉面广等问题，是一个复杂的系统工程。目前初步建立的公共卫生信息科学分类体系、公共卫生服务评价指标体系框架和包括疾病预防控制信息、公共卫生服务、公共卫生治理和卫生监督四个主题域在内的公共卫生信息概念模型，其完整性、正确性都还需要长期实际工作和时间的反复验证。还有必要通过更全面的调研和分析，把公共卫生信息相关概念模型进一步细化、修正和调整。

二、数字化医院及其标准体系

（一）数字化医院概述

数字化医院是数字医学的重要内容和载体。到目前为止数字化医院还没有一个明确的定义，一般来说，是否实现了无纸化、无胶片化是衡量一个医院数字化程度高低的重要指标，但这还远不能说是其全部，目前应用比较广泛的有以下几种定义：

其一，认为可以从物理层面和信息层面来理解，即在物理层面应实现无纸化、无胶片化，以及医院空间的智能化、自动化，提供无处不在的数字化医疗服务平台；在信息层面上应实现以患者为中心的、全医疗过程的信息采集、保存、传输和处理，并通过临床数据库对医院所有数据进行一元化管理与利用，以利于数据挖掘和决策支持。

其二，即数字化医院（digital hospital），是由数字医院管理（digital hospital supervisal）和数字医疗（digital treatment）构成和建立的现代医院经营和管理模式。它包括现实世界的真实医院和网络虚拟医院，从应用角度看是基于现代数字技术和电脑信息处理技术产生的网络集成管理系统，它遵循一般的信息反馈机制，高速、高效地操控和运行医院，成为现代数字城市的一个组成部分而融入当今信息社会，它的建立和发展将对医院建设管理产生质的飞跃，意义重大而深远。

其三，数字化医院是指将先进的网络及数字技术应用于医院及相关医疗工作，实现医院内部医疗和管理信息的数字化采集、存储、传输及后处理，以及各项业务流程数字化运作的医院信息体系，是由数字化医疗设备、计算机网络平台和医院业务软件所组成的三位一体的综合信息系统。数字化医院工程体现了现代信息技术在医疗卫生领域的充分应用，有助于医院实现资源整合、流程优化，降低运行成本，提高服务质量、工作效率和管理水平。

其四，也有观点认为数字化医院的定义可分为“狭义”和“广义”两个层次进行阐述。狭义数字化医院，即指利用网络及数字技术，有机整合医院业务信息和管理信息，实现医院所有信息最大限度的采集、传输、存储、利用和共享，并且实现医院内部资源最有效的利用和业务流程最大限度的优化的高度完善的医院信息体系，是由数字化医疗设备、计算机网络平台和医院软件体系所组成的三位一体的综合信息系统。狭义数字化是医院自身的、相对独立的信息体系，它依靠医院自身的努力就可能实现。广义数字化医院，即指由医院与医院间、医院与社区间的卫生数字化体系连接构成的区域性的数字化健康服务体系，是在狭义数字化医院的基础上，加上了数字化的配套卫生服务体系，甚至包含联系家庭乃至个人的卫生数字终端，从而在一定区域内实现真正的没有空间阻隔的零距离医疗卫生服务。

综上所述，从中可以发现对数字化医院的描述有这样几个共同点：基于信息技术，依靠网络传输，提升工作效率，降低运行成本，改善服务质量，提高管理水平。

（二）数字化医院标准体系

数字化医院要实现患者的诊疗信息、卫生经济信息、药品信息、医院管理信息等各类信息的收集、储存、传输、整合、利用和共享，就必须实现医疗信息的标准化和业务流程的规范化，即医院信息系统的标准化。

数字化医院标准是对医院内部医疗和管理信息的数字化采集、存储、传输及后处理，以及对各项业务流程数字化运作进行规范。它的应用可以保证多个独立信息系统间信息的兼容性和互操作性，保证用于统计目的的数据分类的可比性，并减少重复研究和信息冗余。

数字化医院信息系统标准化体系主要由以下几方面构成：

1. 信息标准的编制规范　该规范是数字化医院的信息标准总则，是其他标准的基础和依据。它规定了医院信息系统指标的确定、命名、定义，以及指标分类与编码的基本原则、方法和编写要求，主要包括标准的适用范围、引用标准、标准化对象的确定、命名、分类和编码原则与方法。

2. 信息标准的体系结构　该体系结构描述了数字化医院信息的组成及其相互关系的总体框架，适用于数字化医院信息系统的数据采集和交换，是信息系统开发、推广和信息分析的规范。其组织构成为：

首先，根据数字化医院各部门的业务类型将信息分成若干类别，例如，门诊类、住院类、药品管理类等。

其次，根据具体工作流程或内容进一步划分出若干子类，如在药品管理中划分药品出入库、摆药、制剂等。

最后，确定词条（字段）名目，例如，患者姓名、门诊时间等。

3. 信息术语标准　该标准是对所涉及的词条、字段等进行明确定义或确切解释，其内容包括规范的字段名称、文字定义与一些必要的说明。它保证了整个系统以及不同系统间使用共同的语言实现信息交流，避免由于数据录入人员对同一词条产生不同理解而导致信息交流与共享障碍。

4. 信息分类编码标准　该标准将信息按照一定的原则和方法进行分类，并一一赋予代码，使每一项具体信息与代码形成唯一对应关系，为数据记录、存取、检索提供一种简短的、方便的符号结构，从而便于实现信息处理和信息交换，提高数据处理效率，增强信息保密性。

5. 信息数据交换标准 该标准是不同系统间信息共享的重要基础，代表着通用性的数据文件格式规范，以确保数据传输的完整、可靠和有效，提高数据交换速度，用于数字化医院的具体的交换标准如 HL7、DICOM3.0 及 IHE 等。

截至目前，我国已制定健康信息学相关标准 10 个，其中国家推荐性标准 6 个，国家指导性文件 4 个。浙江省卫生厅起草了 12 个数字化医院的相关标准，具体见表 5-1。

表 5-1 浙江省相关数字化医院的标准草案

序号	标准名称	主要内容
1	电子病历基本格式	规定了医院电子病历软件系统的数据采集、电子储存、查询、统计、数据交换、数据输出等要求，适用于医院电子病历软件系统的设计、开发与应用
2	电子病历交换标准	规定了医院电子病历软件系统的数据交换等要求，适用于医院电子病历软件系统的设计、开发与应用
3	医院信息系统基本功能规范	以卫生部发布的医院信息系统规范为基础，增补日益成熟应用的转诊系统、标准化电子病历、无线医疗系统，构成更为完善的架构，最终为区域协同医疗服务
4	影像诊断成像检查操作分类与编码	规定了影像诊断成像临床检查操作的分类与编码，适用于医学影像科信息管理系统、医学图像存储与通信系统、医院信息管理系统、临床电子病历系统与国家区域卫生信息系统的开发、实施与应用
5	放射科信息系统基本功能规范	规定了放射科信息系统的基本功能规范。放射信息系统主要负责放射科病人的预约、登记，检查记录、诊断报告的书写、审核、发布，工作量及疾病的统计，病人检查历史跟踪，诊断编码，科研教学和科室管理等，并承担与医院信息系统中病人信息的交换
6	健康信息学 临床实验室试验项目分类与编码	规定了实验室试验项目的分类与编码，包括临床检验、生化、免疫、微生物、分子诊断等专业，适用于各级、各类医疗机构实验室及相关的卫生行政部门，适用于不同医疗保健系统、不同医疗机构之间的数据交换与共享 主要技术内容包括：分类方法、分类与编码表、分类名称拼音索引、附录命名规范、参考文献等。总共对 6328 项试验项目进行了分类与编码，每项有编码、中文名称和英文名称三个属性
7	健康信息学 临床实验室信息系统工作流程规范	规定了 CLIS 主要工作流程实践要求，包括申请、采样、流转、分析、审核、报告和管理共七个流程，明确人员的分工协作和处理环节之间的有机联系，适用于各级医疗机构 CLIS 的设计、开发、建设和管理 主要技术内容：术语和定义、操作人员角色、工作流程框架、工作流程实践要求等。技术核心是检验工作流程的框架、每个次级流程的最佳实践要求，并体现流程管理的先进性和科学性
8	健康信息学 临床实验室信息系统基本功能规范	规定了 CLIS 实现标本检验前、中、后全过程的信息管理基本功能要求，以及实现人、财、物管理和系统安全管理的基本功能要求，适用于各级医疗机构 CLIS 的设计、开发、建设和管理 主要技术内容包括：术语和定义、基本功能概要、标本检验管理功能要求、实验室管理功能要求和附录条形码标签规范等。对 CLIS 的基本功能作了完整、清楚、准确的描述，并有不同层次的要求。标准包括条形码、自动审核、数据分析等新技术的性能特性

续表

序号	标准名称	主要内容
9	健康信息学 临床实验室信息系统数据传输与交换	规定了临床实验室信息系统与其他医疗系统的数据传输与交换协议，适用于不同医疗机构临床实验室以及不同医疗信息系统间检验结果数据的交换和共享。主要技术内容包括： （1）术语与定义：对通信、触发事件、消息、段、字段、消息分隔符等概念进行明确定义 （2）数据传输与交换：包括3个方面。①硬件和底层协议：采用TCP/IP和最小底层协议，消息以＜SB＞dddd＜EB＞＜CR＞的格式传输。②消息：本标准使用的HL7消息有OML、ORL、ORU、OUL、SSU、QRY、QRF、ORF、ACK。并定义了消息的章节结构和构建规则。③段：用于描述某种段的表格将包括序号、长度、数据类型、元素名称、用法和基数。本标准涉及的段有MSH、MSA、ERR、NTE、PID、OBR、PV1、OBR、TCD、OBX、TQ1、SPM、EQU、SAC、SID、QRD、RQF等。对每个段的字段进行说明，并对取值列表进行定义和说明 （3）实验室技术集成规范：包括参与集成的角色、角色间的事务、申请者医嘱管理、执行者医嘱管理、医嘱结果管理、工作医嘱管理、检验项目结果管理
10	医务流程规范代码	规定了医务流程规范代码，适用于医院各类医疗文件管理、医疗查对、手术治疗规范、各种医疗管理审批等书写和编目
11	远程诊疗流媒体数据编码通信	规定了远程医疗流媒体数据需遵循的编码与存储格式的规范，适用于远程医疗领域各类流媒体数据的编码与存储，以实现不同系统之间的视频、音频、图像等医疗数据信息共享
12	远程会诊流程规范	规定了远程会诊的申请、信息审核、协调、实施、意见处理、跟踪随访、管理等主要工作流程，适用于远程医疗行业业务开展及管理工作，远程医疗业务系统的开发亦可参照执行

三、全人全程健康管理及其标准体系

（一）全人全程健康的定义

世界卫生组织（World Health Organization，WHO）对健康下的定义是：健康不仅仅是没有身体疾患，而是具有完好的生理、心理状态和社会适应能力。人的精神、心理状态和行为对自己、他人甚至社会都有广泛的影响，更深层次的健康观还应包括人的心理、行为的正常和社会道德的规范，以及人与自然的和谐相处。因此，健康的含义是多元的、广泛的。随着社会经济的不断发展，人们对健康需求的不断增加，全人全程健康正得到越来越多的关注。全人全程健康包括两层含义：一是指“全人健康”，二是指“全程健康”。前者对于整个社会而言，是指全人群所有个体的动态健康状况；后者对于个体而言，是指从孕育到死亡整个生命历程中生理、心理和社会等多个维度的良好适应状态，它是一个动态变化的过程。全人全程健康的提出是社会文明和人类进步的标志。全人全程健康服务不仅对于每个个体具有重大的意义，而且对于社会的稳定、经济的发展同样至关重要。全人全程健康服务的提出还符合现代医药卫生发展的大趋势，是未来个性化医疗服务重要的先决条件。通过架构全人全程健康信息系统获得个体特征信息，从而开展个性化的健康服务。同时，开展全人全程健康服务也是医药卫生资源整合的必要前提，有利于我国城乡一体化医疗卫生服务的建设与发展，对于临床医疗和公共卫生等医药卫生领域内的交流大有裨益。

图 5-2 所示的就是全人全程健康服务的一般流程。由此可见，全人全程健康服务是贯穿生命始终的漫长过程。当人的生命尚处于孕育阶段时，就已存在相应的孕产妇健康服务，如围生期保健等。而当一个人的生命走到了尽头，即处于临终期时，也存在相应的临终健康服务，如临终关怀等。这里将人的整个生命周期分为了十个阶段，包括胎儿期、新生儿期、婴儿期、幼儿期、学龄前期、学龄期、青春期、青年期、中年期和老年期。由于各个生命阶段的健康问题与所需的健康服务都存在着较为明显的差异，但同时也存在着相互联系，因此，对十个生命阶段的主要健康问题及所需的健康服务的研究显得尤为重要和迫切。

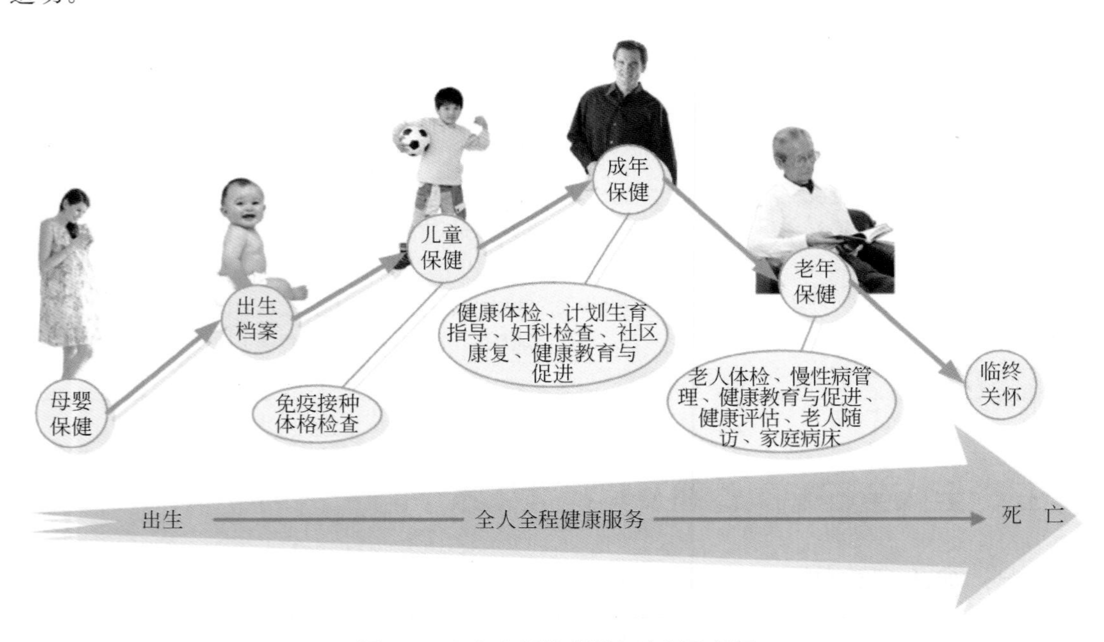

图 5-2　全人全程健康服务流程示意图

（二）全人全程健康信息化管理

在信息化时代，健康及其服务的信息化管理已经是必然的趋势，越来越多的机构、群体、组织和政府以多种多样的形式开展数字卫生工作。然而以全人全程健康的理念进行信息化健康服务和管理的情况鲜有耳闻。在这种背景下，全人全程健康服务的信息化研究与开发具有重要的战略意义，对于目前的中国医疗卫生事业而言，也极具时代意义。但是，这种与信息系统结合的健康管理模式面临的一个重要难题是全人全程健康服务的内容、信息及其采集流程，这是由信息化系统对于数据的标准化要求所决定的，数据、信息、编码之间亟须畅通的“桥梁”进行连接。因此，全人全程健康的信息管理旨在构建全人全程健康信息系统，包括全人全程健康信息库的构建，信息子系统的开发，子系统软件的编写、测试等，并在此基础上进一步探讨如何建立高效、科学、合理的全人全程健康服务流程，并对流程进行规范化的管理。

（三）全人全程健康管理信息标准体系

我国在全人全程健康管理信息方面的标准是极少的。2009 年，中国康复器具协会等单位起草了《老年人、残疾人康复服务信息规范》，并于同年 9 月 30 日发布、12 月 1 日实施，标准代号为 GB/T 24433—2009。该标准规定了老年人、残疾人康复服务信息网站的网页主要内容、分类、通用格式和编制、发布信息的基本要求，适用于老年人、残疾人康复服务信息网站的网页信息编写和发布。其他媒体在编制、发布此类信息时，可参照该标准的相关要求执行。

对于全人全程健康管理信息标准体系的建设可以参照健康管理信息支撑体系的部分功能设计，即在以下方面构建标准体系：

1. 区域卫生信息化平台的标准体系 该平台是整个标准体系的基础，它应涵盖个体健康信息标准，平台自身的应用、通信、信息处理、设备等标准，区域间以及区域内信息交换标准，综合管理标准等。

2. 信息采集系统的标准体系 在信息采集系统的标准化建设方面，目前已经形成的部分标准有：出入院及转诊的 ADT，临床信息传输的 HL7，实验室系统的 LOINC，统计、结算系统的 ICD9/10，以及与信息系统通用的文本格式、存储方式等。这些标准的制定与实施构成了健康管理信息采集的标准化基础。

3. 综合服务门户网站信息标准体系 综合信息服务门户网站是整个健康管理信息体系面向公众的服务窗口，需要构建自身的内部技术标准体系与服务标准体系。

4. 安全认证标准体系 健康档案信息的采集和利用涉及个人隐私问题。这就要求在整个健康管理信息标准体系的设计中，应建立一整套包括审核、签发、认证、加密、解密、签名、验证等在内的标准规范，如制定对服务提供方及进入健康管理体系的个体提供身份鉴别、加密、完整性和不可否认性服务的标准，对不同分类的数据及与其相对应的可以阅览、查询、修改和调用权限进行分别认证的标准，以及对中心数据库、移动存储介质、浏览器等进行安全防护的标准等。

当前，浙江省卫生厅在全人全程健康管理信息方面制定了 19 项标准，具体如表 5-2 所示。

表 5-2 浙江省全人全程健康管理信息标准草案

序号	标准名称	主要内容
1	基本医疗数据集	规定了基本医疗中公用数据元的内容范围、数据元及其值域代码，适用于各级卫生行政部门、各类医疗卫生机构
2	基本医疗服务流程规范	规定了基本医疗服务的挂号、就诊、检验、检查、划价付费、输液、会诊、双向转诊等的主要工作流程，适用于基本医疗子系统的设计、开发、使用和管理

续表

序号	标准名称	主要内容
3	基本健康信息数据集	规定了基本健康信息数据元描述规则、数据元目录，适用于各级卫生行政部门、卫生服务机构及其他相关部门
4	妇女保健基本数据集	规定了妇女保健领域数据集分类与编码遵循的基本原则、技术方法及应用规则，适用于各级医疗卫生妇女保健领域
5	妇女保健流程规范	涵盖了女性青春期、围生期、围绝经期各阶段的保健要点，规范了服务重点和范围，供医疗机构专职从事妇女保健服务人员使用
6	儿童保健基础数据集	规定了儿童保健子系统的分类与代码，适合卫生行业各医疗、教学、科学研究和生物制品等单位对物资管理、计划、统计及会计业务等使用
7	计划生育技术服务基本数据集	规定了计划生育技术服务基本数据集的内容范围、分类编码和数据元及其值域代码，适用于全国各级各类提供计划生育服务的医疗卫生机构及相关卫生行政部门
8	计划生育流程规范	涵盖了计划生育组织管理、计划生育技术服务等内容，规范了服务重点和范围，供专职从事计划生育服务人员使用
9	健康档案慢性病社区管理数据集	对高血压、糖尿病、恶性肿瘤、脑卒中、重型精神疾病等社区管理记录信息的基本数据元集进行标准化设置和规范化描述，适用于各级卫生行政部门、基层卫生服务机构以及提供高血压、糖尿病、恶性肿瘤、脑卒中、重型精神疾病等社区管理的相关医疗保健机构
10	慢性病防治流程规范	规定了在对社区管理对象进行个体服务过程中，实施收集居民健康信息、纳入慢性病随访管理、提出个体化行为干预和治疗措施、管理效果评价这一连续、动态过程的流程规范，适用于所有开展社区高血压、糖尿病、脑卒中、恶性肿瘤、重型精神疾病等慢性病防治的基层卫生服务机构和相关医疗保健机构
11	康复基本数据元集	规定了康复基本数据元的内容范围、分类编码及其值域代码，适用于各级卫生行政部门、卫生服务机构及其他相关部门
12	康复工作流程规范	规定了康复工作的流程规范
13	儿童预防接种基本数据集	规定了儿童预防接种基本数据集的内容范围、分类编码和数据元及其值域代码标准，适用于医疗卫生机构、提供预防接种服务的相关医疗保健机构及卫生行政部门
14	儿童预防接种信息系统功能规范	规定了儿童账册管理、预约通知管理、预防接种管理、生物制品管理、设备管理、免疫程序管理和系统设置等客户端功能模块，同时还包括疑似预防接种异常反应监测、门诊情况监测、质量控制、儿童资料查询、接种情况监测和统计分析等平台功能模块，适用于提供预防接种服务的相关医疗保健机构、疾病预防控制机构、医疗卫生机构及卫生行政部门
15	死亡医学登记数据元集标准	对死亡医学登记基本数据元进行了标准化设置和规范化描述，适用于全国各级卫生行政部门、疾病预防控制机构及提供疾病预防控制服务的相关医疗保健机构
16	健康体检流程规范	规定了体检医疗机构工作规范、体检组工作规范、体检工作人员守则和相关质控要求，适用于区域卫生信息平台电子健康体检应遵循的规范流程
17	双向转诊流程规范	规定了应用总体的框架、角色、业务流程、社区转诊管理、区域双向转诊应用服务、健康档案共享应用服务、支援医院转诊管理和双向转诊用例描述等

续表

序号	标准名称	主要内容
18	家庭病床流程规范	规定了家庭病床流程
19	健康体检基本内容格式规范	规定了体检医疗机构工作规范、体检组工作规范、体检工作人员守则、质控方面的要求和《健康体检报告单》和《健康体检结果反馈单》内容和格式统一规范

四、卫生信息基础标准体系

一定范围内作为其他标准的基础并被普遍使用、具有广泛指导意义的标准，称为基础标准。卫生信息基础标准是在数字卫生领域中具有普遍使用意义的标准，包括卫生信息相关的基本名词、术语标准，符号、代号、标志、图形等标准，代码、分类编码标准等。

我国在卫生信息基础标准上已经做了一些工作，2009 年陆续批准发布了 4 个卫生信息数据方面的卫生部行业标准，分别是 WS/T 303—2009《卫生信息数据元标准化规则》、WS/T 304—2009《卫生信息数据模式描述指南》、WS/T 305—2009《卫生信息数据集元数据规范》、WS/T 306—2009《卫生信息数据集分类与编码规则》。

相关省市也积极制定了卫生信息方面的基础标准，如浙江省制定了 8 项卫生信息基础标准，具体见表 5-3。

表 5-3　浙江省相关卫生信息基础标准草案

序号	标准名称	主要内容
1	临床疾病分类与编码	规定了临床实际应用的疾病与保健机构接触的非医疗理由的分类与编码，适用于卫生行业各医疗、教学、科学研究和生产等单位区域卫生信息系统的开发、实施与应用
2	临床医学术语	规定了临床医学包括一般项目、症状、体征实验室检查编码等方面的术语及其编码体系，适用于中国医疗卫生及相关行业的各级单位，包括医疗、行政、保险等部门，并便于使用者进行国内外交流
3	手术与操作编码	规定了临床医疗中手术及操作的编码标准，适用于医疗卫生行业手术和操作中各种相关信息的分类、编码及检索
4	医疗器械分类与编码	规定了医疗器械的分类与编码，适合卫生行业各医疗、教学、科学研究和生物制品等单位对医疗器械进行管理、计划、统计及会计业务等使用
5	诊疗项目分类与编码	规定了医疗诊疗项目的分类与代码，适用于卫生行业各医疗、教学、科学研究和生产等单位区域卫生信息系统的开发、实施与应用
6	化学药品和生物制剂分类与编码	规定了化学药品（原料、制剂）、生物制品、制剂辅料等产品的分类与编码，适用于药品的生产、经营、使用、科研、教学、统计、监管等工作的信息处理和信息交接
7	中药编码	本标准规定了中药编码编制的基本原则和方法，适用于解决医疗机构，如大型医院、社区医疗服务中心；中药流通环节，包括医药公司、零售药店；中药生产加工企业规范化的中药信息共享
8	个人身份标识规范	规定了用于确定个人身份标识的有效身份证件的种类及其优先顺序，说明了有效身份证件之间的关联方法，给出了个人身份标识的确定方法，适用于健康信息系统的研发人员、管理人员和科研人员

第三节　数字卫生数据元标准体系

数字卫生标准按照其数据元可分为数据结构、数据传输、语义和信息安全四大类。

一、数据结构

数据是信息的载体，它能够被计算机识别、存储和加工处理。它是计算机程序加工的原料，应用程序处理各种各样的数据。计算机科学中，所谓数据就是计算机加工处理的对象，它可以是数值数据，也可以是非数值数据。数值数据是一些整数、实数或复数，主要用于工程计算、科学计算和商务处理等；非数值数据包括字符、文字、图形、图像、语音等。数据元素是数据的基本单位。数据结构是计算机存储、组织数据的方式。数据结构是指相互之间存在一种或多种特定关系的数据元素的集合。数据结构是数据对象以及存在于该对象的实例和组成实例的数据元素之间的各种联系。一个数据元素可由若干个数据项组成。数据对象是具有相同性质的数据元素的集合。数据项定义、框架、模型、模板、数据集等都属于数据结构的范畴。

数字卫生标准中主要表示数据结构的标准有数据集类标准、数据元类标准、格式、编码等。

二、数据传输

数据传输就是依照适当的规程，经过一条或多条链路，在数据元和数据宿之间传送数据的过程。数据交换是指在多个数据终端设备（DTE）之间，为任意两个终端设备建立数据通信临时互联通路的过程。在医学上临床数据、管理数据都可以使用信道进行传输，任意两个系统之间的数据传输行为都是一个数据交换过程。

按照数据传输输出的数字卫生标准主要包括各种物理连接、网络连接、系统参数传递等。

三、语义

数据的含义就是语义。数据是符号，数据本身没有任何意义，只有被赋予含义的数据才能够被使用，这时候数据就转化为了信息，而数据的含义就是语义。语义可以简单地看作是数据所对应的现实世界中的事物所代表的概念的含义，以及这些含义之间的关系，是数据在某个领域上的解释和逻辑表示。由于信息概念具有很强的主观特征，我们可以将信息简单地定义为被赋予了含义的数据，如果该语义能够被计算机所“理解”（指能够通过形式化系统解释、推理并判断），那么该信息就是能够被计算机所处理，并被人所理解的信息。

按照语义输出的数字卫生标准包括术语映射、本体和知识库等。

四、信息安全

信息安全是指信息网络的硬件、软件及其系统中的数据受到保护，不因偶然的或者恶意的原因而遭到破坏、更改和泄露，系统连续、可靠、正常地运行，信息服务不中断。信息安全性的含义主要是指信息的完整性、可用性、保密性和可靠性。安全技术包括加密、认证和识别、安全协议等内容。

按照信息安全输出的数字卫生标准包括数字认证、认证策略、公钥、信息安全框架、加密算法等。

一个标准按照内容可以分到多个类别下，既可以同时是数据结构类，也可以是信息安全类的标准。

五、现有数字卫生标准数据元分类

基于数字卫生数据元的角度及以上分析，对国家现有数字卫生标准和浙江省制定的若干标准草案进行分类，见表 5-4。

表 5-4　数字卫生标准分类

标准名称	标准分类
基于居民健康档案的区域卫生信息平台术语规范	数据结构
卫生信息共享电子文档信息模型	数据结构
卫生信息数据元标准化规则	数据结构
卫生信息数据元目录编制规范	数据结构
卫生统计指标数据元目录编制规范	数据结构
卫生信息数据元目录	数据结构
卫生统计指标数据元目录	数据结构
国家卫生数据字典（试行）	数据结构
卫生信息数据元值域代码编制规范	数据结构
卫生信息数据元值域代码：个体标识代码（试行）	数据结构
卫生信息数据元值域代码：人口学及社会经济学特征代码（试行）	数据结构
卫生信息数据元值域代码：地址与通信代码（试行）	数据结构
卫生信息数据元值域代码：服务者机构与个体标识代码（试行）	数据结构
卫生信息数据元值域代码：个体卫生事件代码（试行）	数据结构
卫生信息数据元值域代码：观察代码（试行）	数据结构
卫生信息数据元值域代码：处理代码（试行）	数据结构
卫生信息数据元值域代码：药品、食品与材料代码（试行）	数据结构
卫生信息数据元值域代码：计划与干预代码（试行）	数据结构

续表

标准名称	标准分类
卫生信息数据元值域代码：评估与诊断代码（试行）	数据结构
卫生信息数据元值域代码：费用代码（试行）	数据结构
卫生信息数据元值域代码：出生信息代码（试行）	数据结构
卫生信息数据元值域代码：死亡信息代码（试行）	数据结构
卫生信息数据元值域代码：其他代码（试行）	数据结构
居民健康档案医学检验记录的常用 LOINC 代码	数据结构
卫生信息数据集元数据规范	数据结构
卫生信息数据集分类与编码规则	数据结构
卫生信息数据集编制规范	数据结构
健康档案个人基本信息数据集标准（试行）	数据结构
出生医学证明数据集标准（试行）	数据结构
儿童健康体检基本数据集标准（试行）	数据结构
体弱儿童管理基本数据集标准（试行）	数据结构
婚前保健服务基本数据集标准（试行）	数据结构
新生儿疾病筛查基本数据集标准（试行）	数据结构
妇女病普查基本数据集标准（试行）	数据结构
计划生育技术服务基本数据集标准（试行）	数据结构
孕产期保健服务与高危管理基本数据集标准（试行）	数据结构
产前筛查与诊断基本数据集标准（试行）	数据结构
出生缺陷监测基本数据集标准（试行）	数据结构
孕产妇死亡报告基本数据集标准	数据结构
5 岁以下儿童死亡报告基本数据集标准	数据结构
预防接种数据集标准（试行）	数据结构
传染病报告数据集标准（试行）	数据结构
结核病防治基本数据集标准（试行）	数据结构
艾滋病综合防治基本数据集标准（试行）	数据结构
血吸虫病病人管理基本数据集标准（试行）	数据结构
慢性丝虫病病人管理基本数据集标准（试行）	数据结构
职业病报告基本数据集标准（试行）	数据结构
职业性健康监护基本数据集标准（试行）	数据结构
伤害监测报告基本数据集标准（试行）	数据结构
中毒报告基本数据集标准（试行）	数据结构
行为危险因素监测基本数据集标准（试行）	数据结构
死亡医学证明数据集标准	数据结构
高血压病例管理基本数据集标准（试行）	数据结构

续表

标准名称	标准分类
2 型糖尿病病例管理数据集标准（试行）	数据结构
肿瘤病例管理基本数据集标准（试行）	数据结构
精神分裂症病例管理基本数据集标准（试行）	数据结构
老年人保健基本数据集标准（试行）	数据结构
门诊诊疗基本数据集标准（试行）	数据结构
住院诊疗基本数据集标准（试行）	数据结构
住院病案首页基本数据集标准（试行）	数据结构
成人健康体检基本数据集标准（试行）	数据结构
病历概要基础模板数据集（试行）	数据结构
门（急）诊病历基础模板数据集（试行）	数据结构
门（急）诊处方基础模板数据集（试行）	数据结构
检查检验记录基础模板数据集（试行）	数据结构
治疗处置——一般治疗处置记录基础模板数据集（试行）	数据结构
治疗处置——助产记录基础模板数据集（试行）	数据结构
护理——护理操作记录基础模板数据集（试行）	数据结构
护理——护理评估与计划基础模板数据集（试行）	数据结构
知情告知信息基础模板数据集（试行）	数据结构
住院病案首页基础模板数据集（试行）	数据结构
中医住院病案首页基础模板数据集（试行）	数据结构
住院志基础模板数据集（试行）	数据结构
住院病程记录基础模板数据集（试行）	数据结构
住院医嘱基础模板数据集（试行）	数据结构
出院记录基础模板数据集（试行）	数据结构
转诊（院）记录基础模板数据集（试行）	数据结构
医疗机构信息基础模板数据集（试行）	数据结构
卫生监督信息基本数据集标准	数据结构
继续医学教育管理数据集标准	数据结构
卫生信息数据模式描述指南	数据结构
卫生信息共享文档规范第 1 部分：总则	数据结构
卫生信息共享文档规范第 2 部分：注册	数据结构
卫生信息共享文档规范第 3 部分：维护	数据结构
卫生信息共享文档规范第 4 部分：临床服务登记	数据结构
卫生信息共享文档规范第 5 部分：体检登记	数据结构
卫生信息共享文档规范第 6 部分：转诊记录	数据结构
卫生信息共享文档规范第 7 部分：专案登记	数据结构

续表

标准名称	标准分类
卫生信息共享文档规范第 8 部分：问询记录	数据结构
卫生信息共享文档规范第 9 部分：体格检查记录	数据结构
卫生信息共享文档规范第 10 部分：实验室检查记录	数据结构
卫生信息共享文档规范第 11 部分：物理检查记录	数据结构
卫生信息共享文档规范第 12 部分：影像检查记录	数据结构
卫生信息共享文档规范第 13 部分：诊断记录	数据结构
卫生信息共享文档规范第 14 部分：预防接种记录	数据结构
卫生信息共享文档规范第 15 部分：用药记录	数据结构
卫生信息共享文档规范第 16 部分：手术记录	数据结构
卫生信息共享文档规范第 17 部分：麻醉记录	数据结构
卫生信息共享文档规范第 18 部分：放射治疗记录	数据结构
卫生信息共享文档规范第 19 部分：介入治疗记录	数据结构
卫生信息共享文档规范第 20 部分：植入治疗记录	数据结构
卫生信息共享文档规范第 21 部分：分娩记录	数据结构
卫生信息共享文档规范第 22 部分：输血记录	数据结构
卫生信息共享文档规范第 23 部分：随访记录	数据结构
卫生信息共享文档规范第 24 部分：医学指导	数据结构
卫生信息共享文档规范第 25 部分：其他治疗记录	数据结构
卫生信息共享文档规范第 26 部分：评估报告	数据结构
卫生信息共享文档规范第 27 部分：疾病报告	数据结构
卫生信息共享文档规范第 28 部分：事件报告	数据结构
卫生信息共享文档规范第 29 部分：费用结算	数据结构
妇幼保健信息系统基本功能规范	数据结构
社区卫生服务信息系统基本功能规范	数据结构
卫生监督信息系统功能规范	数据结构
基于健康档案的区域卫生信息平台建设技术规范	数据结构、数据传输
省部级综合卫生管理信息平台建设技术解决方案	数据结构
基于电子病历的医院信息平台建设技术解决方案	数据结构
基于区域卫生信息平台的妇幼保健信息系统建设技术规范	数据结构、数据传输、信息安全
医学数字成像和通信（DICOM）标准 v 3.0	数据结构、数据传输
卫生系统数字证书格式规范（试行）	信息安全
卫生系统数字证书介质技术规范（试行）	信息安全
卫生系统数字证书应用集成规范（试行）	信息安全
卫生系统数字证书服务管理平台接入规范（试行）	信息安全
卫生系统电子认证服务规范（试行）	信息安全

第六章 国内外重要的数字卫生标准及组织

第一节 国际数字卫生标准及组织

十多年来，信息技术在医院、诊所、医生办公室、区域卫生信息中心、公共卫生管理机构等获得了广泛的应用，被应用于个体和群体医疗保健数据的通信、临床工作流自动化、诊断和治疗决策支持。基于在其他工业领域中提升生产率的成功，被寄望能用来应对几乎全世界所有国家医疗服务体系所面临的病人安全、医疗质量和费用的挑战。为了实现这种潜能，不同医疗系统之间必须能跨越系统界限进行信息交换，并把交换获得的信息融合进本系统的运作。这种系统互操作性已经在很多国家的电子健康档案计划中被确认为一个需要解决的关键问题。迄今为止的大多数医疗卫生信息系统都是为现有的医疗服务系统按专业划分的组织结构而设计。运作于这样的结构中，系统产生了许多“信息孤岛”。每个系统仅管理着病人整个医疗周期中的一部分信息。结果病人信息被分割在这些“信息孤岛”中，而访问系统外部的病人信息即使不是不可能，也是非常困难的。由于缺乏系统集成，医生常常在不完整的病人信息下进行诊断和治疗。这已经造成重复的检验检查、低于标准的治疗，甚至医疗事故。为了安全有效的医疗，覆盖整个医疗服务周期中各个活动的信息的连续性以及安全可靠病人病史数据检索是至关重要的。不同的临床记录通常由不同医院或部门产生和管理，实现这些系统之间的互操作性是建立完整的病人健康数据的关键。现有相互分离的按专业设计的医院组织结构应当改造成集成医疗单位，以提升病人价值 。基于标准的应用集成能为医院提供重组业务线的能力，并保障在任何地点和任何时间安全连续的病人信息检索。标准提供了不同厂商的系统相互交换数据并在临床工作流中交互合作的基础。与两个合作伙伴之间专门定义的私有接口不同，基于共识的工业标准常常建立在更广泛的用例基础上，并经过大量专家的审阅。而且一个标准不仅仅规定接口信息、服务、应用编程接口等，还定义明确的或隐含的标准接口所支持的应用场景的模型。这些标准模型表达了一种运行业务流程的共同模式，有助于医疗机构在采纳标准的同时重新设计、修改现有的业务流程。因此，基于标准的方法为医院集成方案设计提供了坚实基础，使它能适应内部和外部运作条件和要求的变化。使用标准化的消息、数据、服务和过程定义，一个系统无须了解另一个系统的实现细节就能与它交换临床数据或使用它提供的服务。本文通过对国内外标准的组织和所制定的标准进行梳理，旨在能够反映当今世界数字卫生标准的全貌，以利于标准的研究和应用。

一、世界卫生组织制定的标准

世界卫生组织（WHO）是联合国系统内的一个政府间组织，其前身可以追溯到1907年成立于巴黎的国际公共卫生局和1920年成立于日内瓦的国际联盟卫生组织。第二次世界大战后，经联合国理事会决定，64个国家代表于1946年7月在纽约举行了一次国际卫生会议，签署了《世界卫生组织组织法》。1948年4月7日，该法得到26个联合国会员国批准后生效，世界卫生组织宣告成立，每年的4月7日也就成为全球性的“世界卫生日”。同年6月24日，世界卫生组织在日内瓦召开的第一届世界卫生大会上正式成立，总部设在瑞士日内瓦。

WHO的宗旨是“使全世界人民获得尽可能高水平的健康”，并将健康定义为“身体、精神及社会生活中的完美状态”。WHO章程规定了该组织的两个主要法定功能：充当国际卫生工作指导与协调的权威性机构，以及鼓励会员国之间的卫生技术合作。具体如：负责对全球卫生事务提供领导，拟定卫生研究项目，制定规范和标准，阐明以证据为基础的政策方案，向各国提供技术支持，以及监测和评估卫生趋势。并通过三个主要机构来完成任务：世界卫生大会、执行委员会与秘书处。截至2009年5月，世界卫生组织共有193个成员国。

目前，WHO主要研究、制定了国际疾病分类（简称ICD），国际功能、残疾和健康分类（简称ICF），健康干预分类（简称ICHI）等数字卫生标准。

（一）国际疾病分类概况

疾病分类可以解释为按照既定标准将疾病单位纳入类目的一种系统，该系统按照建立的标准来拟定疾病条目，分类的轴心是根据编制统计表的用途而定，并且疾病的统计分类必须在易于管理的类目内包含全部的疾病情况。总体上来讲，国际疾病分类（Internation Classification of Diseases，ICD）是根据疾病的某些特性，按照规则将疾病分门别类并用编码的方法来表示的系统。

ICD在1893年出版第1版，1975年出版第9版（ICD-9）及其后的修订版ICD-9-CM，1994年出版第10版（ICD-10）。实际上，国际疾病分类的第10次修订工作始于1983年，世界卫生组织多次定期召开疾病分类合作中心主任会议以及专家委员会会议，商讨、制定第10次修订本的内容，并通过世界卫生组织各成员国和地区办事处大量征求意见和建议，经过近10年的努力，四易其稿，终于在1992～1994年完成并出版了《国际疾病分类》第10次修订本（简称ICD-10）的三卷书。目前全世界通用的就是ICD-10版本，WHO仍保留了ICD的简称，并被通称为ICD-10。

我国自1981年成立世界卫生组织疾病分类合作中心以来，即开始了推广应用国际疾病分类第9次修订本（ICD-9）的工作，并于1987年起正式使用ICD-9进行疾病和死亡原因的统计分类。1993年5月国家技术监督局发布了等效采用ICD-9编制的“疾病分类与代码”国家标准，这标志着我国应用国际疾病分类的工作已经走上了法制化的轨道。2002年1月1日起，卫生部要求全国统一使用ICD-10。

ICD分类原理：依据疾病的四个主要特征，即病因、部位、病理和临床表现（包括症状、体征、分期、分型、性别、年龄、急慢性、发病时间等）。

ICD分类编码方法：类目、亚目、细目，如细目S82.01表示髌骨开放性骨折。

疾病和有关健康问题的国际统计分类最早是由1893年伯蒂龙分类或国际死因列表的一系列分类发展而来。ICD自产生到现在已有110多年的历史，它在世界卫生组织和各国成员的关注与支持下不断地得以补充和完善，并成为国际公认的数字卫生标准分类。最初用于疾病率和死亡率的统计，第6版之后逐步拓展用于医院临床诊断与手术操作的分类、检索和统计。在此基础上衍生出多个其他版本和标准。ICD的目的是允许对不同国家或地区以及在不同时间收集到的死亡率和疾病数据进行系统的记录、分析、解释和比较。ICD用以把疾病诊断和其他健康问题的词句转换成字母数字编码，从而易于对数据进行存储、检索和分析。在世界卫生组织的组织下，ICD每隔10年进行一次修订工作。

附：ICD-10内容介绍

ICD-10共分三卷，以满足流行病学与保健评估方面的需求，包括疾病名称记录近1万条。主要有ICD-10代码、附加码、疾病名称、疾病统计编码及拼音码。以Microsoft Excel格式编辑，可挂接或转换成其他形式的数据库。例如：

A39.401 脑膜炎球菌性败血症 NMYQJXBXZ

A40.301 肺炎球菌性败血症 FYQJXBXZ

第一卷：类目表。包括第10次国际修订会议报告、三位数和四位数水平上的分类内容、肿瘤形态学的分类、死亡和疾病的特殊类目、定义及命名条例。

第二卷：指导手册。把过去包括在第一卷中的有关证明书和分类的注释以及在较早的修订本中没有的大量新的教学材料、有关第一卷的使用及类目的指导和ICD应用的计划放在一起。本卷还包括过去在第一卷的前言中出现过的历史资料。

第三卷：字母顺序索引。有索引本身的内容以及使用本索引的前言和扩充性说明书。其内容是根据英文字母的顺序而排列（文中译文是根据汉语拼音的顺序而排列），使用者可以根据名称查询对应的ICD编码。

ICD-10编码分为以下三位数的核心类目，其中包括四位数的亚目。

- 某些传染病和寄生虫病（A00-B99）
- 肿瘤（C00-D48）
- 血液及造血器官疾病和某些涉及免疫机制的疾病（D50-D89）
- 内分泌、营养及代谢疾病（E00-E90）
- 神经系统疾病（G00-G99）
- 眼和附属器官疾病（H00-H59）
- 耳和乳突疾病（H60-H95）
- 循环系统疾病（I00-I99）
- 呼吸系统疾病（J00-J99）
- 消化系统疾病（K00-K93）
- 皮肤和皮下组织疾病（L00-L99）

- 肌肉骨骼系统和结缔组织疾病（M00-M99）
- 泌尿生殖系统疾病（N00-N99）
- 妊娠、分娩和产褥期（O00-O99）
- 症状、体征和临床与实验室异常所见，不可归类在他处者（R00-R99）
- 损伤、中毒和外因的某些其他后果（S00-T98）
- 疾病和死亡的外因（V01-Y98）
- 影响健康状态和与保健机构接触的因素（Z00-Z99）
- 肿瘤的形态学（U00-U99）

注：SARS为U04.901，SARS疑似为U04.902。

ICD能够用于对记载在多种类型的健康和生命记录上的疾病和其他健康问题进行分类。最初应用时对记录在死亡登记上的死亡原因进行分类，之后，它的范围扩展到包括疾病诊断。尽管ICD是设计用于具有正规诊断的疾病和损伤的分类，但并不是每一个与保健机构接触的问题或理由都能按这种方式归类。因此，ICD提供了各种各样的体征、症状、异常所见、申诉和社会情况以代替在有关健康记录上的诊断。

虽然ICD适合于多种不同的应用，但它不是总能为某些专科提供足够详细的内容，而只有一个疾病和有关健康分类的分类家族才能满足公共卫生的不同需要。1987年提出了分类家族的概念。图6-1表示了分类家族中各种成员的内容和相互关系。

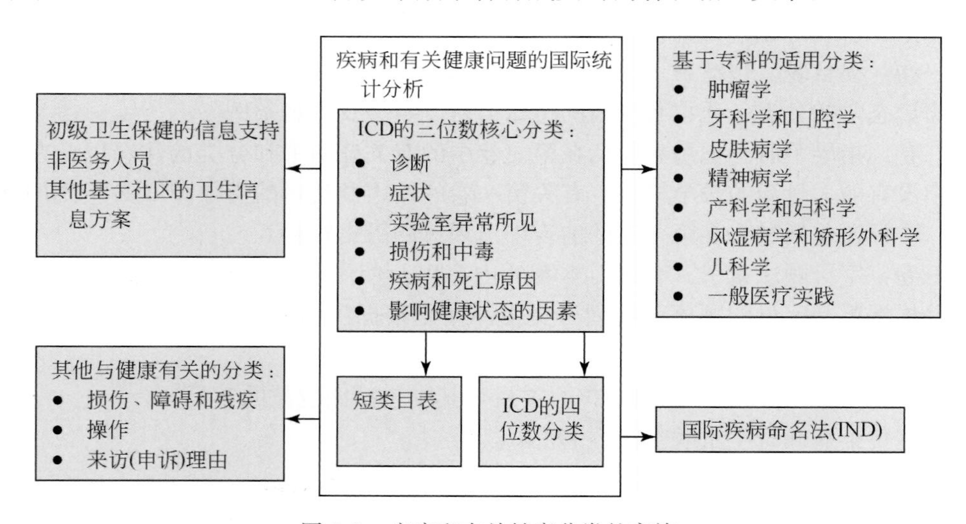

图6-1 疾病和有关健康分类的家族

（二）国际功能、残疾和健康分类

世界卫生组织（WHO）从1996年开始制定了新的残疾分类体系——《国际功能、残疾和健康分类》（International Classification of Functioning, Disability and Health，简称ICF）。在2001年5月第54届世界卫生大会上，各成员国通过了将《国际损伤、残疾和障碍分类》（第2版）改名为《国际功能、残疾和健康分类》的决议，并鼓励各成员国考虑其具体情况在研究、监测和报告中应用ICF。目前，ICF已正式由WHO颁布，在世界各地应用。

ICF 的基本特点：该分类标准是由专家和残疾人士共同制定的，反映了功能与残疾性的基本特征。具体表现在以下七个方面：

（1）广泛性：本分类系统可以应用于所有处于不同健康状态的人，而不同于以往将残疾人作为一个特殊群体加以分离的分类法。

（2）平等性：为促进残疾人充分参与社会生活，不同健康状态（身体和心理）的个体均无活动或者参与的限制。

（3）准确定义：在四个分类维度中，各个具体的类别均有操作性定义，并且给出了各类的基本属性、分界、测量方法及具体的实例。

（4）类目使用中性词语：许多类别以及项目均使用中性词来说明每个维度的积极与消极方面，避免了过去使用的对残疾人带有贬义的消极词汇。

（5）结构与功能分离：将身体结构与功能缺损分开处理，以反映身体所有缺损状态。

（6）用活动替代残疾活动：活动是一个中性词，用活动取代残疾反映了目前残疾人对自己状态的新认识。该分类还使用严重程度指标，对限制活动的情况进行描述。

（7）用参与代替残障：该分类系统用参与（participation）代替残障（handicaps），并列举了一系列环境因素以确定参与社会生活的程度。

ICF 的应用领域：

（1）统计工具：用于数据采集和编码（人口研究、残疾人管理系统等）。

（2）研究工具：测量健康状态的结果、生活质量或环境因素。

（3）临床工具：用于评定，如职业评定、康复效果评定。

（4）制定社会政策工具：用于制定社会、保障计划、保险赔偿系统及制定与实施政策。

（5）教育工具：用于课程设计，确定认知和社会行动需要。

（三）国际健康干预分类

这种分类的目的是提供给 WHO 成员国、医疗服务提供者和组织者、研究人员为报告和分析来自不同地域的卫生干预措施的数据进行统计和演变分析所需的共享工具。它以不同程度的结构化提供给不同层次的卫生系统使用，并使用共同接受的术语从而方便不同国家之间医疗保健服务能够进行比较。

历史：在 1971 年，首次提出了对健康干预的分类需求。最初只限于外科手术的分类。于 1978 年首次出版第一套面向医疗过程的国际分类。到了 1989 年这个工作几乎停止，原因是没有经过充分的调查和研究，无法应对该领域迅速的变化。

然而，不少国家为了自身的利益而继续开展工作。但是由于缺少足够的工具，因而不能将产生的分类国际化。今天，对一个国际分类的需求在更大范围内已经重新出现。所设想的卫生干预措施国际分类需要涵盖内科、外科和其他与健康有关的保健服务，以满足以治疗和预防为目的的干预措施的广泛应用需求。

现状：近年来，WHO 网络合作中心的国际分类家族已经开放了一个简短的分类，以利于卫生干预措施分类的国际应用。这个版本是在澳大利亚的国际疾病分类第 10 次修订（ICD-10-AM）版基础上发展而来的，主要为在一些还没有干预措施分类的国家中使用。

对初版国际健康干预分类（ICHI）的修正是为满足现今公认标准的一致性要求，特别是这种需要适用于多个应用领域的分类要求能以多轴的分类来满足多维的知识分类需要。此外，科学和技术的快速发展意味着这个分类体系频繁更新，因此，必须制定充分灵活且反映变化的技术解决方案。WHO网络合作中心的国际分类家族发展委员会正在积极制订计划，并为此努力获得广泛的支持。

二、国际标准化组织医学信息标准化技术委员会发布的标准（ISO/TC 215）

国际标准化组织医学信息标准化技术委员会（ISO/TC 215）于1998年8月在美国奥兰多成立，秘书处设在美国国家标准化学会（American National Standards Institute，ANSI）。目前有29个积极成员国（P成员国，有表决权），20个观察成员国（O成员国，没有表决权），中国是ISO/TC 215的积极成员国，ISO/TC 215已发布93项国际标准。

ISO/TC 215的工作范围包括开展关于健康、健康信息和通信技术领域的标准化工作，实现不同系统之间的相互兼容和互操作，确保数据可用于统计，减少重复建设，推动健康信息的数字化、网络化及全球共享。

ISO/TC 215由以下几个工作小组（WG，Working Group）组成：

（1）数据结构（WG1）：秘书国由加拿大（SCC）担任。

（2）数据传输（WG2）：秘书国由美国（ANSI）担任。

（3）语义内容（WG3）：秘书国由美国（ANSI）担任。

（4）安全（WG4）：秘书国由加拿大（SCC）担任。

（5）健康卡（WG5）：秘书国由德国（DIN）担任。

（6）电子药房与医药电子商务（WG6）：秘书国由荷兰（NEN）担任。

（7）设备（WG7）。

（8）电子健康记录的业务需求（WG8）：秘书国由澳大利亚（SA）担任。

（9）标准发展组织（SDOs）协调联合工作组（WG9）：秘书国由美国（ANSI）担任。

同时，ISO/TC215与DICOM及WHO等组织之间也有着密切的联系与合作。

目前，ISO/TC 215发布的数字卫生标准具体见表6-1。

三、HL7标准

HL7标准属于数据通信和信息共享标准类型，是一个医疗产业界信息交换的国际标准。作为一个获得美国国家标准组织（ANSI）认可并拥有标准发展组织资格的医疗健康信息系统之一，HL7标准已被全世界多数发达国家的政府机构及大型企业所采用。

“Health Level Seven”直译为健康第七层，原意指在国际标准化组织（ISO）的开放系统互联（open system interconnection，OSI）的网络七层模型中，HL7将作为第七层即应用层的相关标准，它也是模型的最高层。应用层关注定义数据的交换，互换的同步和检查应用程序通信的错误，还支持如安全检查、参与者身份的识别、可用性检查、交换机制协商和最重要的数据交换结构等功能。

表 6-1 ISO/TC 215 制定的数字卫生标准

序号	标准号	标准名称	标准内容
1	ISO 10159：2011	Health Informatics—Messages and Communication—Web Access Reference Manifest 健康信息学 消息与通信——网页访问引用资源的显示格式	ISO 10159：2011 specifies the format of a manifest of web access reference pointers，information object identifiers，information object filenames and associated information required by a target IT system. This enables local web access to the referenced information objects when a package containing the referencing document，the manifest and the objects（stored in files）is sent from a source clinical domain to a target clinical domain in which the server references are different from those in the source clinical domain
2	ISO/HL7 10781：2009	Electronic Health Record System Functional Model，Release 1.1 电子健康档案 系统功能模型第1.1版	ISO 10781：2009 describes the content and means of functioning of the electronic health record system of the HL7 EHR Work Group
3	ISO/IEEE 11073-10101：2004	Health Informatics—Point-of-Care Medical Device Communication—Part 10101：Nomenclature 健康信息学 医护点通信医疗设备——编号 10101：命名与术语	ISO 11073-10101：2004 covers nomenclature architecture for point-of-care（POC）medical device communication（MDC）. It defines the overall architecture of the organization and relationships among nomenclature components and provides specifications of semantics and syntaxes. ISO 11073-10101：2004 is intended for use within the context of IEEE Std 1073，1 which sets out the relationship between this and other documents in the POC MDC series
4	ISO/IEEE 11073-10201：2004	Health Informatics—Point-of-Care Medical Device Communication—Part 10201：Domain Information Model 健康信息学 定点护理医用设备通信第 10201 部分：区域信息模型	ISO 11073-10201：2004 addresses the definition and structuring of information that is communicated or referred to in communication between application entities. ISO 11073-10201：2004 provides a common representation of all application entities present in the application processes within the various devices independent of the syntax. The definition of association control and lower layer communication is outside the scope of this International Standard

续表

序号	标准号	标准名称	标准内容
5	ISO/IEEE 11073-10404：2010	Health Informatics—Personal Health Device Communication—Part 10404：Device Specialization—Pulse Oximeter 健康信息学 个人保健设备通信 第10404部分：设备规范 脉搏血氧计	ISO/IEEE 11073-10404：2010 establishes a normative definition of communication between personal telehealth pulse oximeter devices and computer engines（e. g.，cell phones，personal computers，personal health appliances，set top boxes）in a manner that enables plug-and-play（PnP）interoperability. It leverages appropriate portions of existing standards including ISO/IEEE 11073 terminology，information models，application profile standards and transport standards. It specifies the use of specific term codes，formats and behaviours in telehealth environments restricting optionality in base frameworks in favour of interoperability. ISO/IEEE 11073-10404：2010 defines a common core of communication functionality for personal telehealth pulse oximeters and addresses a need for an openly defined，independent standard for controlling information exchange to and from personal health devices and computer engines
6	ISO/IEEE 11073-10407：2010	Health Informatics—Personal Health Device Communication—Part 10407：Device Specialization—Blood Pressure Monitor 健康信息学 个人保健设备通信 第10407部分：设备规范 血压监护器	ISO/IEEE 11073-10407：2010 establishes a normative definition of communication between personal telehealth blood pressure monitor devices and computer engines（e. g.，cell phones，personal computers，personal health appliances，and set top boxes）in a manner that enables plug-and-play interoperability. It leverages appropriate portions of existing standards including ISO/IEEE 11073 terminology，information models，application profile standards，and transport standards. It specifies the use of specific term codes，formats，and behaviours in telehealth environments restricting optionality in base frameworks in favour of interoperability. This International Standard defines a common core of communication functionality for personal telehealth blood pressure monitors. ISO/IEEE 11073-10407：2010 addresses a need for an openly defined，independent standard for controlling information exchange to and from personal health devices and computer engines
7	ISO/IEEE 11073-10408：2010	Health Informatics—Personal Health Device Communication—Part 10408：Device Specialization—Thermometer 健康信息学 个人保健设备通信 第10408部分：设备规范 体温计	ISO/IEEE 11073-10408：2010 establishes a normative definition of communication between personal telehealth thermometer devices and computer engines（e. g.，cell phones，personal computers，personal health appliances，and set top boxes）in a manner that enables plug-and-play interoperability. It leverages appropriate portions of existing standards，including ISO/IEEE 11073 terminology，information models，application profile standards，and transport standards. It specifies the use of specific term codes，formats，and behaviours in telehealth environments restricting optionality in base frameworks in favour of interoperability. This international standard defines a common core of communication functionality for personal telehealth thermometers. ISO/IEEE 11073-10408：2010 addresses a need for an openly defined，independent standard for controlling information exchange to and from personal health devices and computer engines

续表

序号	标准号	标准名称	标准内容
8	ISO/IEEE 11073-10415：2010	Health Informatics—Personal Health Device Communication—Part 10415：Device Specialization—Weighing Scale 健康信息学 个人保健设备通信 第10415部分：设备规范 体重计	ISO/IEEE 11073-10415：2010 establishes a normative definition of communication between personal telehealth weighing scale devices and computer engines（e. g.，cell phones，personal computers，personal health appliances，and set top boxes）in a manner that enables plug-and-play interoperability. It leverages appropriate portions of existing standards，including ISO/IEEE 11073 terminology，information models，application profile standards，and transport standards. It specifies the use of specific term codes，formats，and behaviours in telehealth environments restricting optionality in base frameworks in favour of interoperability. This international standard defines a common core of communication functionality for personal telehealth weighing scales. ISO/IEEE 11073-10415：2010 addresses a need for an openly defined，independent standard for controlling information exchange to and from personal health devices and computer engines
9	ISO/IEEE 11073-10417：2010	Health Informatics—Personal Health Device Communication—Part 10417：Device Specialization—Glucose Meter 健康信息学 个人保健设备通信 第10417部分：设备规范 血糖计	ISO/IEEE 11073-10417：2010 establishes a normative definition of communication between personal telehealth glucose meter devices and computer engines（e. g. cell phones，personal computers，personal health appliances，and set top boxes）in a manner that enables plug-and-play interoperability. It leverages appropriate portions of existing standards，including ISO/IEEE 11073 terminology，information models，application profile standards，and transport standards. It specifies the use of specific term codes，formats，and behaviours in telehealth environments restricting optionality in base frameworks in favour of interoperability. This international standard defines a common core of communication functionality for personal telehealth glucose meters. ISO/IEEE 11073-10417：2010 addresses a need for an openly defined，independent standard for controlling information exchange to and from personal health devices and computer engines
10	ISO/IEEE 11073-10471：2010	Health Informatics—Personal Health Device Communication—Part 10471：Device Specialization—Independant Living Activity Hub 健康信息学 个人保健设备通信 第10471部分：设备规范 数字生活集线设备	ISO/IEEE 11073-10471：2010 establishes a normative definition of the communication between independent living activity hubs and managers（e. g.，cell phones，personal computers，personal health appliances and set top boxes）in a manner that enables plug-and-play（PnP）interoperability. It leverages appropriate portions of existing standards including ISO/IEEE 11073 terminology and information models. It specifies the use of specific term codes，formats，and behaviors in telehealth environments restricting ambiguity in base frameworks in favour of interoperability. ISO/IEEE 11073-10471：2010 defines a common core of communication functionality for independent living activity hubs. In this context，independent living activity hubs are defined as devices that communicate with simple situation monitors（binary sensors），normalize information received from the simple environmental monitors，and provide this normalized information to one or more managers. This information can be examined（for example）to determine when a person's activities/behaviour have deviated significantly from what is normal for them such that relevant parties can be notified. Independent living activity hubs will normalize information from the following simple situation monitors（binary sensors）for the initial release of the proposed standard：fall sensor，motion sensor，door sensor，bed/chair occupancy sensor，light switch sensor，smoke sensor，（ambient）temperature threshold sensor，personal emergency response system（PERS），and enuresis sensor（bed-wetting）. ISO/IEEE 11073-10471：2010 addresses a need for an openly defined，independent standard for controlling information exchange to and from personal health devices and managers

续表

序号	标准号	标准名称	标准内容
11	ISO/IEEE 11073-20101：2004	Health Informatics—Point-of-Care Medical Device Communication—Part 20101：Application Profiles—Base Standard 健康信息学 医护点医用设备通信 第 20101 部分：应用协议 基本标准	ISO/IEEE 11073-20101：2004 provides the upper layer [i. e.，the International Organization for Standardization's（ISO's）open systems interconnection（OSI）application，presentation layer，and session layer] services and protocols for information exchange under the ISO/IEEE 11073 standards for medical device communications（MDC）. ISO/IEEE 11073-20101：2004 is the base standard of the ISO/IEEE 11073-20000 medical device application profiles（MDAP），as harmonized through the Committee for European Normalization（CEN）and ISO
12	ISO/IEEE 11073-20601：2010	Health Informatics—Personal Health Device Communication—Part 20601：Application Profile—Optimized Exchange Protocol 健康信息学 个人保健设备通信 第 20601 部分：应用规范 最优化交换协议	ISO/IEEE 11703-20601：2010 defines a common framework for making an abstract model of personal health data available in transport-independent transfer syntax required to establish logical connections between systems and to provide presentation capabilities and services needed to perform communication tasks. The protocol is optimized to personal health usage requirements and leverages commonly used methods and tools wherever possible. ISO/IEEE 11703-20601：2010 addresses a need for an openly defined，independent standard for converting the information profile into an interoperable transmission format so the information can be exchanged to and from personal telehealth devices and computer engines（e. g.，cell phones，personal computers，personal health appliances and set top boxes）
13	ISO/IEEE 11073-30200：2004	Health Informatics—Point-of-Care Medical Device Communication—Part 30200：Transport Profile—Cable Connected 健康信息学 医护点医用设备通信 第 30200 部分：传输规范 电缆连接	ISO/IEEE 11073-30200：2004 describes an IrDA-based，cable-connected local area network（LAN）for the interconnection of computers and medical devices and is suitable for new device designs，but is particularly targeted to modifications of legacy devices. The term legacy devices refers to equipment that is already in use in clinical facilities；in active production at the facilities of medical device manufacturers；beyond the initial stages of engineering development
14	ISO/IEEE 11073-30300：2004	Health Informatics—Point-of-Care Medical Device Communication—Part 30300：Transport Profile—Infrared Wireless 健康信息学 医护点医用设备通信 第 30300 部分：传输规范 无线红外	ISO/IEEE 11073-30300：2004 defines an IrDA-based transport profile for medical device communication that uses short-range infrared，as a companion standard to ISO/IEEE 11073-30200，which specifies a cable-connected physical layer. ISO/IEEE 11073-30300：2004 also supports use cases consistent with industry practice for handheld personal digital assistants（PDAs）and network APs that support IrDA-infrared communication

续表

序号	标准号	标准名称	标准内容
15	ISO 11073-90101：2008	Health Informatics—Point-of-Care Medical Device Communication—Part 90101：Analytical Instruments—Point-of-Care Test 健康信息学 医护点医疗装置通信 第90101部分：分析仪 医护点试验	ISO 11073-90101：2008 establishes a set of specifications to allow seamless multivendor interoperability and communication between point-of-care devices，data concentrators，and clinical information systems. CLSI document POCT1 provides the framework for engineers to design devices，workstations and interfaces that allow multiple types and brands of point-of-care devices to communicate bidirectionally with access points，data concentrators and laboratory information systems from a variety of vendors. As an interface standard，ISO 11073-90101：2008 specifies the common communication interfaces and protocols between systems and devices. It facilitates the transfer of data to support the creation of point-of-care applications，services and institutional policies. This international standard does not directly address specific point-of-care application and service level functions，such as device lockout and operator list management. It specifies protocol，not policy. The interfaces specified support the communication required for engineers to build such application-level functionality. Specifying，building and providing the applications to support these services are left to customers，device and information system vendors
16	ISO 11073-91064：2009	Health Informatics—Standard Communication Protocol—Part 91064：Computer-Assisted Electrocardiography 健康信息学 标准通信协议 第91064部分：计算机辅助心电图仪	ISO 11073-91064：2009 specifies the common conventions required for the cart-to-host as well as cart-to-cart interchange of specific patient data（demographic，recording …），ECG signal data，ECG measurement and ECG interpretation results. ISO 11073-91064：2009 specifies the content and structure of the information that is to be interchanged between digital ECG carts and computer ECG management systems，as well as other computer systems where ECG data can be stored
17	ISO/TS 11073-92001：2007	Health Informatics—Medical Waveform Format—Part 92001：Encoding Rules 健康信息学 医用波形格式 第92001部分：编码规则	ISO/TS 11073-92001：2007 specifies how medical waveforms，such as electrocardiogram，electroencephalogram，spirometry waveform etc.，are described for interoperability among healthcare information systems. ISO/TS 11073-92001：2007 may be used with other relevant protocols such as HL7，DICOM，ISO/IEEE 11073，and database management systems for each purpose. This is a general specification，so specifications for particular waveform types and for harmonization with DICOM，SCP-ECG，X73 etc. are not given. ISO/TS 11073-92001：2007 does not include lower layer protocols for message exchange. For example，a critical real-time application like a patient monitoring system is out of scope and this is an implementation issue

续表

序号	标准号	标准名称	标准内容
18	ISO/TR 11487：2008	Health Informatics—Clinical Stakeholder Participation in the Work of ISO TC 215 健康信息学 临床利益相关者参与 ISO TC 215 的工作	ISO/TR 11487：2008 is structured around four review areas： stakeholder groups concerned with the work of TC 215； potential benefits/outcomes of clinical stakeholder participation； current nature of stakeholder participation； recommendations for improving clinical stakeholder participation. The review is limited to clinical stakeholder groups. Stakeholders from industry，consumer groups and other non-clinical groups are outside the scope of this technical report as are the specific issues related to participation of clinical stakeholders in developing countries. The content of ISO/TR 11487：2008 is based on informal consultation among delegates attending TC 215 meetings and e-mail communication with interested individuals. Opportunities to comment on the draft report were provided prior to and during the 2007 montreal plenary meeting in accordance with the TC resolution at 2006 Jeju plenary. The purposes of ISO/TR 11487：2008 are： to clarify and confirm TC 215 support for clinical stakeholder participation； to make recommendations to the TC and to national member organizations on approaches to improving clinical stakeholder participation based on examples of existing effective participation models
19	ISO/TR 11633-1：2009	Health Informatics—Information Security Management for Remote Maintenance of Medical Devices and Medical Information Systems—Part 1：Requirements and Risk Analysis 健康信息学 医疗器械和医疗信息系统远程维护的信息安全管理 第 1 部分：需求和风险分析	ISO/TR 11633-1：2009 focuses on remote maintenance services（RMS）for information systems in health care facilities as provided by vendors of medical devices or health information systems（RMS providers）and shows an example of carrying out a risk analysis in order to protect both sides' information assets（primarily the information system itself and personal health data）in a safe and efficient（i. e. economical）manner. ISO/TR 11633-1：2009 consists of： a catalogue of use cases for RMS； a catalogue of information assets in healthcare facilities（HCF）and RMS providers； an example of the risk analysis based on use cases

续表

序号	标准号	标准名称	标准内容
20	ISO/TR 11633-2：2009	Health Informatics—Information Security Management for Remote Maintenance of Medical Devices and Medical Information Systems—Part 2：Implementation of an Information Security Management System（ISMS） 健康信息学 医疗器械和医疗信息系统远程维护的信息安全管理 第2部分：信息安全管理系统的实现	ISO/TR 11633-2：2009 provides an example of selected and applied "controls" for RMS security based on the definition in the ISMS，on the basis of the risk analysis result mentioned in ISO/TR 11633-1. ISO/TR 11633-2：2009 excludes the handling of the communication problems and the use of encryption method. ISO/TR 11633-2：2009 consists of： a catalogue of types of security environment in health care facilities and RMS providers； an example of combinations of threats and vulnerabilities identified under the environment in the "use cases"； an example of the evaluation and effectiveness based on the "controls" defined in the ISMS
21	ISO/TR 11636：2009	Health Informatics—Dynamic on-Demand Virtual Private Network for Health Information Infrastructure 健康信息学 满足健康信息基础结构的虚拟专用网的动态即时反应	ISO/TR 11636：2009 explains the network requirements in the healthcare field，the network security of an open network for the healthcare field，and the minimum guidelines for security management of health information exchange，including personal data，between external institutions. These requirements will assist in understanding the operation of security and evaluation of security issues in the healthcare field，and the usefulness of a managed VPN，like a dynamic on-demand VPN. ISO/TR 11636：2009 introduces examples of security measures taken in a dynamic on-demand VPN for exchange of medical information；it is not intended to specify the dynamic on-demand VPN itself. These examples provide network solutions to potential risks in such a user environment
22	ISO 12052：2006	Health Informatics—Digital Imaging and Communication in Medicine（DICOM）Including Workflow and Data Management 健康信息学 医用数字成像和通信（DICOM）包括工作流程和数据管理	Within the field of health informatics this ISO 12052：2006 addresses the exchange of digital images，and information related to the production and management of those images，between both medical imaging equipment and systems concerned with the management and communication of that information. ISO 12052：2006 is intended to facilitate interoperability of medical imaging equipment and information systems by specifying： a set of protocols to be followed by systems claiming conformance to this international standard. the syntax and semantics of commands and associated information data models that ensure effective communication between implementations of this international standard； information that shall be supplied with an implementation for which conformance to this international Standard is claimed

续表

序号	标准号	标准名称	标准内容
23	ISO/TR 12309：2009	Health Informatics—Guidelines for Terminology Development Organizations 健康信息学 术语发展机构指南	ISO/TR 12309：2009 specifies principles and processes that should be exhibited by developers of healthcare terminologies in support of international healthcare terminology standardization. The primary target group for ISO/TR 12309：2009 is those establishing or reviewing organizations，and those evaluating the services or products maintained by such organizations，in the context of international healthcare terminology standardization. It complements standards such as ISO 17115 and ISO 17117（which address the content of terminologies）by specifying good governance requirements for the lifecycle of those terminologies
24	ISO/TR 12773-1：2009	Business Requirements for Health Summary Records—Part 1：Requirements 保健概要记录的业务要求 第 1 部分：要求	ISO/TR 12773-1：2009 is based on a comprehensive review of a series of initiatives and implementations worldwide that for the purposes of this technical report are collectively called health summary records（HSRs). Project sponsors and/or authorities were contacted as needed to gather additional information and clarify questions or issues arising out of the review. ISO/TR 12773-1：2009 defines and describes HSRs in general as well as specific instances of HSRs and their most common use cases. It summarises the business requirements driving HSR development and the content that is common across HSRs，as well as issues associated with them. Finally，it recommends some future ISO/TC 215 activities to support international standardization of HSRs. It is important to note that ISO/TR 12773-1：2009 focuses primarily on requirements that are specific（unique）to HSRs. It does not attempt to articulate，other than at a high level，requirements that are generally applicable to all health records or all
25	ISO/TR 12773-2：2009	Business Requirements for Health Summary Records—Part 2：Environmental Scan 保健概要记录的业务要求 第 2 部分：环境扫描	ISO/TR 12773-2：2009 reviews a series of initiatives and implementations worldwide that for purposes of this technical report are collectively called health summary records（HSRs）. It provides an environmental scan and descriptive information on HSR initiatives internationally，including “lessons learned” . The environmental scan was completed by performing web searches and obtaining publicly available documentation on key projects. Project sponsors and/or authorities were contacted as needed to gather additional information and clarify questions and issues arising out of the review

续表

序号	标准号	标准名称	标准内容
26	ISO 12967-1：2009	Health Informatics—Service Architecture—Part 1：Enterprise Viewpoint 健康信息学 服务体系结构 第 1 部分：企业观点	ISO 12967-1：2009 provides guidance for the description，planning and development of new systems，as well as for the integration of existing information systems，both within one enterprise and across different healthcare organizations，through an architecture integrating the common data and business logic into a specific architectural layer（i. e. the middleware），distinct from individual applications and accessible throughout the whole information system through services
27	ISO 12967-2：2009	Health Informatics—Service Architecture—Part 2：Information Viewpoint 健康信息学 服务体系结构 第 2 部分：信息观点	ISO 12967-2：2009 specifies the fundamental characteristics of the information model to be implemented by a specific architectural layer（i. e. the middleware）of the information system to provide a comprehensive and integrated storage of the common enterprise data and to support the fundamental business processes of the healthcare organization，as defined in ISO 12967-1. The information model is specified without any explicit or implicit assumption on the physical technologies，tools or solutions to be adopted for its physical implementation in the various target scenarios. The specification is nevertheless formal，complete and non-ambiguous enough to allow implementers to derive an efficient design of the system in the specific technological environment that will be selected for the physical implementation. This specification does not aim at representing a fixed，complete，specification of all possible data that can be necessary for any requirement of any healthcare enterprise. It specifies only a set of characteristics，in terms of overall organization and individual information objects，identified as fundamental and common to all healthcare organizations，and that is satisfied by the information model implemented by the middleware
28	ISO 12967-3：2009	Health Informatics—Service Architecture—Part 3：Computational Viewpoint 健康信息学 服务体系结构 第 3 部分：计算观点	ISO 12967-3：2009 specifies the fundamental characteristics of the computational model to be implemented by a specific architectural layer of the information system（i. e. the middleware）to provide a comprehensive and integrated interface to the common enterprise information and to support the fundamental business processes of the healthcare organization，as defined in ISO 12967- 1. The computational model is specified without any explicit or implicit assumption about the physical technologies，tools or solutions to be adopted for its physical implementation in the various target scenarios. The specification is nevertheless formal，complete and non- ambiguous enough to allow implementers to derive an efficient design of the system in the specific technological environment which will be selected for the physical implementation

续表

序号	标准号	标准名称	标准内容
29	ISO 13606-1：2008	Health Informatics—Electroni c Health Record Communication—Part 1：Reference Model 健康信息学 电子保健记录通信 第1部分：参考模型	ISO 13606-1：2008 specifies the communication of part or all of the electronic health record（EHR）of a single identified subject of care between EHR systems，or between EHR systems and a centralized EHR data repository. It may also be used for EHR communication between an EHR system or repository and clinical applications or middleware components（such as decision support components）that need to access or provide EHR data，or as the representation of EHR data within a distributed（federated）record system. ISO 13606-1：2008 will predominantly be used to support the direct care given to identifiable individuals，or to support population monitoring systems such as disease registries and public health surveillance. Use of health records for other purposes such as teaching，clinical audit，administration and reporting，service management，research and epidemiology，which often require anonymization or aggregation of individual records，are not the focus of ISO 13606- 1：2008 but such secondary uses might also find this document useful
30	ISO 13606-2：2008	Health Informatics—Electron ic Health Record Communication—Part 2：Archetype Interchange Specification 健康信息学 电子保健记录通信 第2部分：原型交换规范	ISO 13606-2：2008 specifies the information architecture required for interoperable communications between systems and services that need or provide EHR data. ISO 13606-2：2008 is not intended to specify the internal architecture or database design of such systems. The subject of the record or record extract to be communicated is an individual person，and the scope of the communication is predominantly with respect to that person's care. Uses of healthcare records for other purposes such as administration，management，research and epidemiology，which require aggregations of individual people's records，are not the focus of ISO 13606-2：2008 but such secondary uses could also find this docuement useful. ISO 13606-2：2008 defines an archetype model to be used to represent archetypes when communicated between repositories，and between archetype services. It defines an optional serialized representation，which may be used as an exchange format for communicating individual archetypes. Such communication might，for example，be between archetype libraries or between an archetype service and an EHR persistence or validation service

续表

序号	标准号	标准名称	标准内容
31	ISO 13606-3：2009	Health Informatics—Electronic Health Record Communication—Part 3：Reference Archetypes and Term Lists 健康信息学 电子保健记录通信 第3部分：参考原型和术语表	ISO 13606-3：2009 is for the communication of part or all of the electronic health record（EHR）of a single identified subject of care between EHR systems，or between EHR systems and a centralized EHR data repository. It may also be used for EHR communication between an EHR system or repository and clinical applications or middleware components（such as decision support components）that need to access or provide EHR data，or as the representation of EHR data within a distributed（federated）record system. ISO 13606-3：2009 defines term lists that each specify the set of values that particular attributes of the reference model defined in ISO 13606-1 may take. It also defines informative reference archetypes that correspond to ENTRY-level compound data structures within the reference models of open EHR and HL7 version 3，to enable those instances to be represented within a consistent structure when communicated using ISO 13606-3：2009
32	ISO/TS 13606-4：2009	Health Informatics—Electronic Health Record Communication—Part 4：Security 健康信息学 电子保健记录通信 第4部分：安全	ISO/TS 13606-4：2009 describes a methodology for specifying the privileges necessary to access EHR data. This methodology forms part of the overall EHR communications architecture defined in ISO 13606-1. ISO/TS 13606-4：2009 seeks to address those requirements uniquely pertaining to EHR communications and to represent and communicate EHR-specific information that will inform an access decision. It also refers to general security requirements that apply to EHR communications and points at technical solutions and standards that specify details on services meeting these security needs
33	ISO 13606-5：2010	Health Informatics—Electronic Health Record Communication—Part 5：Interface Specification 健康信息学 电子保健记录通信 第5部分：接口规范	ISO 13606-5：2010 specifies the information architecture required for interoperable communications between systems and services that need or provide EHR data. The subject of the record or record extract to be communicated is an individual person，and the scope of the communication is predominantly with respect to that person's care. ISO 13606-5：2010 defines a set of interfaces to request and provide： an EHR_EXTRACT for a given subject of care as defined in ISO 13606-1； one or more ARCHETYPE（s）as defined in ISO 13606-2； an EHR_AUDIT_LOG_EXTRACT for a given subject of care as defined in ISO/TS 13606-4. ISO 13606-5：2010 defines the set of interactions for requesting each of these artefacts，and for providing the data to the requesting party or declining the request. An interface to query an EHR or populations of EHRs，for example for clinical audit or research，are beyond its scope，although provision is made for certain selection criteria to be specified when requesting an EHR_EXTRACT which might also serve for population queries. ISO 13606-5：2010 defines the computational viewpoint for each interface，without specifying or restricting particular engineering approaches to implementing these as messages or as service interfaces. ISO 13606-5：2010 effectively defines the payload to be communicated at each interface. It does not specify the particular information that different transport protocols will additionally require，nor the security or authentication procedures that might be agreed between the communicating parties or required by different jurisdictions

续表

序号	标准号	标准名称	标准内容
34	ISO/TS 14265：2011	Health Informatics—Classification of Purposes for Processing Personal Health Information 健康信息学 处理个人健康信息目的的分类	ISO/TS 14265：2011 defines a set of high- level categories of purposes for which personal health information can be processed. This is in order to provide a framework for classifying the various specific purposes that can be defined and used by individual policy domains（e. g. healthcare organizations，regional health authorities，jurisdictions，countries）as an aid to the consistent management of information in the delivery of health care services and for the communication of electronic health records across organizational and jurisdictional boundaries. The scope of application of ISO/TS 14265：2011 is limited to personal health information as defined in ISO 27799，information about an identifiable person that relates to the physical or mental health of the individual，or to provision of health services to the individual
35	ISO/TR 16056-1：2004	Health Informatics—Interoperability of Telehealth Systems and Networks—Part 1：Introduction and Definitions 健康信息学 远程保健系统和网络的交互性 第1部分：使用与定义	ISO/TR 16056-1：2004 gives a brief introduction to interoperability of telehealth systems and networks，along with definitions of telehealth and related terms. An informative annex describing the telehealth technical reference architecture has also been included to describe more clearly the various components of a telehealth system and the elements that need to be addressed in formulating a set of requirements for these various components. The scope of the document does not include conformity and interoperability tests or functional specifications for telehealth systems and networks
36	ISO/TR 16056-2：2004	Health Informatics—Interoperability of Telehealth Systems and Networks—Part 2：Real- Time Systems 健康信息学 远程保健系统和网络的交互性 第2部分：实时系统	ISO/TR 16056-2：2004 builds on the introduction to telehealth described in Part 1：Introduction and definitions，and focuses on the technical standards related to real- time applications（including video，audio，and data conferencing）and interoperability aspects of telehealth systems and networks. Specifically，this document addresses four main areas： Standards for real-time telehealth systems：The document describes the technical standards related to real-time telehealth applications，including audio，video，and data conferencing capabilities. It also identifies gaps，overlaps and inconsistencies in the standards，and provides some guidance about how they need to evolve. Interoperability issues in telehealth applications：The document examines interoperability aspects of real-time multimedia conferencing standards and telehealth products，and identifies areas of concern from the interoperability perspective that need to be resolved.

续表

序号	标准号	标准名称	标准内容
36	ISO/TR 16056-2：2004	Health Informatics—Interoperability of Telehealth Systems and Networks—Part 2：Real-Time Systems 健康信息学 远程保健系统和网络的交互性 第2部分：实时系统	Requirements for interoperable telehealth systems and networks：The document defines interoperability requirements at different levels of interaction between telehealth systems and provides some guidelines on how interoperability can be achieved. Framework for interoperable architectures：The document identifies interoperable building blocks for telehealth solutions and interactions between these building blocks，and explores the possibility of standardization of these building blocks. The scope of the document does not include conformity and interoperability tests or functional specifications for telehealth systems and networks
37	ISO/TS 16058：2004	Health Informatics—Interoperability of Telelearning Systems 健康信息学 远程教学系统的交互性	ISO/TS 16058：2004 addresses the technical and system components of the telehealth reference architecture for telelearning systems. It does so by defining technical requirements to be satisfied for a compliant telelearning system. A compliant system will help to ensure that the telelearning technologies deployed for healthcare telelearning are capable of appropriately supporting and delivering distance learning as well as interoperating with disparate telelearning systems that are also compliant with this specification. The specification deals with both the telelearning instructor and learner systems，and addresses the interfaces of these systems with telecommunications networks. The specification also focuses on the use of real-time interactive communication in telelearning sessions. Most of the telelearning lecture and study material is delivered and distributed to all the learners prior to a telelearning session. This material is usually delivered in non-real time using the store-and-forward communications mode such as FTP download，email，fax or postal/courier services. The use of store-and-forward communications to deliver learning material is not addressed in the specification. It is recognized that a telecommunications network is integral to and critical in the delivery of telelearning services. In order for the telelearning systems to interoperate，the network needs to provide certain services. However，the network service requirement is diverse and complex and it is beyond the scope of this specification. Network-related issues in the context of telehealth are discussed in ISO/TR 16056-2，Health informatics—Interoperability of telehealth systems and networks—Part 2：Real-time systems

续表

序号	标准号	标准名称	标准内容
38	ISO 17090-1：2008	Health Informatics—Public Key Infrastructure—Part 1：Overview of Digital Certificate Services 健康信息学 公共密钥的基础结构 第1部分：数字证书业务综述	ISO 17090-1：2008 defines the basic concepts underlying use of digital certificates in healthcare and provides a scheme of interoperability requirements to establish a digital certificate-enabled secure communication of health information. It also identifies the major stakeholders who are communicating health-related information，as well as the main security services required for health communication where digital certificates may be required. ISO 17090-1：2008 gives a brief introduction to public key cryptography and the basic components needed to deploy digital certificates in healthcare. It further introduces different types of digital certificate—identity certificates and associated attribute certificates for relying parties，self-signed certification authority（CA）certificates，and CA hierarchies and bridging structures
39	ISO 17090-2：2008	Health Informatics—Public Key Infrastructure—Part 2：Certificate Profile 健康信息学 公共密钥的基础结构 第2部分：证书协议	ISO 17090-2：2008 specifies the certificate profiles required to interchange healthcare information within a single organization，between different organizations and across jurisdictional boundaries. It details the use made of digital certificates in the health industry and focuses，in particular，on specific healthcare issues relating to certificate profiles
40	ISO 17090-3：2008	Health Informatics—Public Key Infrastructure—Part 3：Policy Management of Certification Authority 健康信息学 公共密钥的基础结构 第3部分：出证机构的政策管理	ISO 17090-3：2008 gives guidelines for certificate management issues involved in deploying digital certificates in healthcare. It specifies a structure and minimum requirements for certificate policies，as well as a structure for associated certification practice statements. ISO 17090-3：2008 also identifies the principles needed in a healthcare security policy for cross-border communication and defines the minimum levels of security required，concentrating on aspects unique to healthcare
41	ISO 17115：2007	Health Informatics—Vocabulary for Terminological Systems 健康信息学 用于术语系统的词汇	ISO 17115：2007 defines a set of basic concepts required to describe formal concept representation systems，especially for health sciences，and describes representation of concepts and characteristics，for use especially in formal computer-based concept representation systems. A main motivation is to make it possible to precisely describe content models described in other International Standards. ISO 17115：2007 does not include enumeration of axiomatic concepts and semantic links，or detailed content of health terminology systems（classifications，nomenclatures or reference terminology of health concepts）

续表

序号	标准号	标准名称	标准内容
42	ISO/TS 17117：2002	Health Informatics—Controlled Health Terminology—Structure and High-Level Indicators 健康信息学 受控健康术语 结构和高级指示器	This technical specification explicitly refers only to terminologies that are primarily designed to be used for clinical concept representation or to the aspect of a terminology designed to be used for clinical concept representation. This technical specification will also provide terminology developers and authors with the quality guidelines needed to construct useful and maintainable controlled health terminologies. These tenets do not attempt to specify all the richness which can be incorporated into a health terminology. However, this technical specification does specify the minimal requirements, which, if not adhered to, will assure that the terminology will have only limited generalizability and will be very difficult, if not impossible, to maintain. Terminologies which do not currently meet these criteria, can be in compliance with this technical specification by putting in place mechanisms to move toward these goals. Principles for implementation are specified in Annex B. This technical specification will provide terminology developers with a sturdy starting point for the development of controlled health terminologies. This foundation serves as the basis from which terminology developers will build robust, large- scale, reliable and maintainable terminologies
43	ISO/TR 17119：2005	Health Informatics—Health Informatics Profiling Framework 健康信息学 健康信息框架	ISO TR 17119：2005 provides a common description framework for health informatics standards artefacts. The aim of the health informatics profiling framework（HIPF）is to provide a consistent method for describing and classifying artefacts within the domain of health informatics standards. The HIPF establishes common concepts and a vocabulary for describing the complex domain of various informatics standards initiatives and their supporting artefacts. The use of the HIPF should promote the reuse of health informatics knowledge and improve the identification of opportunities for informatics standards alignment，collaboration and coordination
44	ISO 17432：2004	Health Informatics—Messages and Communication—Web Access to DICOM Persistent Objects 健康信息学 提示和传输 数字医学图像传输协议（DICOM）持续性对象人网	ISO 17432：2005 specifies a web-based service for accessing and presenting DICOM（Digital Imaging and Communications in Medicine）persistent objects（e. g. images，medical imaging reports）. This is intended for distribution of results and images to healthcare professionals. It provides a simple mechanism for accessing a DICOM persistent object from HTML pages or XML documents，through HTTP/HTTPs protocol，using DICOM UIDs（Unique Identifiers）. Data may be retrieved either in a presentation-ready form as specified by the requester（e. g. JPEG or GIF）or in a native DICOM format. ISO 17432：2005 does not support facilities for web searching of DICOM images. It relates only to DICOM persistent objects（not to other DICOM objects or to non-DICOM objects）. Access control beyond the security mechanisms generally available to web applications is outside the scope of this international standard

续表

序号	标准号	标准名称	标准内容
45	ISO 18104：2003	Health Informatics—Integration of a Reference Terminology Model for Nursing 健康信息学 护理参考术语模型的集成	The purpose of ISO 18104：2003 is to establish a nursing reference terminology model consistent with the goals and objectives of other specific health terminology models in order to provide a more unified reference health model. This international standard includes the development of reference terminology models for nursing diagnoses and nursing actions and relevant terminology and definitions for its implementation. The potential uses for this reference terminology model are to support the intentional definition of nursing diagnosis and nursing action concepts reflective of a broad range of roles and practice settings，facilitate the representation of nursing diagnosis and nursing action concepts and their relationships in a manner suitable for computer processing，provide a framework for the generation of compositional expressions from atomic concepts within a reference terminology，facilitate the construction of nursing terminologies in a regular form which will make mapping among them easier，facilitate the mapping among nursing diagnosis and nursing action concepts from various terminologies including those developed as interface terminologies and statistical classifications，enable the systematic evaluation of terminologies and associated terminology models for purposes of harmonization，and provide a language to describe the structure of nursing diagnosis and nursing action concepts in order to enable appropriate integration with other reference terminology models and with information models
46	ISO 18232：2006	Health Informatics—Messages and Communication—Format of Length Limited Globally Unique String Identifies 健康信息学 提示和通信 限长全球统一字符串标识符格式	ISO 18232：2006 specifies the encoding and length for globally unique identifiers for data objects used in healthcare exchanged as alphanumeric strings. Data objects used in medicine include reports and results of diagnostic procedures which are stored and exchanged in electronic form，and objects such as templates. Applications must be able to find the location and the identification of such objects. Object identifiers are often numeric in form. This international standard provides a means of exchanging globally unique identifiers expressed as character strings. It is not concerned with the specification of the location from which a data object may be retrieved. A healthcare service for a patient is delivered in identifiable parts which may be termed healthcare service items. A healthcare service item can be performed for a patient by a healthcare professional，or a healthcare professional may request a healthcare service item to be performed by another healthcare professional or by a healthcare service department such as a medical imaging service department. Healthcare service item results arise from numerical measurement or assessment by a healthcare professional. Individual numerical results may be included within report text，perhaps in a table. Sets of numerical results may be presented visually e. g. waveform（graph）or image（picture）. Results that consist of a large number of measured values such as a waveform or digital image are known as data objects. To allow safe use in medicine，all data objects must be identified by a globally unique identifier（GUI），such as an ISO OID or binary MS GUI.

续表

序号	标准号	标准名称	标准内容
46	ISO 18232：2006	Health Informatics—Messages and Communication—Format of Length Limited Globally Unique String Identifies 健康信息学 提示和通信 限长全球统一字符串标识符格式	The GUI allocated to a data object is attached to the data object（e. g. by including it within a computer file header section）. The reference to a data object includes the GUI of the data object as well as the path to the data object. The application that retrieves the data object can verify that the correct data have been retrieved by matching the GUI in the reference to the GUI attached to the data object. See Annex A for relevant scenarios. It may be noted that： a）the issue of the location of a data object is separate from the issue of its identity；indeed several identical copies of the object may exist； b）a globally unique data object identifier is intended for machine use and may be quite large； c）a short，user-friendly，locally unique identifier is often required in addition to the globally unique identifier for human use.（This is outside the scope of this International Standard.） Globally unique identifiers are already specified in various standards and the intention of this International Standard is to provide a specification for a common format for the exchange of commonly used globally unique identifiers expressed as alphanumeric strings. A logical data format for globally unique identifiers constructed from a sequence of integers is defined by ISO/IEC 8824-1. Identifiers based on ISO/IEC 8824-1 are widely used in medical imaging. 128 bit universal unique identifiers（UUIDs）are widely used in the MS Windows environment. This International Standard specifies the format of alphanumeric string fields for the exchange of globally unique string identifiers（GUSI）
47	ISO/TR 18307：2001	Health Informatics—Interoperability and Compatibility in Messaging and Communication Standards—Key Characteristics 健康信息学 信息和通信标准的内部可操作性和兼容性 主题特性	This technical report describes a set of key characteristics to achieve interoperability and compatibility in trusted health information interchange between communicant application systems. The key characteristics describe inter-application interoperability needs of the healthcare community，in particular the subject of care，the healthcare professional/caregiver，the healthcare provider organization，its business units and the integrated delivery network. The key characteristics offer criteria for standards developers and implementers of standards for messaging and communications in the healthcare domain and provide a guide for software developers and vendors，healthcare providers and end users

续表

序号	标准号	标准名称	标准内容
48	ISO/TS 18308：2004	Health Informatics—Requirements for an Electronic Health Record Architecture 健康信息学 电子保健记录体系结构的要求	ISO 18308：2011 defines the set of requirements for the architecture of a system that processes，manages and communicates electronic health record（EHR）information：an EHR architecture. The requirements are formulated to ensure that these EHRs are faithful to the needs of healthcare delivery，are clinically valid and reliable，are ethically sound，meet prevailing legal requirements，support good clinical practice and facilitate data analysis for a multitude of purposes. ISO 18308：2011 does not specify the full set of requirements that need to be met by an EHR system for direct patient care or for other use cases，but the requirements defined by ISO 18308：2011 do contribute to the governance of EHR information within such systems
49	ISO 18812：2003	Health Informatics—Clinical Analyzer Interfaces to Laboratory Information Systems—Use Profiles 健康信息学 临床化验设备与实验室信息系统的接口 使用说明	ISO 18812：2003 specifies general messages for electronic information exchange between analytical instruments（AIs）and laboratory information systems（LISs）within a clinical laboratory. It is applicable to the specialties of clinical chemistry/biochemistry，hematology，toxicology，microbiology，virology and immunology. It is not applicable to the blood transfusion and blood bank specialty. ISO 18812：2003 covers the specification of messages used by communicating parties and the syntax in which they are communicated. It does not cover the transport mechanisms used for the message interchange. ISO 18812：2003 is applicable only to character- based message information. It is not applicable to the communication of graphical or image information
50	ISO 20301：2006	Health Informatics—Health Cards—General Characteristics 健康信息学 保健卡 一般特性	ISO 20301：2006 is designed to confirm the identities of both the healthcare application provider and the healthcard holder in order that information may be exchanged by using cards issued for healthcare service. ISO 20301：2006 focuses on the machine- readable cards of ID-1 type defined in ISO/IEC 7810 that are issued for healthcare services provided in a service area that crosses the national borders of two or more countries/areas. ISO 20301：2006 applies to healthcare data cards where the issuer and the application provider are the same party. ISO 20301：2006 applies directly or refers to existing ISO standards for the physical characteristics and recording techniques. Security issues should follow the requirements of each healthcare data card system. In addition，this International Standard regulates the visual information written on the healthcare data card

续表

序号	标准号	标准名称	标准内容
51	ISO 20302：2006	Health Informatics—Health Cards—Numbering System and Registration Procedure for Issuer Identifiers 健康信息学 保健卡 发行者标识符用编号系统和登记程序	ISO 20302：2006 is designed to confirm，via a numbering system and registration procedure，the identities of both the healthcare application provider and the health card holder in order that information may be exchanged by using cards issued for healthcare service. ISO 20302：2006 focuses on the machine-readable cards of ID-1 type defined in ISO/IEC 7810 that are issued for healthcare services provided in a service area that crosses the national borders of two or more countries/areas. ISO 20302：2006 applies to healthcare data cards where the issuer and the application provider are the same party. ISO 20302：2006 applies directly，or refers，to existing ISO standards for physical characteristics and recording techniques. Security issues follow the requirements of each healthcare data card system. In addition，this International Standard regulates the visual information written on the healthcare data card
52	ISO/TR 20514：2005	Health Informatics—Electronic Health Record—Definition，Scope and Context 健康信息学 电子保健记录 定义、范围和文脉	ISO/TR 20514：2005 describes a pragmatic classification of electronic health records，provides simple definitions for the main categories of EHR and provides supporting descriptions of the characteristics of electronic health records and record systems
53	ISO/TR 21089：2004	Health Informatics—Trusted End-to-End Information Flows 健康信息学 委托全程信息流	ISO/TR 21089：2004 offers a guide to trusted end-to-end information flow for health（care）records and to the key trace points and audit events in the electronic entity/act record lifecycle（from point of record origination to each ultimate point of record access/use）. It also offers recommendations regarding the trace/audit detail relevant to each. It offers recommendations of best practice for healthcare providers，health record stewards，software developers and vendors，end users and other stakeholders，including patients

续表

序号	标准号	标准名称	标准内容
54	ISO 21090：2011	Health Informatics—Harmonized Data Types for Information Interchange 健康信息学 信息交换用协调数据型	ISO 21090：2011. provides a set of datatype definitions for representing and exchanging basic concepts that are commonly encountered in healthcare environments in support of information exchange in the healthcare environment； • specifies a collection of healthcare- related datatypes suitable for use in a number of health- related information environments； • declares the semantics of these datatypes using the terminology，notations and datatypes defined in ISO/IEC 11404，thus extending the set of datatypes defined in that standard； • provides UML definitions of the same datatypes using the terminology，notation and types defined in Unified Modelling Language（UML）version 2.0； • specifies an XML（Extensible Mark-up Language）based representation of the datatypes. The requirements which underpin the scope reflect a mix of requirements gathered primarily from HL7 Version 3 and ISO/IEC 11404，and also from CEN/TS 14796，ISO 13606（all parts）and past ISO work on healthcare datatypes. ISO 21090：2011 can offer a practical and useful contribution to the internal design of health information systems，but is primarily intended to be used when defining external interfaces or messages to support communication between them
55	ISO/TS 21091：2005	Health Informatics—Directory Services for Security，Communications and Identification of Professionals and Patients 健康信息学 安全目录服务、通信和专业人员与病人的识别	ISO/TS 21091：2005 defines minimal specifications for directory services for health care using the X. 500 framework. This Technical Specification provides the common directory information and services needed to support the secure exchange of health care information over public networks. ISO/TS 21091：2005 addresses the health directory from a community perspective in anticipation of supporting inter-enterprise，inter-jurisdiction and international health care communications. ISO/TS 21091：2005 also supports directory services aiming to support identification of health professionals and organizations and the patients/consumers. The latter services include aspects sometimes referred to as master patient indices. The health care directory will only support standard LDAP Client searches. Specific implementation guidance，search criteria and support are out of scope of this document

续表

序号	标准号	标准名称	标准内容
56	ISO/TS 21298：2008	Health Informatics—Functional and Structural Roles 健康信息学 功能和结构作用	ISO/TS 21298：2008 defines a model for expressing functional and structural roles and populates it with a basic set of roles for international use in health applications. Roles are generally assigned to entities that are actors. This will focus on roles of persons（e. g. the roles of health professionals）and their roles in the context of the provision of care（e. g. subject of care）. Roles addressed in ISO/TS 21298：2008 are not restricted to privilege management purposes，though privilege management and access control is one of the applications of this technical specification. ISO/TS 21298：2008 does not address specifications related to permissions. This technical specification treats the role and the permission as separate constructs. Further details regarding the relationship with permissions，policy and access control are provided in ISO/TS 22600-1
57	ISO/TS 21547：2010	Health Informatics—Security Requirements for Archiving of Electronic Health Records—Principles 健康信息学 电子健康档案存档的安全要求 原则	The purpose of ISO/TS 21547：2010 is to define the basic principles needed to securely preserve health records in any format for the long term. It concentrates on previously documented healthcare specific archiving problems. It also gives a brief introduction to the general archiving principles. Unlike the traditional approach to standardization work，where the perspective is that of modelling，code sets and messages，this Technical Specification looks at archiving from the angle of document management and related privacy protection. In ISO/TS 21547：2010 archiving is understood to be a wider process than just the permanent preservation of selected records. ISO/TS 21547：2010 defines architecture and technology-independent security requirements for long-term preservation of EHRs having fixed content. ISO/TS 21547：2010 and a complementary technical report，ISO 21548，concentrate on the security requirements（integrity，confidentiality，availability and accountability）necessary for ensuring adequate protection of health information in long- term digital preservation. This technical specification will also address privacy protection requirements for both the EHR and e-archiving systems used in the healthcare environment. ISO/TS 21547：2010 defines functional security requirements for long term archiving of EHRs，but the practical archiving models and technology required are outside the concept of this technical specification

续表

序号	标准号	标准名称	标准内容
58	ISO/TR 21548：2010	Health Informatics—Security Requirements for Archiving of Electronic Health Records—Guidelines 健康信息学 电子健康档案存档的安全要求 指南	ISO/TR 21548：2010 is an implementation guide for ISO/TS 21547. ISO/TR 21548：2010 will provide a methodology that will facilitate the implementation of ISO/TS 21547 in all organizations that have the responsibility to securely archive electronic health records for the long term. ISO/TR 21548：2010 gives an overview of processes and factors to consider in organizations wishing to fulfil requirements set by ISO/TS 21547
59	ISO 21549-1：2004	Health Informatics—Patient Healthcard Data—Part 1：General Structure 健康信息学 病人保健卡数据 第1部分：一般结构	ISO 21549-1：2004 is Part 1 of a multi-part standard that defines data structures held on patient healthcards compliant with the physical dimensions of ID-1 cards as defined by ISO/IEC 7810. This part of ISO 21549 does not apply to multiapplication cards. It defines a general structure for the different types of data defined in the other parts of the standard using UML notation
60	ISO 21549-2：2004	Health Informatics—Patient Healthcard Data—Part 2：Common Objects 健康信息学 病人保健卡数据 第2部分：公共目标	ISO 21549-2：2004 establishes a common framework for the content and the structure of common objects used to construct or referenced by other data-object data held on patient healthcare data cards. It is applicable to situations in which such data are recorded on or transported by patient healthcards whose physical dimensions are compliant with those of ID-1 cards as defined by ISO/IEC 7810. It specifies the basic structure of the data，but does not specify or mandate particular data-sets for storage on devices
61	ISO 21549-3：2004	Health Informatics—Patient Healthcard Data—Part 3：Limited Clinical Data 健康信息学 病人保健卡数据 第3部分：有限临床数据	ISO 21549-3：2004 describes and defines the limited clinical data objects used in or referenced by patient-held health data cards using UML，plain text and abstract syntax notation（ASN. 1）. It is applicable to situations in which such data are recorded on or transported by patient healthcards whose physical dimensions are compliant with those of ID-1 cards as defined by ISO/IEC 7810. It specifies the basic structure of the data contained within the data object limited clinical data，but does not specify or mandate particular data-sets for storage on devices. In particular，the data contained within the data objects in limited clinical data are intended to aid the delivery of emergency care，but are by themselves neither intended，nor suitable，for the provision of all the information required

续表

序号	标准号	标准名称	标准内容
62	ISO 21549-4：2006	Health Informatics—Patient Healthcard Data—Part 4：Extended Clinical Data 健康信息学 病人保健卡数据 第4部分：扩展临床数据	ISO 21549-4：2006 is applicable to situations in which such data are recorded on or transported by patient healthcare data cards compliant with the physical dimensions of ID-1 cards defined by ISO 7810. ISO 21549-4：2006 specifies the basic structure of the data contained within the data object extended clinical data，but does not specify or mandate particular data-sets for storage on devices
63	ISO 21549-5：2008	Health Informatics—Patient Healthcard Data—Part 5：Identification Data 健康信息学 病人保健卡数据 第5部分：识别数据	ISO 21549-5：2008 establishes a common framework for the content and the structure of identification data held on healthcare data cards. It specifies the basic structure of the data，but does not specify particular data-sets for storage on devices. The detailed functions and mechanisms of the following services are not within the scope of ISO 21549-5：2008（although its structures can accommodate suitable data objects elsewhere specified）： security functions and related services that are likely to be specified by users for data cards depending on their specific application，e. g.，confidentiality protection，data integrity protection and authentication of persons and devices related to these functions； access control services that may depend on active use of some data card classes such as microprocessor cards； the initialization and issuing process（which begins the operating lifetime of an individual data card，and by which the data card is prepared for the data to be subsequently communicated to it according to ISO 21549-5：2008
64	ISO 21549-6：2008	Health Informatics—Patient Healthcard Data—Part 6：Administrative Data 健康信息学 病人保健卡数据 第6部分：管理数据	ISO 21549-6：2008 is applicable to situations in which administrative data are recorded on or transported by patient healthcards compliant with the physical dimensions of ID-1 cards defined by ISO/IEC 7810. ISO 21549-6：2008 specifies the basic structure of the data contained within the data object administrative data，but does not specify or mandate particular data sets for storage on devices. The detailed functions and mechanisms of the following services are not within the scope of this ISO 21549-6：2008，although its structures can accommodate suitable data objects elsewhere specified： the encoding of free text data； security functions and related services that are likely to be specified by users for data cards depending on their specific application，e. g. confidentiality protection，data integrity protection，and authentication of persons and devices related to these functions； access control services that may depend on active use of some data card classes such as microprocessor cards； the initialization and issuing process，which begins the operating lifetime of an individual data card，and by which the data card is prepared for the data to be subsequently communicated to it according to this part of ISO 21549

续表

序号	标准号	标准名称	标准内容
65	ISO 21549-7：2007	Health Informatics—Patient Healthcard Data—Part 7：Medication Data 健康信息学 病人保健卡数据 第7部分：药物治疗数据	ISO 21549-7：2007 describes and defines the medication data objects used within or referenced by patient held health data cards using UML，plain text and Abstract Syntax Notation（ASN. 1）. ISO 21549-7：2007 is applicable to situations in which such data are recorded on or transported by patient healthcards compliant with the physical dimensions of ID-1 cards defined by ISO 7810. ISO 21549-7：2007 specifies the basic structure of the data contained within the medication data object，but does not specify or mandate particular data-sets for storage on devices. The purpose of ISO 21549-7：2007 is for cards to provide information to other health professionals and to the patient or its non-professional care giver. It may also be used to carry a new prescription from the prescriber to the dispenser/pharmacy in the design of its sets
66	ISO 21549-8：2010	Health Informatics—Patient Healthcard Data—Part 8：Links 健康信息学 病人保健卡数据 第8部分：链接	ISO 21549-8：2010 defines a way to facilitate access to distributed patient records and/or administrative information using healthcards. It defines the structure and elements of "links" typically stored in healthcards and representing references to individual patients' records as well as to subcomponents of them. Access control mechanisms，data protection mechanisms，access methods and other security services are outside the scope of ISO 21549-8：2010
67	ISO/TS 21667：2004	Health Informatics—Health Indicators Conceptual Framework 健康信息学 保健指示器的概念框架	ISO 21667：2010 establishes a common health indicators conceptual framework，and is intended to foster a common vocabulary and conceptual definitions for the resultant framework. The framework defines the appropriate dimensions and sub- dimensions required to describe the health of the population and performance of a health care system，is sufficiently broad（high-level）to accommodate a variety of health care systems，and is comprehensive，encapsulating all of the factors related to health outcomes and health system performance and utilization，as well as regional and national variations. ISO 21667：2010 does not identify or describe individual indicators or specific data elements for the health indicators conceptual framework；nor does it address needs analysis，demand analysis or the range of activities that need to be supported for health system management. The definition of benchmarks and/or approaches used in the definition of benchmarks is outside the scope of ISO 21667：2010

续表

序号	标准号	标准名称	标准内容
68	ISO/TR 21730：2007	Health Informatics—Use of Mobile Wireless Communication and Computing Technology in Healthcare Facilities—Recommendations for Electromagnetic Compatibility（Management of Unin-Tentional Electromagnetic Interference）With Medical Devices 健康信息学 无线移动通信和计算技术在卫生保健设备中的使用 医疗设备电磁兼容性（无意电磁干扰的管理）建议	ISO/TR 21730：2007 provides guidance for the deployment，use and management of mobile wireless communication and computing equipment in healthcare facilities in a way that promotes effective electromagnetic compatibility（EMC）among the wireless technology and active medical devices through mitigation of potential hazards due to electromagnetic interference（EMI）. The recommendations given recognize the different resources，needs，concerns and environments of healthcare organizations around the world，and provide detailed management guidelines for healthcare organizations that desire full deployment of mobile wireless communication and computing technology throughout their facilities. In addition，suggestions are included for selective restrictions in cases where healthcare organizations have decided that comprehensive management procedures are not feasible，practical or desirable at the present time. The recommendations herein distinguish between wireless technology controlled by the facility and used by doctors and staff for healthcare-specific communication and health informatics transport versus non-controlled（personal）mobile wireless equipment randomly brought into the facility by visitors，patients or the healthcare organization workforce
69	ISO/HL7 21731：2006	Health Informatics—HL7 Version 3—Reference Information Model—Release 1 健康信息学 HL7 版本 3 参考信息模型 版本	ISO/HL7 21731：2006 deals with a static model of health and health care information as viewed within the scope of HL7 standards development activities. The RIM provides a static view of the information needs of HL7 V3 standards. It includes class and state-machine diagrams and is accompanied by use case models，interaction models，data type models，terminology models，and other types of models to provide a complete view of the requirements and design of HL7 standards. The classes，attributes，state-machines，and relationships in the RIM are used to derive domain-specific information models that are then transformed through a series of constraining refinement processes to eventually yield a static model of the information content of an HL7 standard. The HL7 V3 standard development process defines the rules governing the derivation of domain information models from the RIM and the refinement of those models into HL7 standard specifications. The rules require that all information structures in derived models be traceable back to the RIM and that their semantic and related business rules not conflict with those specified in the RIM. The RIM therefore is the ultimate source for all information content in HL7 V3 standards. The RIM is used by HL7 international affiliates to extend HL7 V3 standards to meet local needs. Through a process known as localization，V3 standard specifications are extended using the RIM as the source for new information content. This new information is derived from the RIM and refined in the same manner used to create the original specification

续表

序号	标准号	标准名称	标准内容
70	ISO/TS 22220：2009	Health Informatics——Identification of Subjects of Health Care 健康信息学 医疗保健主题的识别	ISO/TS 22220：2011 indicates the data elements and structure suited to accurate and procedurally appropriate and sensitive identification of individuals in health care in a face-to-face setting supported by computer technology，or through interactions between computer systems. It provides guidelines for improving the positive identification of subjects of care within and between health care organizations. ISO/TS 22220：2011 defines demographic and other identifying data elements suited to capturing subject of care identification in health care settings，and the wide variety of manual and computer enhanced procedures used for this process. It provides guidance on the application of these procedures in the manual and the computer environment and makes recommendations about the nature and form of health care identifiers，the management organization to oversee subject of care identification and computer support to be provided for the identification process
71	ISO/TR 22221：2006	Health Informatics—Good Principles and Practices for a Clinical Data Warehouse 健康信息学 用于临床数据库的好原则和规程	The focus of ISO/TR 22221：2006 is clinical databases or other computational services，hereafter referred to as a clinical data warehouse（CDW），which maintain or access clinical data for secondary use purposes. The goal is to define principles and practices in the creation，use，maintenance and protection of a CDW，including meeting ethical and data protection requirements and recommendations for policies for information governance and security. A distinction is made between a CDW and an operational data repository part of a health information system：the latter may have some functionalities for secondary use of data，including furnishing statistics for regular reporting，but without the overall analytical capacity of a CDW. ISO/TR 22221：2006 complements and references standards for electronic health records（EHR），such as ISO/TS 18308，and contemporary security standards in development. ISO/TR 22221：2006 addresses the secondary use of EHR and other health-related and organizational data from analytical and population perspectives，including quality assurance，epidemiology and data mining. Such data，in physical or logical format，have increasing use for health services，public health and technology evaluation，knowledge discovery and education. ISO/TR 22221：2006 describes the principles and practices for a CDW，in particular its creation and use，security considerations，and methodological and technological aspects that are relevant to the effectiveness of a clinical data warehouse. Security issues are extended with respect to the EHR in a population-based application，affecting the care recipient，the caregiver，the responsible organizations and third parties who have defined access. ISO/TR 22221：2006 is not intended to be prescriptive either from a methodological or a technological perspective，but rather to provide a coherent，inclusive description of principles and practices that could facilitate the formulation of CDW policies and governance practices locally or nationally

续表

序号	标准号	标准名称	标准内容
72	ISO/TS 22224：2009	Health Informatics——Electronic Reporting of Adverse Drug Rea. ctions 健康信息学 药物不良反应的电子报告	ISO/TS 22224：2009 encompasses the electronic reporting of adverse reactions caused by drugs for human uses. Thus，other businesses relating to adverse events caused by blood transfusion，medical devices and veterinary drugs are excluded from the scope of ISO/TS 22224：2009
73	ISO/TS 22600-1：2006	Health Informatics—Privilege Management and Access Control—Part 1：Overview and Policy Management 健康信息学 特权管理和访问控制 第 1 部分：综述和政策管理	ISO/TS 22600- 1：2006 is intended to support the needs of healthcare information sharing across unaffiliated providers of healthcare，healthcare organizations，health insurance companies，their patients，staff members and trading partners. It is also intended to support inquiries from both individuals and application systems. ISO/TS 22600-1：2006 supports collaboration between several authorization managers that may operate over organizational and policy borders
74	ISO/TS 22600-2：2006	Health Informatics—Privilege Management and Access Control—Part 2：Formal Models 健康信息学 特权管理和访问控制 第 2 部分：形式模型	ISO/TS 22600- 2：2006 is intended to support the needs of healthcare information sharing across unaffiliated providers of healthcare，healthcare organizations，health insurance companies，their patients，staff members and trading partners. It is also intended to support inquiries from both individuals and application systems. ISO/TS 22600-2：2006 supports collaboration between several authorization managers that may operate over organizational and policy borders. ISO/TS 22600-2：2006 introduces the underlying paradigm of formal high level models for architectural components based on ISO/IEC 10746. In that context，the domain model，the document model，the policy model，the role model，the authorization model，the delegation model，the control model and the access control model are introduced
75	ISO/TS 22600-3：2009	Health Informatics—Privilege Management and Access Control—Part 3：Implementations 健康信息学 权限管理和访问控制 第 3 部分：实施	ISO/TS 22600- 3：2009 instantiates requirements for repositories for access control policies and requirements for privilege management infrastructures for health informatics. It provides implementation examples of the formal models specified in ISO/TS 22600-2：2006

续表

序号	标准号	标准名称	标准内容
76	ISO/TS 22789：2010	Health Informatics—Conceptual Framework for Patient Findings and Problems in Terminologies 健康信息学 病人查找和术语中问题的概念框架	The purpose of ISO/TS 22789：2010 is to specify a categorial structure，within the subject field of patient findings and problems，by defining a set of common domain constraints for use within terminological systems including a classification，coding scheme，coding system，reference terminology and clinical terminology. Clinical findings are concepts that are recorded in clinical records and can describe any state observed directly or indirectly concerning a patient and their relationship with the environment. ISO/TS 22789：2010 is focused on a sub-population of these findings concerning in vivo descriptions of state（structure and function）directly related to the patient. ISO/TS 22789：2010 describes a concept system detailing a domain constraint of sanctioned characteristics each composed of a semantic link and an applicable characterizing category
77	ISO/TR 22790：2007	Health Informatics—Functional Characteristics of Prescriber Support Systems 健康信息学 处方者支持系统的功能特性	ISO/TR 22790：2007 provides a common conceptual model of information management related to the process of prescribing or ordering medication. This technical report provides a set of optional business requirements that could be selected by the buyer in a procurement process to be responded to by a tendering supplier. This report shall not provide any mandatory requirements but，as an informative document，give a common expression of various possible functions meeting different objectives for the health care system. ISO/TR 22790：2007 is intended to be used as a guide for a specific organization in formulating and prioritizing a subset of characteristics tailored to national or local needs. The complete list here is thus not intended to be a minimum set of requirements that all systems must comply with. There may also be good reasons to further specify the generic characteristics presented here and to add other characteristics. This Technical Report contains the following sections： introduction to concepts with agreed definitions and recommended terms； overview of the relationships between different actors and information flows； overview of the functional model taking as its starting point the objectives of the health care system； overview of the different information resources needed to achieve the requirements； a list of detailed characteristics to select from in a procurement process

续表

序号	标准号	标准名称	标准内容
78	ISO 22857：2004	Health Informatics—Guidelines on Data Protection to Facilitate Trans-border Flows of Personal Health Information 健康信息学 便于个人健康信息跨境流通数据的导则	ISO 22857：2004 provides guidance on data protection requirements to facilitate the transfer of personal health data across national borders. It does not require the harmonization of existing national standards，legislation or regulations. It is normative only in respect of international exchange of personal health data. However，it may be informative with respect to the protection of health information within national boundaries and provide assistance to national bodies involved in the development and implementation of data protection principles. The standard covers both the data protection principles that should apply to international transfers and the security policy which an organization should adopt to ensure compliance with those principles. This international standard aims to facilitate international health-related applications involving the transfer of personal health data. It seeks to provide the means by which data subjects，such as patients，may be assured that health data relating to them will be adequately protected when sent to，and processed in，another country. This international standard does not provide definitive legal advice but comprises guidance. When applying the guidance to a particular application，legal advice appropriate to that application should be sought. National privacy and data protection requirements vary substantially and can change relatively quickly. Whereas the standard in general encompasses the more stringent of international and national requirements，it nevertheless comprises a minimum. Some countries may have some more stringent and particular requirements，and this should be checked
79	ISO/TS 25237：2008	Health Informatics—Pseudonymization 健康信息学 隐私屏蔽	ISO/TS 25237：2008 contains principles and requirements for privacy protection using pseudonymization services for the protection of personal health information. ISO/TS 25237：2008 is applicable to organizations who make a claim of trustworthiness for operations engaged in pseudonymization services. ISO/TS 25237：2008： defines one basic concept for pseudonymization； gives an overview of different use cases for pseudonymization that can be both reversible and irreversible； defines one basic methodology for pseudonymization services including organizational as well as technical aspects； gives a guide to risk assessment for re-identification； specifies a policy framework and minimal requirements for trustworthy practices for the operations of a pseudonymization service； specifies a policy framework and minimal requirements for controlled re-identification； specifies interfaces for the interoperability of services interfaces

续表

序号	标准号	标准名称	标准内容
80	ISO/TS 25238：2007	Health Informatics—Classification of Safety Risks From Health Software 健康信息学 健康软件安全风险分级	ISO/TS 25238：2007 is concerned with the safety of patients and gives guidance on the analysis and categorization of hazards and risks to patients from health software products，in order to allow any product to be assigned to one of five risk classes. It applies to hazards and risks which could cause harm to a patient. Other risks，such as financial or organizational risks，are outside the scope of ISO/TS 25238：2007 unless they have the potential to harm a patient. ISO/TS 25238：2007 applies to any health software product，whether or not it is placed on the market and whether it is for sale or free of charge. Examples of the application of the classification scheme are given. ISO/TS 25238：2007 does not apply to any software which is necessary for the proper application or functioning of a medical device
81	ISO/TR 25257：2009	Health Informatics—Business Requirements for an International Coding System for Medicinal Products 健康信息学 药用产品的国际编码系统的商业需求	ISO/TR 25257：2009 covers： specifying the international business requirements for an international coding system for medicinal products； analysing the most significant international coding systems for medicinal products in current use and within the context of the objectives that each system was designed to serve； assessing the potential ability of each international coding system to fulfil the identified international business requirements of an international coding system for medicinal products； considering the issues involved in producing a unified international coding system which will meet all business requirements； recommending next steps for a unified international coding system for medicinal products
82	ISO 25720：2009	Health Informatics—Genomic Sequence Variation Markup Language（GSVML） 健康信息学 基因组序列变异标记语言（GSVML）	ISO 25720：2009 is applicable to the data exchange format that is designed to facilitate the exchange of the genomic sequence variation data around the world，without forcing change of any database schema. From an informatics perspective，GSVML defines the data exchange format based on XML. The scope of ISO 25720：2009 is the data exchange format，but the database schema itself is outside the scope of this international standard. From a biological point of view，all genetic sequence variations are taken into consideration and are within the scope of this international standard，while polymorphisms，especially SNP，are the main focus of this international standard. In other words，the annotations of variation as clinical concerns and -omics concerns are within the scope of ISO 25720：2009. Though SNPs exist in various biological species，the scope of this international standard covers the human health associated species as human，cell line，and preclinical animals. The other biological species are outside the scope of ISO 25720：2009. The clinical field is within the scope of this international standard，but the basic research fields and other scientific fields are outside the scope of ISO 25720：2009. Here，clinical research including drug discovery is within the scope of this international standard. As for supposed application fields，our main focus is in human health including clinical practice，preventive medicine，translational research and clinical researches

续表

序号	标准号	标准名称	标准内容
83	ISO/TS 27527：2010	Health Informatics—Provider Identification 健康信息学 提供者识别	ISO/TS 27527：2010 provides a framework for improving the positive identification of providers. Identification of "providers" encompasses individuals and organizations. ISO/TS 27527：2010 includes data elements needed for identification of individual providers（i. e. individuals）and data elements needed for the identification of organization providers（i. e. organizations）. "Identification" in ISO/TS 27527：2010 refers both to the process of being able to identify individuals and organizations，and the data elements required to support that identification manually and from a computer processing perspective. ISO/TS 27527：2010 can be applied to all providers of services，individuals and organizations. It details both data and processes for collection and application of identifying information for providers. It defines demographic and other identifying data elements suited to capture and use for the identification of providers in health care settings and provides guidance on their application. ISO/TS 27527：2010 provides： definitions of data elements to support the identification of individual providers and organizational providers for purposes such as electronic health record authentication and authorization，communications，role definitions，delegation of authority，and the management of certification of individuals where more than one discipline is concerned； guidance on the development，population，governance and ongoing management of provider identifiers from multiple potential sources. This includes identification of processes to support national，multinational and provincial/state or local level identification. Unique identifier structures may differ for different purposes，or with different originating organizations. For this reason，a generic approach to the structure of these identifiers is given in ISO/TS 27527：2010 to support multiple unique identifiers and the ability to link these to the relevant provider. Annex A provides information to support the process of identification and implementation of provider identification in health care information systems. ISO/TS 27527：2010 is primarily concerned with provider identification data for clinical and administrative purposes. ISO/TS 27527：2010 is intended for use by health and health-related establishments that create，use or maintain records on providers. Establishments are intended to use ISO/TS 27527：2010，where appropriate，for collecting data when registering providers.

续表

序号	标准号	标准名称	标准内容
83	ISO/TS 27527：2010	Health Informatics—Provider Identification 健康信息学 提供者识别	ISO/TS 27527：2010 does not include the process for development of unique identifiers. Standards for the development of identifiers are provided in ISO/TS 22220. Data required to meet identification purposes is highly dependent upon the place and purpose of identification. ISO/TS 27527：2010 identifies a range of data that support the identification of an individual or organization used in different health care environments. ISO/TS 27527：2010 does not attempt to identify all the use cases for which the items included are relevant；however，the data elements are provided to allow their consistent representation where they are found appropriate to support identification activities of the organization or jurisdiction
84	ISO/TS 27790：2009	Health Informatics——Document Registry Framework 健康信息学 文件注册框架	ISO/TS 27790：2009 specifies a general purpose document registry framework for transmitting，storing and utilizing documents in clinical and personalized health environments. It is quite broad in its applicability to realise the goal of sharing health related documents spanning a broad spectrum of health domains such as healthcare specialities covering laboratory，cardiology，eye care，etc and the many areas of personalized health. ISO/TS 27790：2009 also references a number of companion standards- based specifications that offer optional extensions to enhance the basic capabilities offered by IHE XDS. It references the support of the following. An XDS extension supporting the fragmentation of the content of the documents into two parts：a header fragment and a body fragment. This separation scheme enhances confidentiality because the gathering both of header and body and their relational information involves cracking into multiple repository servers. This has been developed as an IHE Korean Extension on the IHE XDS Profile. A series of security- and privacy- related IHE profiles，such as Patient Identification Cross- Referencing（PIX），Patient Demographics Query（PDQ），Basic Patient Privacy Consent（BPPC），Cross-Enterprise User Assertion（XUA）

续表

序号	标准号	标准名称	标准内容
85	ISO 27799：2008	Health Informatics—Information Security Management in Health Using ISO/IEC 27002 健康信息学 用ISO/IEC 27002进行健康信息安全管理	ISO 27799：2008 defines guidelines to support the interpretation and implementation in health informatics of ISO/IEC 27002 and is a companion to that standard. ISO 27799：2008 specifies a set of detailed controls for managing health information security and provides health information security best practice guidelines. By implementing this international standard, healthcare organizations and other custodians of health information will be able to ensure a minimum requisite level of security that is appropriate to their organization's circumstances and that will maintain the confidentiality，integrity and availability of personal health information. ISO 27799：2008 applies to health information in all its aspects；whatever form the information takes（words and numbers，sound recordings，drawings，video and medical images），whatever means are used to store it（printing or writing on paper or electronic storage）and whatever means are used to transmit it（by hand，via fax，over computer networks or by post），as the information must always be appropriately protected
86	ISO/TR 27809：2007	Health Informatics—Measures for Ensuring Patient Safety of Health Software 健康信息学 确保患者安全的健康软件的测量	ISO/TR 27809：2007 considers the control measures required to ensure patient safety in respect to health software products. It does not apply to software which is： necessary for the proper application of a medical device or an accessory to a medical device or a medical device in its own right. ISO/TR 27809：2007 is aimed at identifying what standards might best be used or created，and their nature，if health software products were to be regulated or controlled in some other formal or informal or voluntary manner whether national，regional or local. However，it is not the purpose of ISO/TR 27809：2007 to recommend whether or not health software products should be regulated. ISO/TR 27809：2007 applies to any health software product whether or not it is placed on the market and whether or not it is for sale or free of charge. It is addressed to manufacturers of health software products

续表

序号	标准号	标准名称	标准内容
87	ISO/HL7 27931：2009	Data Exchange Standards—Health Level Seven Version 2.5—An Application Protocol for Electronic Data Exchange in Healthcare Environments 数据交换标准 HL7 标准 2.5 版本在医疗环境下电子数据交换的应用协议	ISO 27931：2009 establishes an application protocol for the electronic exchange of data in healthcare environments
88	ISO/HL7 27932：2009	Data Exchange Standards—HL7 Clinical Document Architecture，Release 2 数据交换标准 HL7 临床档案构架第 2 版	ISO 27932：2009 covers the standardization of clinical documents for exchange
89	ISO/HL7 27951：2009	Health Informatics—Common Terminology Services，Release 1 健康信息学 通用术语服务	ISO 27951：2009 seeks to establish an international framework for the development of an application programming interface（API） that can be used by messaging software when accessing terminological content. It is not intended to be a complete terminology service in and of itself
90	ISO/HL7 27953-1：2011	Health Informatics—Individual Case Safety Reports（ICSRs） in Pharmacovigilance—Part 1：Framework for Adverse Event Reporting 健康信息学 药物警戒中个人病例安全报告（ICSRs）第 1 部分：不良事件报告框架	ISO 27953-1：2011 seeks to establish an international framework for data exchange and information sharing by providing a common messaging format for transmission of ICSRs for adverse drug reactions（ADR），adverse events（AE），product problems and consumer complaints that can occur upon the administration or use of one or more products. The messaging format is based upon the HL7 Reference Information Model（RIM） and can be extended or constrained to accommodate a variety of reporting use cases. ISO 27953-1：2011 will be harmonized over time with other HL7 public health and patient safety reporting standards to help ensure that messaging constructs and vocabulary are harmonized in the HL7 Public Heath and Regulatory Reporting domains. The data elements used in ISO 27953-1：2011 were identified as consistent across many of the use cases and can be applied to a variety of reporting scenarios. Specific reporting requirements within organizations or regions might vary

续表

序号	标准号	标准名称	标准内容
91	ISO/HL7 27953-2：2011	Health Informatics—Individual Case Safety Reports（ICSRs）in Pharmacovigilance—Part 2：Human Pharmaceutical Reporting Requirements for ICSR 健康信息学 药物警戒中个人病例安全报告（ICSRs）第 2 部分：个人病例安全报告（ICSR）的人类药物报告要求	ISO 27593-2：2011 seeks to create a standardized framework for international regulatory reporting and information sharing by providing a common set of data elements and a messaging format for transmission of ICSRs for adverse drug reactions（ADR），adverse events（AE），infections，and incidents that can occur upon the administration of one or more human pharmaceutical products to a patient，regardless of source and destination
92	ISO/TS 29585：2010	Health Informatics—Deployment of a Clinical Data Warehouse 健康信息学 临床数据库的调配	ISO/TS 29585：2010 has three sections，1）general considerations of design and deployment，2）data aggregation and data modelling and 3）architecture and technology，and is intended to provide an overall set of guidelines for clinical data warehouse deployment supported by useful descriptions concerning different data aggregation and modelling approaches as well as particular aspects of information architecture that contribute to successful deployment. The first section is of particular interest to healthcare decision-makers，including information technology managers，of requirements and procedures that support successful clinical data warehouse deployment. The second section supports the understanding，choice，instigation and evaluation of methods that ensure reliable selection and aggregation of primary data for adequate compilation and presentation to support decisions- this section is of particular interest to statisticians，epidemiologists，healthcare evaluation specialists and others. Section three is of particular interest to informaticians concerned with efficient architectures，data mining methods，dynamic data querying and visualization for clinical data warehouses

续表

序号	标准号	标准名称	标准内容
93	IEC 80001-1：2010	Application of Risk Management for IT-Networks Incorporating Medical Devices—Part 1：Roles，Responsibilities and Activities 与医疗设备相结合的 IT 网络的风险管理应用 第 1 部分：作用、职责和活动	IEC 80001-1：2010 Recognizing that medical devices are incorporated into IT-networks to achieve desirable benefits（for example，interoperability），defines the roles，responsibilities and activities that are necessary for risk management of IT-networks incorporating medical devices to address safety，effectiveness and data and system security（the key properties）. IEC 80001-1：2010 does not specify acceptable risk levels. IEC 80001-1：2010 applies after a medical device has been acquired by a responsible organization and is a candidate for incorporation into an IT-network. It applies throughout the life cycle of IT-networks incorporating medical devices. IEC 80001-1：2010 applies where there is no single medical device manufacturer assuming responsibility for addressing the key properties of the IT-network incorporating a medical device. IEC 80001-1：2010 applies to responsible organizations，medical device manufacturers and providers of other information technology for the purpose of risk management of an IT-network incorporating medical devices as specified by the responsible organization. It does not apply to personal use applications where the patient，operator and responsible organization are one and the same person

资料来源：http：//www.iso.org/iso/iso_catalogue/catalogue_tc/catalogue_tc_browse.htm?commid=54960&published=on&includesc=true。

同时，这并不意味着HL7是符合ISO定义的OSI第七层的基本原则，HL7也没有指定一套经ISO批准的规范来对HL7的抽象消息规范之下的第一层至第六层进行详细说明。尽管如此，HL7却符合设置在OSI模型第七层上的“应用—应用”接口的概念性定义。

在OSI的概念模型中，通信软件和硬件的功能被划分为七层。HL7标准主要是针对第七层，即应用层上的问题。这些问题包括交换数据的定义、交换时间的控制以及在应用之间某种特定应用错误的传递。而在必要的时候，也会提及有关OSI模型较底层的协议，以帮助使用者理解标准的来龙去脉。有时为了帮助使用者建立基于HL7标准的工作系统，还会有关于这些协议的详细说明。

目前，标准侧重于描述不同系统之间的接口，这些系统用于发送或接收住院登记、出院或转院（ADT）数据、查询、资源、患者预约、医嘱、检查结果、临床观察、账单、主文件的更新信息、病历、预约、患者转诊和患者保健等。HL7适用于不同系统环境中的应用和数据结构之间的通信。

（一）HL7内容

HL7标准的内容主要包括：

（1）一般查询接口在内的所有接口的总体结构。

（2）患者管理（入院、出院、转院和登记注册）。

（3）医嘱录入。

（4）患者账户（账单）系统。

（5）作为可识别的数据元素来传送的临床观察数据，比如实验室结果。

（6）与普通参考文件（主文件）同步的通用接口。

（7）医疗信息管理。

（8）患者和资源安排。

（9）两个医疗架构之间患者转诊的消息。

（10）支持问题导向病历交流的患者医疗信息，为在计算机信息系统中应用临床路径提供解决方案。

（11）患者护理。

（12）临床试验自动化。

（13）应用管理。

（14）人事管理。

（15）财务管理。

（二）HL7编码规则

HL7编码规则中规定的消息格式是由不同长度、并且由字段分隔符分开的数据字段组成的。规定了如何对字段的不同数据类型进行编码，以及在何种情况下与单个字段重复。数据字段组成的逻辑组称为消息段。消息段由消息段分隔符分隔。每一个消息段由3个字母开头，用于识别该消息段。消息段可以是必需的，也可以是选择性的，还允许重复。单个数据字段可以通过它们在相关消息段中的位置来识别。

所有的数据都是用已规定的字符集中可显示的字符来表示的，除非在MSH的消息头中被修改，否则ASC Ⅱ可显示字符集（包括20和7E之间的16进制数值）就是默认字符集。字段分隔符必须从ASC Ⅱ可显示的字符集中进行选择。除了消息段分隔符是ASC Ⅱ回车符，所有其他特殊分隔符和字符也都是可显示字符。

对于有‘’值和空值（null）的数据字段，其编码规则是有区别的。编码规则特别说明：如果接受消息的应用软件不能够处理空值的数据字段，则应该把它作为‘’数据字段。对于消息中存在的未预期的字段，接收消息的应用软件应该忽略，而不应该将它视为一种错误。

（三）基于HL7标准的数据交换原理

HL7采用消息传递方式实现不同软件模块之间的互联。不同格式的应用程序数据，首先按照HL7标准的语法规则，转化成各个系统可识别的标准数据格式——HL7标准的规则消息（目前多采用XML文档格式），然后按照一定的网络传输协议，通过符合FTP/TCP/IP等协议的数据表或以E-mail的方式传送到接收方。接收系统应用层在接收到数据表后，回传数据传输的应答消息，并对接收到的数据进行有效性的验证；消息通过有效性验证后传到应用程序，再按HL7标准的规则进行解析，将消息转换为应用程序可以识别的数据，从而完成不同系统间的数据交换和互通互联。

（四）HL7的实现机制

HL7的实现机制是“触发事件”（trigger events）。例如，医生为住院病人开了X线检查，护士在HIS录入医嘱时产生触发，在HIS端HL7引擎产生消息，并传递给RIS端HL7引擎，由它解析后，通知RIS为该病人进行X线检查预约。

HL7标准包含256个事件，116个消息类型，139个段，55种数据类型，408个数据字典，涉及79种编码系统。但在应用HL7标准时，并不一定需要涉及标准全部内容，可以选择自己需要应用的相关事件、消息类型和段就可以了。同时，在数据字典和编码系统方面HL7标准并没有进行强制的规定，可以允许用户选择。

（五）HL7新版本HL7 v3.0版的基本原则

HL7 v3.0采用XML作为首选的消息编码方式，与先前的竖线编码相比，该方式明显具有更好的规范性和可读性，这也使得新版数据交换标准的界面友好，便于普及。因为HL7 v3.0有科学的开发和组织方式，在最大程度上提高了互操作性和可复用性，减少了随意性。

1. HL7 v3.0版其范围及目标用户应遵循的原则

（1）国际化：v3.0版将允许HL7的会员国使用HL7标准或建立本地化的版本，以满足不同地区的要求。

（2）对非标准系统的支持：如同先前的版本，v3.0版被设计为通过一种技术方法实现在“古老系统”中运行。这些还在运行的“古老系统”都是一些现存的或正在制定的“开放系统”标准，如国际标准化组织（International Standards Organization，ISO）、开放系统基金会（Open Systems Foundation）、对象管理小组（Object Management Group）等标准化机构制定的标准不符合或不提供支持的非标准系统。另一方面，HL7同样也不需要任何操作系统或软件的特有功能。在实际应用中，这就意味着v3.0版可如所有的先前版本一样，能交换所有基于印刷字符的消息。此外，新版本还将利用现代技术来规范HL7，实现以下功能：

1）系统构建者将不需要从唯一渠道购买软件来实现v3.0版。

2）在这些系统中生成的消息将包括同样的数据内容，因而消息在印刷字母格式和奇特格式间转换是非常简单的。

（3）与系统的松散结合：v3.0版并不是一个交换HL7消息的系统功能标准，它与系统之间是一种松散结合。但HL7 v3.0版为了响应触发事件或其他消息，需要接收或发送某些数据，因此需要应用系统具有接收和发送的功能。

（4）模式与拓扑：v3.0版的消息将使用多种模式和拓扑来发送。消息既可以向“主动更新”一样，经过存储转发网络来立即响应发送，也可以在消息传递方式和时间没有特别规定时，采用批量处理发送。另外，v3.0版可以通过外加的软件来支持“一对多”分布及存储转发发布。

2. HL7 v3.0版其内部版本的兼容性应遵循的原则　在v3.0版与v2.X版的兼容性方面，v3.0版包含了v2.X系列最终版本的信息内容，包括所有的属性和触发事件。

在v3.X版之间的兼容性方面，通过新引入的“增强兼容”功能在所有使用基于老的或新的v3.X版本家族的HL7协议系统之间提供最大程度的互用性。在“增强兼容”不能顾及的范围内，HL7将使用缓慢但渐进地改进协议的方式来保持兼容，并不断地发展以满足新的要求。

3. HL7 v3.0版其保密性及安全性应遵循的原则　在病人信息的保密方面，v3.0版在病人信息的保护方面将引入显著的保密性功能；在服务的授权鉴别方面，新功能包括电子签名、基于比密码访问更先进的技术的用户授权等，此外，由于v3.0版本的多系统要求，同样要求这些系统拥有授权和鉴定的功能；在安全、隐私及完整性方面，新功能包括公用的或自用的密匙加密技术以及相应的系统校验和认可等。

（六）临床文档架构版本2（CDA R2）

除了消息交换标准之外，HL7组织也开发标准用于临床文档的表现和展现，该标准称为临床文档架构（Clinical Document Architecture，CDA）。CDA定义了临床文档的结构和语义，一个CDA文档在交换过程中的数据结构，是成功实施HL7的一个非常重要的因素。

CDA是一个三层结构，目前大多数医院都还在实施第一层。CDA2（CDA R2）是HL7开发的v3标准之一，用于撰写临床文本标准，最初发布于2000年。目前CDA R2由2000年版本发展而来。相对于最初的版本，整个CDA R2的临床文本模型完全从HL7的RIM导出，用XML的方式来表示，以提供撰写不同结构程度的临床文档的能力，从而使不同结构程度的文档（从完全不由CDA控制的无结构、不透明数据块到CDA模型定义的高度结构化、编码表达的临床信息）可以方便地用同样的方式管理。CDA R2并不规定文档的存储和传送方式。其他标准或规范可以用作CDA R2文档的交换。

基于 RIM 的 CDA 文本模型支持结构化的临床信息文本内容表达。CDA R2 用同一模型提供撰写不同于结构程度临床文本的能力，从而使不同结构程度的文本可以方便地用同样的方式管理。文本结构程度的范围包括从完全不由 CDA 控制的无结构、不透明的数据块，到用 CDA 模型定义的高度结构化、编码表达的临床信息。

四、医学数字成像和通信标准

（一）DICOM 概况

医院数字成像和通信标准（Digital Imaging and Communications in Medicine，DICOM）是美国放射学会（ACR）和美国电器制造商协会（NEMA）组织制定的专门用于医学影像存储和传输的标准。

20 世纪 70 年代随着计算机断层扫描（CT）、磁共振（MR）、心血管造影（DSA）和超声成像（Ultro-B）设备以及计算机在临床中的广泛应用，美国放射学会和国家电子制造商协会认识到在不同制造商制造的设备之间需要一个传输图像信息的标准方法。

美国放射学会和美国电器制造商协会在 1983 年成立了联合委员会来制定 DICOM 标准，并于 1985 年发行版本 1.0。1.0 版本很快提出两个修订版本，第一个在 1986 年 10 月，第二个在 1988 年 1 月。1988 年发行版本 2.0。它包含版本 1.0 的印刷修订版本和附加的修订版本。其中包含新的资料来提供命令显示设备，引入一个新的分级表来识别一个图像，并且当描述一个图像时，可以为增加的特征加入新的数据元素。

从 1993 年发行的版本 3.0 开始，被正式命名为 DICOM 3.0。3.0 版本采用了面向对象的分析方法，定义了医院影像在存储和通信过程中的各个实体和关系，提供了对 ISO-OSI（International Standard Organization- Open System Interconnection）和 TCP/IP（Transmission Control Protocol/Internet Protocol）的支持，使得在医学影像应用上可以与其他通信协议栈直接通信而不需要重新编写程序。考虑到技术的发展，标准采用了多部分的文档结构，对可能变化或扩充的部分以附录的形式提供，这样标准在更新时涉及面可以尽量小。

这些标准出版物指定了一个硬件接口、软件命令的最小集合和一个一致的数据格式集合。

（二）DICOM 标准的目的和应用

随着图像化、计算机化医院设备的普及和医院信息系统，特别是影像存储与传输系统（Picture Archiving and Communicating System，PACS）与远程医疗系统的发展应运而生。当 CT 和 MR 等设备生成高质量的、形象直观的图像在医疗诊断中广泛使用时，由于不同生产商生产的不同型号的设备而产生很大的困难。医疗信息系统随之带来许多新的问题：如何存储数据量极大的图像并能有效地管理，不同生产商的设备能否直接连接，如何能够在不同的生产商设备之间共享信息资源等。显然这些问题的解决方法是采取统一的标准。

DICOM 主要目的是促进不同医学成像设备间的互操作性，提供与制造商无关的数字体系及其相关的通信和存储功能的统一格式，以促进 PACS 的发展，并提供广泛的分布式的诊断和查询功能。

DICOM是医学影像信息系统的核心，它主要涉及医院信息系统中最主要也是最难的医学影像与传输，可直接应用在放射信息系统（RIS）和影像存储与传输系统（PACS）中。DICOM也是研究和开发具有网络连接功能，实现信息资源共享的新型医疗仪器的技术基础。医疗仪器在朝着自动化、智能化发展的同时，也在向着具有通信能力的遥控遥测和信息远程获取的网络功能发展，医疗仪器既是医疗信息系统中的信息源，也是系统中的信息运行者，是信息系统中的一个主要环节，网络化的医疗仪器对医学信息系统的重要性是不言而喻的。

DICOM标准的另一个特点是它定义在网络通信协议的最上层，不涉及具体的硬件设施而直接应用网络协议，因此与网络技术的发展保持相对独立，可以随着网络性能的提高而使DICOM系统的性能立即得到改善。DICOM尽管提供了OSI的网络模型，但现在实际上网络绝大部分都是在TCP/IP协议下构成的，网络硬件采用的形式可以多种多样，如100Mbit/s的双绞线100Base-T、光纤FDDI、综合业务数字网ISDN、IT线路等，还有速度较慢的10Mbit/s网10 Base-T和电话线路。只要设备具有支持TCP/IP协议的网络接口，在软件的支持下，就可以做到像PC机一样实现“即插即用”，非常方便地加入到医学系统的网络中。在这样的意义下，用DICOM实现的医疗信息系统，无论是RIS还是PACS，都具有类似的结构。

在采用DICOM标准的信息网络系统中，所有DICOM设备之间都可以按照DICOM的网络层协议进行互联和操作。临床医生可以在办公室查看B超设备的图像和结果，可以在CT机上调用磁共振图像进行图像的叠加融合，也可以通过网络调用存储在其他医院的图像结果。无论是本院、本地还是相距很远的外地，DICOM设备都可以通过网络相互联系，交换信息。

由于提供了统一的存储格式和通信方式，普及DICOM标准可以简化医疗信息系统设计，避免许多重复性的工作，加快信息系统的开发速度。对于实现无纸化、无胶片化的医院和远程医疗系统的实施将会起到极其重要的作用。

（三）DICOM标准中涉及的基本概念和定义

DICOM标准涉及医学影像、数据通信、管理信息系统等领域，在标准中又采取了面向对象的描述方法和E-R（Entity-Relation）模型，从而引入了大量的各个专业方面的术语，给标准的阅读和理解带来困难。下面简要地对标准中涉及的常用技术词汇和缩略语进行解释。

1. 实体　表示一个或一类有相同特性个体的应用对象。在计算机系统分析中，凡是可以区别并被人们认识的事、物、概念等，都可以被抽象为实体。实体一般有若干特征，称为属性。如患者是一个实体，具有姓名、性别、年龄等属性。图像也是一个实体，它有图像尺寸、图像数据等属性。

2. 联系　表示实体之间的相互关系。如患者实体与分析实体之间存在着应用联系，打印机和胶片实体之间存在着打印的联系。

3. 实体-关系（E-R）模型　这是描述现实世界的一种信息模型。通过定义实体以及实体间的联系，表现系统的需求和功能。通常以 E-R 图的方式表示。在 DICOM 中，用方框表示实体，菱形表示联系，用带箭头或不带箭头的线段将实体（方框）与联系（菱形）连接，表示它们之间存在联系。这是面向对象的分析方法所采用的主要表示方法，是对客观世界的一种抽象。

4. 对象 即外部世界事物在计算机内部的表示，是事物属性和处理方法的集合。对象具有封装和继承的特性。封装是指对象将属性和方法集合在一起，一般情况下只是提供给自己和派生对象使用。继承是指当一个对象是由另一个对象（父对象）派生出的时，它就自动具有父对象所具有的属性和方法。面向对象的方法就是以对象技术为中心，分析系统中各个信息的关系，抽象出系统各层次的对象模型，给出准确的系统描述，并在计算机系统中给予实现。应用面向对象的方法，可以提高开发效率，实现软件复用。

5. 信息对象定义（information object definition，IOD） 信息实体的抽象，是 DICOM 命令的作用受体。

6. 服务 某对象为其他对象或程序提供的功能。当要求使用次功能时称申请服务，而能完成该功能的对象是服务的提供者。

7. 服务对象对（service object pair，SOP） 是 DICOM 信息传输的基本功能单位，包括一个信息对象和一组 DICOM 消息服务元素。

8. 协议 计算机网络中为保证能正确地传输数据而必须共同遵守的通行规则和格式。

9. ISO-OSI 是国际标准化组织（ISO）所定义的开放系统互联（OSI）的七层网络参考模型。作为一个严格的网络模型，对于计算机网络的研究发展起重要的作用，但是由于种种原因，在实际中并未得到广泛的普及使用。DICOM 标准在制定时，OSI 处于发展的高潮，因此也作为 DICOM 中主要的网络参考模型。

10. TCP/IP 是传输控制协议、互联网协议，它首先在 UNIX 系统中使用，随后成为计算机网络中不同种类计算机之间的主要通信协议，是互联网的基础。

（四）DICOM 标准的组成

第 1 部分：给出了标准的设计原则，定义了标准中使用的一些术语，对标准的其他部分给了一个简要的概述。

第 2 部分：给出了 DICOM 的兼容性定义和方法。

第 3 部分：描述如何定义信息对象，对医学数字影像存储与传输方面的信息对象提供了抽象定义。

第 4 部分：服务类的说明。

第 5 部分：数据结构和说明。

第 6 部分：数据字典，是 DICOM 中所有表示信息数据元素定义的集合。

第 7 部分：消息交换。

第 8 部分：消息交换的网络支持。

第 9 部分：消息交换的点对点通信支持。

第 10 部分：用于介质交换的介质存储和文件格式。

第 11 部分：介质存储应用卷宗，用于医学影像及相关设备信息交换的兼容性声明。

给出了心血管造影、超声、CT、MR 等图像的应用说明和 CD-R 格式文件的说明。

第 12 部分：用于介质交换的物理介质和介质格式。

第 13 部分：点对点通信支持的打印管理。

第 14 部分：说明了灰度图像的标准显示功能。

第 15 部分：安全概述。

第 16 部分：内容映射资源。

五、健康信息标准集成环境（IHE）

1989 年，美国某一医院放射科所做的工作流程分析发现，一个住院病人的常规胸片检查需要 59 个步骤，并需要 12 个工作人员的参与。没有集成医疗领域内多种信息系统和影像设备，单独应用计算机带来的变化，几乎没有减少工作步骤和每一个步骤的时间。因此，在后续的 10 年中，该放射科多次重新设计了工作流程，并使用 DICOM 和 HL7 进行通信。这些努力将工作流程减少到了 10 个步骤以下，并同时加快了科室的周转时间。过去这些接口价格高，速度慢，并且不可靠。IHE 最初由一些医疗机构和医疗卫生 IT 厂商在北美放射协会（RSNA）和医疗健康信息与管理系统协会（HIMSS）的赞助下共同发起，其目的是为推动放射影像 IT 应用系统之间基于工业标准的互操作性，它定义一个共同的语言来帮助人们讨论怎样集成不同类型的信息系统。如今，IHE 被广泛认为是医疗 IT 领域中最成功的标准组织之一，并成长为一个真正国际化组织，拥有全球赞助者如 RSNA、HIMSS、美国心脏协会（ACC）。IHE 集成规范已经成为许多医疗 IT 开发项目中应用的关键方法，从医院内部的系统集成架构到区域性甚至国家级树脂医疗信息计划中的 EHR 蓝图。通过与 IHE 国家委员会及其当地赞助者的合作，IHE 组织教育培训活动、互操作性演示和互联互通测试码，在全球范围促进医疗 IT 系统互操作性并取得了巨大成功。

IHE 是医疗机构和医疗卫生 IT 厂商的共同努力。医疗机构在使用医疗 IT 系统方面的第一手经验极大地帮助了 IHE 确定在改善医疗卫生服务质量和效率方面具有关键影响的互操作性问题。通过开发解决这些问题的集成规范，IHE 对医疗机构在业务流程整合中最急迫的需求做出回应。同时，在解决这些问题的过程中，IHE 也逐步把它的领域从放射学扩展到了 IT 基础设施、临床检验、患者照管协调、医疗质量。另一方面，IT 厂商的积极介入使 IHE 技术方案能很快地在医疗 IT 产品中实现，并应用到医疗实践中去。医疗服务机构和 IT 厂商在 IHE 旗帜下的携手合作是 IHE 成功的一个重要特征。而今天，通过运用 IHE 集成模式，大部分工作流程得到了改善。

（一）IHE 概况

IHE 并非新的行业标准体系，IHE 组织也不是一个建立标准的组织，更不是技术及设备的认证，它只是对现有标准的应用、执行过程及实施方式等进行规范与合理定义。即定义一个共同的语言来帮助人们讨论怎样集成不同类型的信息系统，并主要通过提升已经建立的工业标准（如 HL7、DICOM）的协调使用水平，来明确指定对患者的最佳诊疗和处理。

（二）IHE技术框架

IHE技术框架定义了一个公共的信息模型和一个公共的词汇表用于系统中医学信息的通信。这个信息模型被称之为IHE集成模型，它定义了为满足特殊医疗需求的所有集成功能，描述了临床信息和工作流程需求，并定义了满足这些需求的角色和事务，即IHE集成模型（integration profiles，IP）＝角色（actor）＋事务（transaction）。其中，角色是指把产生、管理或操作信息的信息系统或应用程序抽象为医疗功能单元，每个角色支持一套IHE事务，实际的医疗信息系统可能包含一个或多个角色。事务是指角色间的信息交互，该交互基于现有标准（HL7、DICOM）实现，每个事务都定义了所对应的特定标准及细节信息。IHE集成模型图如图6-2所示。

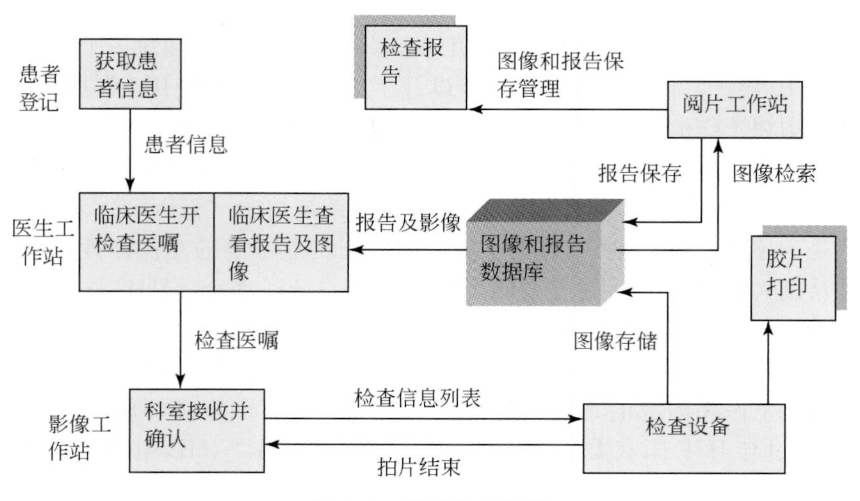

图6-2 IHE集成模型

（资料来自《数字化医院建设与管理》）

（三）IHE的主要内容

自1999年以来，IHE已经完成并发布了17个集成模型，定义了多个事务处理，主要有：

（1）预定工作流程：定义了在患者影像流程关键步骤中的信息流（登记、排序、预约、就诊、分发与存储）。

（2）患者信息的协调：定义了一种有效方法处理患者信息不唯一或者错误的唯一的情况。

（3）图像信息表达的一致性：保持在不同介质和不同显示模式下图像浏览和标注的一致性。

（4）成组信息的表达方式：管理在一个获取过程中获取的系列影像。

（5）获取放射学信息：建立一种机制在科室之间共享放射学影像信息。

（6）关键图像的标注：允许在序列的关键图像上附加文字性注释与指针。

（7）简单图像和数字的报告：实现一种标准，即创建、管理、存储、查看包括图像、正文和数字的报告。

（8）后处理工作流程。

（9）报告工作流程。

（10）可携带影像：在遵从 IHE 的 CDR 上发布图像信息，解决不同类型介质不兼容的问题。

这些内容已经基本覆盖了放射科信息化环境中影像存储与传输系统（PACS）、放射学信息系统（RIS）工作流程常规的执行过程及 PACS-RIS 中的流程集成及数据通信的主要操作环节。同时也涉及医院信息系统（HIS）管理域中与影像学检查流程相关的工作流及数据流过程。

（四）IHE 的获益者

（1）医疗机构：改善工作流程，减少错误和重复工作。

（2）病人：提高服务质量、信息安全和效率。

（3）系统供应商：减少实施的复杂性和时间、费用，更好地满足客户集成需求。

（4）标准组织：标准推广和反馈。

（5）政府：提高医疗信息的互操作性，降低医疗成本。

六、SNOMED 系统医学命名法

人类与兽类医学系统术语（Systematized Nomenclature of Human and Veterinary Medicine，SNOMED）是美国病理学会（CAP ）制定的，是描述病理检验结果的医学系统化术语。

目前，SOMED 已在 40 多个国家得到应用。SNOMED 对电子病历系统术语的标准化有着极为重要的意义。美国病理学会开始与信息标准组织 HL7 和放射学学会——国家电子制造商协会合作，共同发展 SNOMED。

SNOMED 支持疾病的多方面编码，是一个术语系统。国际版（SNOMED 3.0 以上）有 11 轴（模块），见表 6-2，每一模块为一个完整的等级分类系统。

每一种疾病诊断包含局部解剖学代码、形态学代码、微生物学代码和功能代码，确切定义一种诊断需要 4 种代码复合，如诊断代码 D-13510（链球性肺炎）等价于 T-2800（解剖代码、肺部），M-4000（形态学代码、炎症），L-25116（微生物学代码、链球菌）。

表 6-2 SNOMED 的 11 个轴

轴	定义	说明
T	局部解剖	解剖术语
M	形态学	细胞、组织、器官
L	微生物学	细菌和病毒
C	化学制品	药物

续表

轴	定义	说明
F	功能	体征和症状
J	职业	描述职业的术语
D	诊断	诊断术语
P	过程	管理、诊断和治疗过程
A	物理因素、力、作业	与疾病相关的设备和行为
S	社会关系	医学上的社会条件和重要关系
G	一般状况	语法连接和资格

通过使用复合和并列代码以及连接词如“与”、“或”、“由……引起”等代码，SNOMED 可组合医学概念形成更复杂的概念。几乎所有 ICD 中的术语都可由疾病和诊断（D-代码）模块合并而成。

用 SNOMED 术语系统书写诊断报告很有前途，但用它形成复杂概念和复杂实体的规则尚待开发。因为各种代码的自由组合，会出现无意义的代码，而要让计算机检测代码是否有意义，几乎是不可能的。

在 SNOMED 中的诊断可能包含 X 线照片的编码、形态特征代码、活的生物体代码和一些功能代码。当明确地定义了这四种代码以后，就相当于定义了一个标准的诊断代码。例如：疾病代码 DE-14810 是肺结核（D-14800），可以按照肺（T-28000）＋肉芽瘤（M-44000）＋分枝杆菌肺结核（L-21801）＋发热（F-03003）。

SNOMED RT（Systematized Nomenclature of Human and Veterinary Medicine reference Terminology）是为了满足医学信息处理的广泛要求，在原 SNOMED 3.5 版的基础上加入新的设计理念，于 2000 年面世的新产品。

七、观测指标标识符逻辑命名与编码（LOINC）

LOINC 数据库旨在促进临床观测指标结果的交换与共享。其中，LOINC 术语涉及用于临床医疗护理、结局管理和临床研究等目的的各种临床观测指标，如血红蛋白、血清钾、各种生命体征等。当前大多数实验室及其他诊断服务部门都在采用或倾向于采用 HL7 等类似的卫生信息传输标准，以电子消息的形式，将其结果数据从报告系统发送至临床医疗护理系统。然而，在标识这些检验项目或观测指标的时候，这些实验室或诊断服务部门采用的却是其内部独有的代码。这样，临床医疗护理系统除非也采用结果产生和发送方的实验室或观测指标代码，否则，就不能对其接收到的这些结果信息加以完全的“理解”和正确的归档；而当存在多个数据来源的情况下，除非花费大量的财力、物力和人力将多个结果产生方的编码系统与接受方的内部编码系统加以一一对照，否则上述方法就难以奏效。作为实验室检验项目和临床观测指标通用标识符的 LOINC 代码解决的就是这一问题。

LOINC 标准是由一些医学信息学者和临床医生在美国 Regenstrief 医疗研究所协调下开发而成。Regenstrief 医疗研究所负责维护和发展该标准，并拥有对它的版权。Regenstrief 研究所授予开放使用许可，允许公众免费使用 LOINC 编码。LOINC 编码已经在美国的大型医保一体化组织（例如 Kaiser Permanente 和 Aetna）、商业医用检验机构（例如 Quest、LabCorp、马友医院实验室和 MOS 实验室）和政府部门（例如疾病预防和控制中心、国防部、退伍军人部和国家医学图书馆）广泛应用于检验结果报告数据交换。2005 年，美国卫生部（HSS）宣布 LOINC 编码被选为 HIPPA 财务结算申请附件的编码标准。

LOINC 数据库实验室部分所收录的术语涵盖了化学、血液学、血清学、微生物学（包括寄生虫学和病毒学）及毒理学等常见类别或领域；还有与药物相关的检测指标，以及在全血计数或脑脊液细胞计数中的细胞计数指标等类别的术语。LOINC 数据库临床部分的术语则包括生命体征、血流动力学、液体的摄入与排出、心电图、产科超声、心脏回波、泌尿道成像、胃镜检查、呼吸机管理、精选调查问卷及其他领域的多类临床观测指标。LOINC 编码目前大约包含 4 万条术语，其中 3/ 4 用于检验观测指标数据编码。

在临床术语方面，除了临床观测指标，LOINC 标准还包含一组编码用于通用临床文本及其章节的命名，例如临床笔记、进展报告、放射影像诊断报告、医学摘要等。LOINC 文本命名模型包括文本种类、医疗服务类型、临床机构、主题领域、文本作者训练和专业等级等信息。由于临床文本近来被认为是通向可伸缩的 EHR 方案的关键，LOINC 医学临床文本编码和命名引起了其他开发定义临床文本内容的标准组织（例如 HL7、IHE 等）的极大兴趣。LOINC 赋予概念唯一的编码及名字，每个编码定义在一个六维特征空间，即成分、属性、时间特征、系统样本、标尺和方法中，其中方法是一个可选的特征，只包括在需要它的概念里。在临床检验结果编码领域，LOINC 已成为业界公认的用于不同系统之间交换数据的标准，并在其他标准协调组织得到采用（例如 IHE、EHR 化验室互操作性和连通性标准 EUNCS 等）。

八、欧洲健康信息学标准化技术委员会（CEN/TC 251）

当远程通信进入卫生保健领域，促进对标准化和标准共享性、安全兼容性、联通性以及交互性需求的时候，欧洲标准化委员会（CEN）意识到了医学信息学标准化的重要性与迫切性，于 1990 年成立了医学信息学技术委员会（TC 251），并在评估了医学信息学标准化现状之后，确定了其所属各工作组项目组的任务，具体包括：分析研究支持临床和管理程序的健康信息机构、支持互操作系统的技术方法，以及关于安全性、安全措施和质量方面的要求，组织、协调、制定和发布健康信息学标准，实现不同健康信息系统之间的相互兼容和互操作。

CEN/TC 251 由各代表团组成，代表团则由各成员国任命。它覆盖多个领域，每个领域都有一个独立的工作组（WG）：

（1）医疗卫生信息模式和病史（WG1）。

（2）医疗卫生术语学、语义学和知识库（WG2）。

（3）医疗卫生通信和医疗卫生信息表达（WG3）。

（4）医学图像和多媒体（WG4）。

（5）医用设备通信（WG5）。

（6）医疗卫生、隐私、质量安全措施和保安设施（WG6）。

（7）间断连接设备，包括“智能”卡（WG7）。

每一个工作组管理多个项目组，项目组以下有小组，每个小组有若干受托准备文档的人员。CEN/TC251 依据医疗卫生市场情况确定其工作的优先级，挑选适合于进一步标准化的公共规范和产品。

总体上讲，CEN/TC251 是与医学信息学欧洲研究与发展项目（高级信息学医学，AIM）同时建立的。研究、发展和标准化三方面相互促进，对未来数字卫生和远程通信有着重大意义。

目前，CEN/TC 251 出版了一系列数字卫生标准，详见表 6-3。

表 6-3　CEN/TC 251 出版的数字卫生标准

序号	标准号	标准名称
1	EN 1064：2005＋A1：2007	健康信息学 标准通信协议 计算机辅助心电图
2	EN 1068：2005	健康信息学 代码系统的注册
3	CR 1350：1993	保健用现有信息交换格式的语法研究
4	EN 1614：2006	健康信息学 实验室医用器械表示法
5	EN 1828：2002	健康信息学 外科手术分类和编码系统用目录结构
6	EN ISO 10781：2009	电子健康档案 系统功能模型
7	EN ISO 11073-10101：2005	健康信息学 定点护理医用设备通信 第 10101 部分：术语
8	EN ISO 11073-10201：2005	健康信息学 医疗信息交流 第 10201 部分：域信息模型
9	EN ISO 11073-20101：2005	健康信息学 医疗信息交流 第 20101 部分：应用剖面图
10	EN ISO 11073-30200：2005	健康信息学 医疗信息交流 第 30200 部分：电缆连接传输
11	EN ISO 11073-30300：2005	健康信息学 医疗信息交流 第 30300 部分：红外传输
12	EN 12052：2004	健康信息学 数字成像 通信、工作流和数据管理
13	CR 12161：1995	健康信息学 卫生领域协议的定义方法
14	EN 12251：2004	健康信息学 保健的安全使用者识别 使用密码校验的管理和安全
15	EN 12264：2005	健康信息学 概念系统的分类结构
16	EN 12381：2005	健康信息学 健康护理特殊问题的时间标准
17	EN 12435：2006	健康信息学 健康状况测量结果表示
18	ENV 12443：1999	健康信息学 健康信息框架（HIF）
19	ENV 12537-1：1997	健康信息学 医疗部门 EDI 用信息客体的登记 第一部分：记录器
20	ENV 12537-2：1997	医学文献 EDI 保健文献的注册 第 2 部分：注册程序
21	CR 12587：1996	健康信息学 医疗信息发展的方法论
22	ENV 12610：1997	医学资料 医药产品识别
23	ENV 12611：1997	健康信息学 概念系统的范畴结构 医疗器械
24	ENV 12612：1997	健康信息学 卫生护理管理信息交换用消息
25	EN 12967-1：2007	健康信息学 服务架构 第 1 部分：企业
26	EN 12967-2：2007	健康信息学 服务架构 第 2 部分：信息

续表

序号	标准号	标准名称
27	EN 12967-3：2007	健康信息学 服务架构 第3部分：数字化
28	EN 13606-1：2007	健康信息学 电子保健记录通信 第1部分：参考模型
29	EN 13606-2：2007	健康信息学 电子保健记录通信 第2部分：典型的互换说明
30	EN 13606-3：2008	健康信息学 电子保健记录通信 第3部分：相关的典型及专业术语清单
31	EN 13606-4：2007	健康信息学 电子保健记录通信 第4部分：安全
32	EN ISO 13606-5：2010	健康信息学 电子保健记录通信 第5部分：接口规范
33	ENV 13607：2000	健康信息学 处方信息交换用信息
34	ENV 13608-1：2000	健康信息学 卫生健康通信安全 第1部分：概念和术语
35	ENV 13608-2：2000	健康信息学 卫生健康通信安全 第2部分：安全数据科目
36	ENV 13608-3：2000	健康信息学 卫生健康通信安全 第3部分：安全数据通道
37	EN 13609-1：2005	健康信息学 卫生健康系统支持信息维护用消息 编码方案的更新
38	ENV 13609-2：2000	健康信息学 卫生健康系统支持信息的维护 第二部分：医学实验室特殊信息的更新
39	CR 13694：1999	健康信息学 安全及保健相关软件的质量标准
40	ENV 13730-1：2001	健康信息学 输血的相关信息 第1部分：护理相关的疗养信息
41	ENV 13730-2：2002	健康信息学 输血的相关信息 第2部分：产品相关信息
42	EN 13940-1：2007	健康信息学 维持保健连续性的概念系统
43	EN 14463：2007	健康信息学 描述医疗分类系统内容的句式
44	EN 14484：2003	健康信息学 欧盟数据保护指令的国际个人健康数据交换 保密策略
45	EN 14485：2003	健康信息学 欧盟数据保护指令国际应用中个人健康数据的使用导则
46	EN 14720-1：2005	健康信息学 服务要求和报文 第1部分：包括医嘱和排泄的基本服务
47	CEN/TS 14796：2004	健康信息学 数据类型
48	EN 14822-1：2005	健康信息学 通用信息单元 第1部分：概述
49	EN 14822-2：2005	健康信息学 通用信息单元 第2部分：非医疗信息
50	EN 14822-3：2005	健康信息学 通用信息单元 第3部分：临床信息
51	CEN/TS 14822-4：2005	健康信息学 通用信息单元 第4部分：文档标题
52	CEN/TS 15127-1：2005	健康信息学 生理测量软件检验 第1部分：总则
53	CEN/TS 15211：2006	健康信息学 对可扩展标记语言（XML）分级信息描绘图
54	CEN/TR 15212：2006	健康信息学 词汇：基于医疗信息数据库的网络维护程序
55	CEN/TR 15253：2005	健康信息学 健康信息交换要求的服务质量
56	CEN/TS 15260：2006	健康信息学 健康信息产品防范风险分级
57	CEN/TR 15299：2006	健康信息学 病人及相关对象鉴定安全程序
58	EN 15521：2007	健康信息学 人体结构专用术语
59	CEN/TR 15640：2007	健康信息学 确保病人安全的医疗软件措施

续表

序号	标准号	标准名称
60	CEN/TS 15699：2009	健康信息学 临床知识资料：元数据
61	EN ISO 18104：2003	健康信息学 护理参考术语模型的集成
62	EN ISO 18812：2003	健康信息学 临床化验设备与实验室信息系统的接口 使用说明
63	EN ISO 21549-1：2004	健康信息学 病人保健卡数据 通用结构
64	EN ISO 21549-2：2004	健康信息学 病人保健卡数据 共同对象
65	EN ISO 21549-3：2004	健康信息学 病人保健卡数据 有限的临床数据
66	EN ISO 21549-4：2006	健康信息学 病人保健卡数据 第 4 部分：延伸的临床数据
67	EN ISO 21549-5：2008	健康信息学 病人保健卡数据 第 5 部分：识别数据
68	EN ISO 21549-6：2008	健康信息学 病人保健卡数据 第 6 部分：管理数据
69	EN ISO 21549-7：2007	健康信息学 病人保健卡数据 第 7 部分：药物数据
70	EN ISO 21549-8：2010	健康信息学 病人保健卡数据 第 8 部分：链接
71	EN ISO 27799：2008	健康信息学 用 ISO/IEC 27002 进行健康信息安全管理

九、美国数字卫生标准及组织

美国国家标准学会的卫生健康信息标准委员会（ANSI HISB）负责卫生信息的收集、制定和推广工作。ANSI HISB 有 25 个具有投票权的成员和 100 多个一般成员，它所经营的标准主要是 ISO 的标准，但也有一些 HISB 成员的标准和自己制定的或自己制定获 ISO 认可的标准，这些标准都是根据美国自身的实际需要或各行业的特点制定并推行使用的，如美国试验材料学会、美国牙医学会等机构制定的标准。

ANSI HISB 的业务范围包括：

（1）卫生保健模型和电子版的卫生保健记录。

（2）卫生保健数据、图像、声音和信号的相互交换。

（3）卫生保健代码和术语。

（4）诊断仪器和卫生保健设施的交流。

（5）卫生保健讲义、知识和统计数据库的交流。

（6）卫生健康信息的相关领域。

其中关于卫生健康信息的标准有两条：①ASTM E2085-00a 卫生健康信息的安全框架；②ASTM E2084-00 卫生健康信息使用数字化信号认证的详细标准。

对于数字卫生的标准化体系而言，由于美国社会的多元性和自由化状态，形成了美国独特的分散化标准体系。美国官方（包括联邦政府和州政府）制定和发布标准，而各学术组织、团体及企业也制定和发布标准，其中某些具有权威性的学术团体也成为国际标准化组织 ISO 的成员。同时，1982 年美国政府公布的《参加志愿标准的制定和使用》通知（A-119 号）中还说明，美国的标准是自愿采用，更使得美国数字卫生标准化工作呈现明显的多元化现象。

由美国国家标准研究院（ANSI）领导，HISTP受健康信息技术全国协同办公室（ONC）委托，为美国健康信息共同体所确定的用例选择和推荐HCIT标准。医疗卫生信息技术标准专家小组（HITSP）是由200多个的团体所组成的组织，包括客户、厂商、SDO和非SDO组织及政府机构代表。HITSP的目的是确定、选择和协调医疗卫生信息通信标准。

在高层意义上，HITSP的目的同样是为了HCIT标准协调。它在很短的时间内评估分析了大量的现存HCIT标准，通过适当的选择为确定的用例做出明确的标准推荐，以及发现确认HCIT标准的覆盖裂缝，为标准开发和其他组织的开发工作提供方向。

HITSP制定的标准详见表6-4。

HITSP开发了正式的标准评估的规程和一套评估分析准则，用两层模型进行标准的选择：在顶层，每个HITSP推荐的方案解决了共同体所确定的一个健康信息互操作性问题。HITSP把这样的总体方案称为互操作性规范（HITSP/IP）。基本上，HITSP/IP表达了为解决相应问题所选择的不同标准及其结合、协同使用。HITSP/IP由一批构件组成(第二层构成元件)。构件可以在不同的HITSP/IP之间重复使用，也可以在其内部重复使用：所有的HITSP构件形成一个层次结构，在这中间高层的构件可以共享较底层的构件。

HITSP采用了用例驱动的方法开发标准协调方案。根据共同体确定的“突破区域”，HITSP首先为三个不同的用例开发了互操作性规范：EHR-临床检验结果报告（HITSP/IS-01：EHR-Laboratory Test Results Reporting)；公共卫生监督（HITSP/IS-02：Bio-Surveillance)；提升医疗卫生客户参与能力（HITSP/IS-03：Customer Empowerment)。每个互操作性规范都由交易包、交易的元件组成。事实上，很多组件被所有三个规范共享。

HITSP赋予每个不同的构件唯一的标识号以便在互操作性规范中或其他较高层构件中引用。所有的HITSP构件被划分成三类：元件（ISC)、交易（IST）和交易包（ISTP)。

HISTP元件用于定义其他高级构件的一段技术定义，它可以是消息内容、文本内容规范、安全设计或词汇表（组）等。元件通常通过引用基础标准来定义。元件的主要目的是增强整套构件的模块化。元件自身并不能规定角色之间的互动，它常常通过为交易提供内容细节的规定参与到角色互动中来。例如，ISC-35规定了HL7ORU消息的内容，ISC-37规定了CDAR2文本规范，它们都在不同的交易中用于检验结果的交换。这两个元件事实上是基于IHE临床检验SWF和XDS-LAB集成规范中同样的工作开发而成。但在HITSP正式文本中，它们直接引用也是为IHE集成规范所引用的基础标准（HL7 2.5 ORU消息和HL7V3 CDA R2)。理解这个差别是很重要的：在这种情况下，HITSP通过开发它的元件定义了它自己的消息和文本内容规范。尽管它们基于IHE的同样工作，HITSP元件的维护和修改独立于它没有引用的标准。在HISTP的构件库中，元件是最底层的构件，用以构造交易和交易包。

交易是为了某个目标用例定义的一组角色之间的互动。在HITSP中，交易可以直接在基础标准上开发，也可以通过引用别的复合标准的集成规范（例如IHE）或其他构件开发。如果引用外部集成规范或别的构件，HISTP交易可能针对它自己的应用目的和场景引入新的限定。无论用哪种方法，HITSP交易都可以使用HITSP元件。一个交易的例子是IST-18（从WEB阅览报告)，它使用了ISC-44（安全的WEB连接）为阅览期间建立安全的HTTP连接。

表 6-4 **HITSP 制定的数字卫生标准**

序号	标准号	标准名称	标准内容
1	IS 01	Electronic Health Record（EHR）Laboratory Results Reporting 电子健康记录 实验结果报告	The Electronic Health Records Laboratory Results Reporting Interoperability Specification defines specific standards to support the interoperability between electronic health records and laboratory systems and secure access to laboratory results and interpretations in a patient-centric manner
2	IS 02	Biosurveillance 监控	The Biosurveillance Interoperability Specification defines specific standards that promote the exchange of biosurveillance information among healthcare providers and public health authorities
3	IS 03	Consumer Empowerment 消费者授权	The Consumer Empowerment and Access to Clinical Information via Networks Interoperability Specification defines specific standards needed to assist patients in making decisions regarding care and healthy lifestyles (i. e.， registration information， medication history， lab results， current and previous health conditions， allergies， summaries of healthcare encounters and diagnoses）. This Interoperability Specification defines specific standards needed to enable the exchange of such data between patients and their caregivers via networks
4	IS 04	Emergency Responder Electronic Health Record (ER-EHR) 紧急响应的电子健康信息记录	The Emergency Responder Electronic Health Record Interoperability Specification defines specific standards required to track and provide on-site emergency care professionals， medical examiner/fatality managers and public health practitioners with needed information regarding care， treatment or investigation of emergency incident victims
5	IS 05	Consumer Empowerment and Access to Clinical Information via Media 消费者授权、通过媒体获取临床信息	The Consumer Empowerment and Access to Clinical Information via Media Interoperability Specification defines specific standards needed to assist patients in making decisions regarding care and healthy lifestyles（i. e.， registration information， medication history， lab results， current and previous health conditions， allergies， summaries of healthcare encounters and diagnoses）. This Interoperability Specification defines specific standards needed to enable the exchange of such data between patients and their caregivers via physical media or secure email exchange
6	IS 06	Quality 质量	The Quality Interoperability Specification defines specific standards needed to benefit providers by providing a collection of data for inpatient and ambulatory care and to benefit clinicians by providing real-time or near-real-time feedback regarding quality indicators for specific patients
7	IS 07	Medication Management 药品管理	The Medication Management Interoperability Specification defines specific standards to facilitate access to necessary medication and allergy information for consumers， clinicians， pharmacists， health insurance agencies， inpatient and ambulatory care， etc

续表

序号	标准号	标准名称	标准内容
8	IS 08	Personalized Healthcare 个体化医疗	The Personalized Healthcare Interoperability Specification describes family history and genetic/genomic lab order and results which are used to provide personalized treatment specific to genetic makeup
9	IS 09	Consultations and Transfers of Care 协商和转让服务	The Consultations and Transfers of Care Interoperability Specification describes the information flows, issues and system capabilities that apply to: 1. a provider requesting and a patient receiving a consultation from another provider 2. a provider requesting a transfer of care for a patient and the receiving facility admitting the patient. It is intended to facilitate access to information necessary for consultations and transfers for consulting clinicians, referring clinicians, transferring facilities, receiving facilities and consumers
10	IS 10	Immunizations and Response Management 免疫及响应管理	The Immunizations and Response Management Interoperability Specification focuses on: 1) providing information about individuals who need to receive specific vaccines, drugs, or other interventions; 2) the ability to report, track, and manage administration of vaccines, drugs, isolation, and quarantine; 3) the ability to identify and electronically exchange information describing the treatment or prophylaxis status of populations; 4) the ability to exchange specific resource and supply chain data from public and private sectors
11	IS 11	Public Health Case Reporting 公共卫生情况报告	The Public Health Case Reporting Interoperability Specification supports the bi- directional information exchanges of the Public Health Case Reporting process. It focuses on enabling more efficient data capture at the point of care while allowing for optimizing the information delivery format and content allowing for current SDO efforts to be finalized. In the absence of standards in structured content and associated Clinical Decision Support for alerts and information reporting criteria, this Interoperability Specification provides options for the secure communication of basic presentation preserving content to better automate the current paper- based information flows
12	IS 12	Patient-Provider Secure Messaging 患者安全信息提供	The Patient- Provider Secure Messaging Interoperability Specification describes the information flows, processes, and system capabilities that are required for patients to interact with their healthcare clinicians remotely using common computer technologies readily available in homes and other settings
13	IS 77	Remote Monitoring 远程监控	The Remote Monitoring Interoperability Specification addresses the information exchange requirements for the transfer of remote monitoring information from a device physically attached to or used by a patient in a location that is remote to the clinician to an Electronic Health Record (EHR) system and/or a Personal Health Record system

续表

序号	标准号	标准名称	标准内容
14	IS 91	Maternal and Child Health 妇幼保健	The Maternal and Child Health Interoperability Specification addresses the ability to exchange obstetric and pediatric patient information between Electronic Health Records (EHRs), the ability to incorporate pediatric assessment tools, guidelines and assessment schedules into EHRs, and the ability to exchange standardized patient assessments for antenatal care, pre-natal care, labor and delivery and post-partum care between EHRs. It also addresses the ability to incorporate assessment tools, guidelines and assessment schedules into EHRs for antenatal care, pre-natal care, labor and delivery and post-partum care, as well as the ability to exchange this information with appropriate Public Health programs
15	IS 92	Newborn Screening 新生儿筛检	The Newborn Screening Interoperability Specification describes the information flows, issues, and system capabilities supporting newborn screening reporting and information exchanges among clinical care settings and public health
16	IS 98	Medical Home 医疗之家	The Medical Home Interoperability Specification focuses on the information received by the Medical Home (MH) for care coordination and the manner in which this information supports individual patient needs and co-morbidity management
17	IS 107	EHR-Centric HER 中心	This Interoperability Specification consolidates all information exchanges and standards that involve an EHR System amongst the thirteen HITSP Interoperability Specifications in place as of the February 13, 2009 enactment of the American Recovery and Reinvestment Act (ARRA). This Interoperability Specification is organized as a set of HITSP Capabilities, with each Capability specifying a business service that an EHR system might address in one or more of the existing HITSP Interoperability Specifications (e. g., the Communicate Hospital Prescriptions Capability supports electronic prescribing for inpatient prescription orders). Greater detail on these Capabilities is provided as part this Interoperability Specification, with their underlying HITSP constructs referenced in the Complete Library on HITSP. org
18	IS 158	Clinical Research 临床研究	The Clinical Research Interoperability Specification covers clinical research in all its forms as it interoperates with healthcare systems, particularly EHRs. The specification spans two industries, healthcare and clinical research, and incorporates standards from healthcare (HL7 and IHE) and research (CDISC). The design leverages existing HITSP constructs and communication methodologies where applicable, and lays out new constructs as needed. The design also leverages the current players in the clinical research industry such as Electronic Data Capture (EDC) systems and research registries

资料来源：http：//www. hitsp. org/default. aspx。

交易包定义（或应用）若干个交易和它们为达到该交易包预期目的而作为一个整体的协同使用。所有较底层的构件（元件和交易）都可以用在交易包里。在EHR-临床检验结果报告互操作性规范的例子中，一个交易包的例子是ISTP-13（管理文本的共享）。ISTP-13引用IHE XDS集成规范定义用于临床检验结果文本定位、查询和检索交易包。ISTP-13引用了ICS-35作为文本内容的定义——临床检验结果CDA R2文本规范。

HISTP的工作代表更高层的健康信息标准协调，试图在更大的范围内推动基于工业标准的HCIT应用互操作性。在美国，HITSP的目的是为全国范围的EHR（为每个美国人建立纵向集成的健康记录）计划提供互操作性规范。在实际世界的系统实现中，一个产品可以选择参加HITSP互操作性规范的一个或多个交易，医疗机构和健康信息组织（例如RHIO——区域性健康信息组织）可以选用相容的产品构造它们的方案，这些产品之间将能用HITSP规范通信互动。

十、英国数字卫生标准组织

（一）英国标准化协会（British Standards Institution，BSI）

BSI是世界上第一个国家标准组织与世界领先的标准化服务的提供者。它创建于1901年，分支机构遍及全球110多个国家和地区。BSI与制造业、服务业、商业、政府及消费者通力合作，以促进英国、欧洲和国际标准的发展。

BSI采用事业部制管理模式，下设四个独立的事业部门：

（1）BSI British Standards：是英国国家标准化机构，负责研制标准和提供标准化解决方案，满足工商业界和社会的标准化需求。

（2）BSI Management System：在全球范围内提供独立的第三方管理体系认证服务。

（3）BSI Product Service：除了英国首个认证标志——风筝标志（Kitemark）相关业务外，围绕促进企业的产品创新、提升产品质量，确保产品符合相关的法律法规展开业务。

（4）BSI Entropy International：面向全球机构，针对提高环境、社会、经济管理水准，提供软件解决方案，旨在为全球可持续发展做出贡献。

（二）英国数字卫生标准化发展现状

英国的数字卫生标准化系统是最为完整的一个体系，是政府集权管理模式的代表。这主要得益于英国实施的国家卫生保健制度（NHS），该制度属于典型的全民医疗制度，而且卫生资源的配置历来重视计划手段，因而更需要进行信息的标准化以便于相互交流和统一管理规划。

因此，英国国家卫生局于1999年4月成立了卫生信息管理机构，该机构是专门负责制定有关临床数据标准、技术标准及管理信息标准的信息标准委员会。其出版的数据字典和数据手册是关于卫生信息的国家通用标准，并于2001年10月出版了最新版本的《NHS数据字典&数据手册1.2》合印本，代替了原有的《数据字典3.3》和《数据手册5.3》，从而保证了在NHS系统内实现信息的共享、交换和有效利用。

第二节 国内数字卫生标准及组织

中共中央、国务院《关于深化医药卫生体制改革的意见》指出："建设覆盖城乡居民的公共卫生服务体系、医疗服务体系、医疗保障体系、药品供应保障体系，形成四位一体的基本医疗卫生制度。"有关这四大体系的建设，卫生部马晓伟副部长曾强调，除了需要财政支持、法律支持、政策支持外，还需要标准支持。他认为，医疗卫生工作专业性强，比较特殊，特别是医疗卫生服务既有管理性要求又有技术性要求，要做到规范服务，约束行为，体现人文关怀，必须以标准的形式，充实、完善和细化相应的制度、机制和要求。

然而，在国家数字卫生化面临的诸多薄弱环节中，标准问题尤为突出。尤其是 SARS 疫情的出现，使得卫生部门和全社会对我国公共卫生信息系统标准不统一、信息滞后、信息不畅所导致的资源浪费、决策延误深有体会。实际上，在几乎与 SARS 全面暴发同时期，2003 年 4 月由卫生部信息化工作领导小组制定的《全国卫生信息化发展规划纲要 2003～2010 年》(以下简称《规划纲要》) 就已在全国卫生信息化工作会议上修改并通过。《规划纲要》明确了数字卫生建设的指导思想：统筹规划、资源共享、应用主导、面向市场、安全可靠、务求实效。也提出了数字卫生建设的基本原则：标准统一、保证安全、以法治业、经济实效、因地制宜。同时提出了数字卫生建设的建设目标：到 2010 年，建立起功能比较完备、标准统一规范、系统安全可靠，与卫生改革与发展相适应的卫生信息化体系，经济发达地区数字卫生建设和信息技术应用达到中等发达国家水平，其余地区数字卫生建设要处于发展中国家的前列。

可见，标准统一、数字卫生标准化建设是我国数字卫生建设的基础与重要领域。近年来，全国各级机构、组织在数字卫生标准化建设方面取得了一定成效，初步建立起比较完整的国家数字卫生标准体系，基本实现与国际数字卫生标准和国际通用数字卫生标准的接轨，极大地提高了我国在数字卫生标准国际化中的地位和作用。

一、国内重要的数字卫生标准化组织

从国内来看，参与数字卫生相关标准研究制定等的组织有管理部门、科研院所、医科院校、大型医院、协会、学会、银行、医疗保险公司、医疗卫生信息系统企业等。其中，管理部门有国家标准化管理委员会、卫生部、药监局、中医药管理局、人力资源和社会保障部、国家人口和计划生育委员会、民政部、公安部、体育总局、保监会等相关部门；科研院所有中国标准化研究院、中国医学科学院、中国中医科学院、卫生部医院管理研究所等。

(一) 卫生部卫生标准委员会卫生信息标准专业委员会 (CHISS)

卫生信息标准专业委员会是全国卫生标准委员会的分委员会，成立于 2006 年 10 月，简称 CHISS。CHISS 的主要业务范围包括卫生信息标准化需求分析，起草、制定卫生信息标准框架，对卫生信息标准进行起草、制定、维护、审验和推广运用，及时做好国际标准的引进工作，做好标准制定和应用中的协调工作，开展数字卫生标准化的学术交流，参与国际有关标准组织。负责医疗卫生领域卫生信息相关处理技术、管理体系、信息处理相关设备、信息技术、管理认证和网络安全等标准。

目前，CHISC已完成了“国家卫生数据字典与元数据管理系统”、“国家卫生信息标准基础框架”项目以及多项数字卫生标准的研制。

（二）HL7中国委员会（HL7 China）

HL7中国委员会于2006年5月成立，是HL7组织的国际会员之一，是依照HL7组织国际会员相关规定建立的非营利性社会团体。协会的宗旨是借鉴HL7标准研究发展符合中国国情的医疗资讯交换标准，提高中国医疗资讯水平，同时加强国际医疗资讯交流。

HL7中国委员会是由致力于健康资讯交换研究或对其感兴趣的个人或团体自愿组成的社会团体，其活动遵循HL7国际会员协议的相关规定。协会的日常工作由会员大会选举产生的协会常务委员会负责。

协会的主要任务包括：参加HL7组织的相关活动、举办健康资讯交换标准研讨会及相关培训、整理健康资讯交换标准相关文献并发行健康资讯交换标准刊物、美术及情报交流、接收相关机构的委托办理健康资讯交换标准制定等相关活动、健康资讯交换标准相关事宜等。

（三）电子病历研究委员会（EMR Steering Committee）

2005年12月12日，由卫生部信息中心和英特尔合作，发起成立专门的组织和机构，通过立足需求，以信息交换共享为目标，与国际接轨，通过调研、评价和选择现有标准的组织，来研究电子病历相关事务流程、标准、平台等基础性的问题，以推进国内电子病历的发展。2006年5月，电子病历研究委员会（EMR Steering Committee）正式成立。目前电子病历研究委员会下设三个组：应用模型组（Usage Model Workgroup），主要负责相关业务过程分析以及其中的标注化需求；技术组（Technical Workgroup），主要负责标准和技术的选择应用；知识产权组（Intellectual Property Workgroup），主要负责在引用标准时有关涉及知识产权问题的研究。

电子病历标准化研究近期的目标有两个：一是医疗机构之间的检验结果报告共享（lab result sharing），即通过技术手段来实现医疗机构之间检验结果报告的互认，以减少患者的重复检查，这与目前国家倡导的医疗发展目标是一致的。另一个是社区医疗机构与医院之间的双向转诊，即当一个患者从一个社区医疗机构转到一个医院（或者相反的情况）的时候，两者之间如何实现信息的共享问题。

（四）世界卫生组织国际分类家族合作中心（WHO-FIC合作中心）

WHO-FIC合作中心的主要职能：促进国际分类家族（FIC）在我国的推广，同时面向全国卫生领域的各个行业，负责FIC有关事务的翻译和咨询，内容涉及疾病和与健康有关问题的信息编码和分类。WHO-FIC合作中心的主要工作成绩有：ICD-9的翻译、出版及推广应用；组织北京协和医院各医学领域的100多位专家共同编译并出版《国际疾病分类》第9次修订本（ICD-9）中文版；为全国各地医院疾病编码统计人员和死因统计人员举办培训班，系统宣讲有关ICD-9编码的基本知识和实际操作方法；牵头分别成立了“全国ICD-9死因统计协会组”和“全国ICD-9医院疾病统计协会组”并开展了一系列的协作活动；为全国各地使用ICD-9的相关部门提供了有关ICD应用的大量咨询服务；ICD-10的修订、翻译、出版 、培训及推广应用，将我国在应用ICD中遇到的问题和建议提交ICD-10修订协会，以确保ICD-10的内容能够充分满足我国医学工作者的需要；对ICD-10英文版进行翻译、为全国各地从事疾病或死因编码和统计的人员举办各种类型的ICD-10培训和讲座；为全国各地使用ICD-10的相关部门提供有关ICD应用的咨询服务。

（五）中国医院协会信息管理专业委员会（CHIMA）

中国医院协会信息管理专业委员会（Chinese Hospital Information Management Association，CHIMA），是中国医院协会（原名中华医院管理学会）的分支机构，是协会领导下的全国性非营利群众性的行业学术组织。CHIMA工作的主要着眼点在于：开展医院信息管理学术活动；制定有关医院信息标准管理规范及规章制度；培训和提高医院信息管理工作人员素质，从而推动中国医院信息管理工作的开展。CHIMA团结了一批活跃在医院信息行业的领导、专家和广大专业技术人员，起着卫生行业行政领导部门、广大HIT从业者、学术研究部门和数字卫生供应商的桥梁沟通作用。CHIMA每年均举办在国内有广泛影响、颇有声誉的“中华医院信息网络大会”，开展医院信息化现状调查，支持全国医院CIO俱乐部与HIT供应商俱乐部的活动，协办《中国数字医学》、《中国信息界》杂志，是当前世界最为活跃、最具影响力、学术水平最高、亲和力强、被同仁广泛认可的行业学术组织。

二、国内数字卫生标准的应用与研制情况

近年来，我国数字卫生建设工作发展迅速，在深度和广度上均取得重大突破。疾病控制、卫生监督、医疗服务、社区卫生、妇幼保健、远程医疗、远程医学教育等信息系统建设水平得到进一步提高。随着数字卫生的深入发展，数字卫生标准工作的地位和作用也日益显著，逐步得到各级政府和社会的关注与重视，数字卫生标准研究和应用工作逐步展开。

首先，自1984年以来，国际疾病分类代码标准（ICD-9）等一批国家数字卫生标准在全国卫生机构得到贯彻执行。2001年以来，全国开始推广使用ICD-10，卫生部先后举办了数十次全国和省（市）的ICD-10标准培训班，数千人次参加了培训。

其次，根据《全国卫生信息化发展规划纲要（2003～2010年）》的建设要求，为了解决“信息标准不统一”的问题，在2003年年底，卫生部信息化工作领导小组启动了3个课题的研究，以解决不同层次、不同领域的数字卫生标准化问题。这3个课题包括“医院基本数据集标准”、“公共卫生信息系统基本数据集标准体系”、“国家卫生信息标准基础框架”。与此同时，公共卫生信息资源规划、中医药术语、卫生监督、妇幼保健、社区卫生信息技术、电子病历、居民健康档案、医学检验、医学影像等相关标准也在研究和制定过

程中。

再次，在数字卫生标准研发体制上，我国也开始探讨由政府、企业、研究机构和用户多方合作的协作机制，并相继成立了中国卫生信息学会卫生信息标准化专业委员会、中国HL7研究会、中国电子病历研究会等标准化研究的学术团体。

最后，各级相关研究机构积极开展数字卫生标准化建设，尤其在信息标准系统、标准研制等方面取得了一些成果。

（一）卫生部卫生标准委员会卫生信息标准专业委员会（CHISS）发布研制的相关卫生信息标准与标准系统

1. 国家卫生数据字典与元数据管理系统试用版（www.chiss.org.cn） 该系统由卫生部卫生标准委员会卫生信息标准专业委员会于2009年底正式发布，由卫生部统计信息中心和中国卫生信息学会卫生信息标准化专业委员会负责研发和管理，由中国人民解放军第四军医大学卫生信息研究所和天网软件股份有限公司提供技术支持。

该系统是在卫生部会同有关部门、专家完成的健康档案和电子病历基本架构与数据标准研制工作基础上开发而成的。它收录了《健康档案基本架构与数据标准（试行）》、《电子病历基本架构与数据标准（征求意见稿）》这两个标准文本中包含的所有数据元及值域，通过提取公用数据元，定期发布和动态维护卫生领域的元数据，用于指导各地居民健康档案和满足机构间交换的电子病历的标准化、规范化建设，保证国家卫生数据字典在全国范围内的可得性和可利用性。

其中，《国家卫生数据字典》是卫生领域的元数据资源库，由数据元及其他元数据组成（图6-3）。包含了个人基本信息和来自儿童保健、妇女保健、疾病预防控制、疾病管理及医疗服务等业务领域的相关信息项目，共1465个数据元，178个值域。以通配数据元为主，即数据元所表示的对象类是一般意义上的对象类，通常不列举对象类可能出现的各种特指情况。

《元数据管理系统》则为《国家卫生数据字典》的浏览和查询提供导航。同时，作为卫生领域数据标准研发和维护的平台和工具，按照元数据开发流程和标准应用的需要，该系统还具有元数据提交、审核、注录等功能。通过对元数据的动态更新和维护，满足卫生行业各专业领域不断增长和变化的数据标准需要，为数字卫生的发展提供支撑。该系统以《ISO/IEC 11179：信息技术——元数据注册》及其他相关国际和国家标准为基本依据。

2. 其他数字卫生标准 卫生部卫生标准委员会卫生信息标准专业委员会还提出了数字卫生标准制（修）订计划，并遵照目的性、等同性、创新性、一致性和本地化等原则，尽可能遵循或等同采用目前数字卫生领域已有的相关国际标准，如ISO/IEC 11179 Information Technolog—Metadata Registries等，于近年相继颁布了一系列数字卫生标准，如《WS/T 303—2009 卫生信息数据元标准化规则》、《WS/T 304—2009 卫生信息数据模式描述指南》、《WS/T 305—2009 卫生信息数据集元数据规范》、《WS/T 306—2009 卫生信息数据集分类与编码规则》等。标准详细信息见表6-5。

除此之外，还有大量标准正在研制过程中。

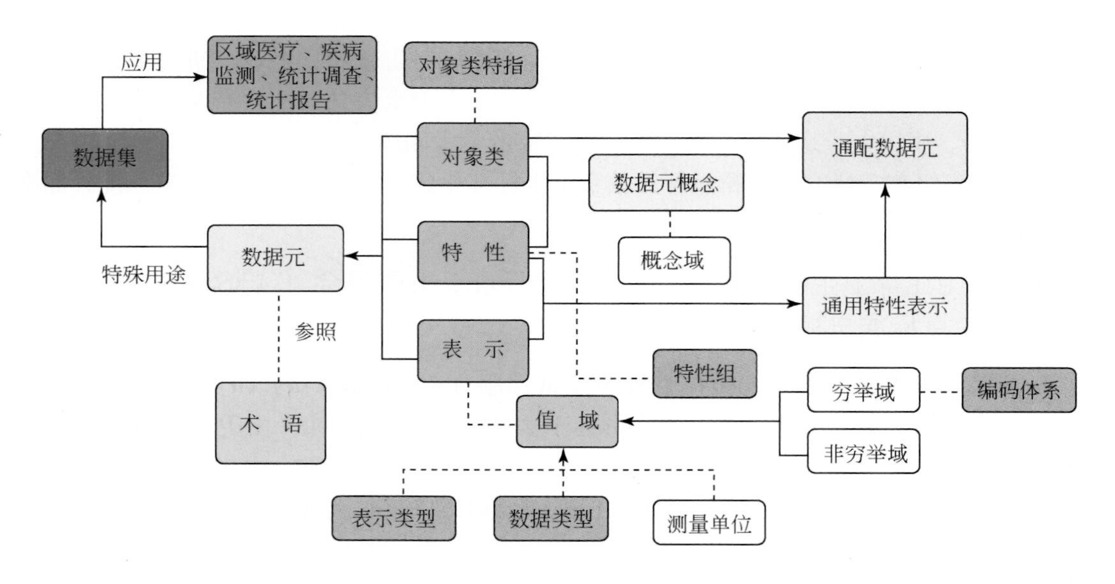

图 6-3 元数据基本结构图

（资料来自 www.chiss.org.cn）

（二）中国标准化研究院主持制定的数字卫生国家标准

中国标准化研究院主持制定并已颁布的标准详见表 6-6。

此外，中国标准化研究院主持制定并已报批的标准还有：《健康信息学 患者健康卡数据 第 7 部分：药物数据》、《健康信息学 护理参考术语模型集成》、《健康信息学 健康受控词表 结构和高层指标》、《健康信息学 消息传输与通信标准中的互操作性和兼容性 关键特性》、《健康信息学 用于安全性、通信以及专业人员及患者标识的目录服务》、《健康信息学 HL7 v3 参考信息模型》、《健康信息学 国家标识符标准》、《健康信息学 用于个人健康信息跨界传输的数据保护指南》。

（三）其他单位主持制定的数字卫生国家标准

其他单位包括国内的管理部门（国家标准化管理委员会、卫生部、药监局等），科研院所（中国医学科学院、卫生部医院管理研究所等），医科院校（北京大学医学部、南方医科大学等），大型医院（北京协和医院、解放军总医院等），协会/学会（中国卫生信息学会及其下设的数字卫生标准委员会等），银行、医疗保险公司，数字卫生系统企业等。

其他单位主持制定的部分数字卫生标准如下：GB/T18848—2002《育龄妇女信息系统（WIS）基础数据结构及分类代码》、GB/T14396—2001《疾病分类与代码》、GB/T15657—1995《中医病证分类与代码》、GB/T16751—1997《中医临床诊疗术语》、GB/T17857—1999《医用放射学术语（放射治疗、核医学和辐射计量学设备）》、GB/T16432—2004《残疾人辅助器具 分类和术语》。

表 6-5　卫生部制定的数字卫生行业标准

序号	标准号	标准名称	标准内容
1	WS 363.1—2011	卫生信息数据元目录 第1部分：总则	WS 363 的本部分规定了卫生信息数据元目录内容结构、属性与描述规则、数据元目录格式和数据元索引的编制规则。本部分适用于医药卫生领域卫生信息数据元目录的编制
2	WS 363.2—2011	卫生信息数据元目录 第2部分：标识	WS 363 的本部分规定了卫生信息中标识类数据元的数据元标识符、数据元名称、定义、数据元值的数据类型、表示格式和数据元允许值。数据元目录包括标识信息相关数据元。本部分适用于我国卫生领域相关信息数据标识信息交换与共享
3	WS 363.3—2011	卫生信息数据元目录 第3部分：人口学及社会经济学特征	WS 363 的本部分规定了医学观察中人口学及社会经济学特征信息相关数据元的数据元标识符、数据元名称、定义、数据元值的数据类型、表示格式和数据元允许值。数据元目录包括主诉与症状相关数据元。本部分适用于我国卫生领域相关信息数据标识信息交换与共享
4	WS 363.4—2011	卫生信息数据元目录 第4部分：健康史	WS 363 的本部分规定了卫生信息中服务对象健康史信息相关数据元的数据元标识符、数据元名称、定义、数据元值的数据类型、表示格式和数据元允许值。数据元目录包括健康史相关数据元。本部分适用于我国卫生领域相关信息数据标识信息交换与共享
5	WS 363.5—2011	卫生信息数据元目录 第5部分：健康危险因素	WS 363 的本部分规定了医学观察中健康危险因素信息相关数据元的数据元标识符、数据元名称、定义、数据元值的数据类型、表示格式和数据元允许值。数据元目录包括主诉与症状相关数据元。本部分适用于我国卫生领域相关信息数据标识信息交换与共享
6	WS 363.6—2011	卫生信息数据元目录 第6部分：主诉与症状	WS 363 的本部分规定了医学观察中病人主诉与症状相关数据元的数据元标识符、数据元名称、定义、数据元值的数据类型、表示格式和数据元允许值。数据元目录包括主诉与症状相关数据元。本部分适用于我国卫生领域相关信息数据标识信息交换与共享
7	WS 363.7—2011	卫生信息数据元目录 第7部分：体格检查	WS 363 的本部分规定了医疗卫生机构中医生为病人进行体格检查相关信息数据元的数据元标识符、数据元名称、定义、数据元值的数据类型、表示格式和数据元允许值。数据元目录包括体格检查相关数据元。本部分适用于我国卫生领域相关信息数据标识信息交换与共享
8	WS 363.8—2011	卫生信息数据元目录 第8部分：临床辅助检查	WS 363 的本部分规定了医疗卫生机构临床辅助检查相关数据元的数据元标识符、数据元名称、定义、数据元值的数据类型、表示格式和数据元允许值。数据元目录包括临床辅助检查相关数据元。本部分适用于我国卫生领域相关信息数据标识信息交换与共享

续表

序号	标准号	标准名称	标准内容
9	WS 363.9—2011	卫生信息数据元目录 第9部分：实验室检查	WS 363的本部分规定了医疗卫生机构实验室检查相关数据元的数据元标识符、数据元名称、定义、数据元值的数据类型、表示格式和数据元允许值。数据元目录包括临床辅助检查相关数据元。本部分适用于我国卫生领域相关信息数据标识信息交换与共享
10	WS 363.10—2011	卫生信息数据元目录 第10部分：医学诊断	WS 363的本部分规定了医疗机构对病人疾病进行医学诊断相关信息的数据元的数据元标识符、数据元名称、定义、数据元值的数据类型、表示格式和数据元允许值。数据元目录包括医学诊断相关数据元。本部分适用于我国卫生领域相关信息数据标识信息交换与共享
11	WS 363.11—2011	卫生信息数据元目录 第11部分：医学评估	WS 363的本部分规定了医疗卫生机构对病人进行医学评估相关数据元的数据元标识符、数据元名称、定义、数据元值的数据类型、表示格式和数据元允许值。数据元目录包括临床辅助检查相关数据元。本部分适用于我国卫生领域相关信息数据标识信息交换与共享
12	WS 363.12—2011	卫生信息数据元目录 第12部分：计划与干预	WS 363的本部分规定了医疗卫生机构对病人进行计划与干预相关数据元的数据元标识符、数据元名称、定义、数据元值的数据类型、表示格式和数据元允许值。数据元目录包括临床辅助检查相关数据元。本部分适用于我国卫生领域相关信息数据标识信息交换与共享
13	WS 363.13—2011	卫生信息数据元目录第13部分：卫生费用	WS 363的本部分规定了医疗卫生费用相关数据元的数据元标识符、数据元名称、定义、数据元值的数据类型、表示格式和数据元允许值。数据元目录包括卫生费用相关数据元。本部分适用于我国卫生领域相关信息数据标识信息交换与共享
14	WS 363.14—2011	卫生信息数据元目录 第14部分：卫生机构	WS 363的本部分规定了医疗卫生机构相关数据元的数据元标识符、数据元名称、定义、数据元值的数据类型、表示格式和数据元允许值。数据元目录包括临床辅助检查相关数据元。本部分适用于我国卫生领域相关信息数据标识信息交换与共享
15	WS 363.15—2011	卫生信息数据元目录 第15部分：卫生人员	WS 363的本部分规定了卫生人员相关数据元的数据元标识符、数据元名称、定义、数据元值的数据类型、表示格式和数据元允许值。数据元目录包括临床辅助检查相关数据元。本部分适用于我国卫生领域相关信息数据标识信息交换与共享
16	WS 363.16—2011	卫生信息数据元目录 第16部分：药品、设备与材料	WS 363的本部分规定了药品、设备与材料相关数据元的数据元标识符、数据元名称、定义、数据元值的数据类型、表示格式和数据元允许值。数据元目录包括临床辅助检查相关数据元。本部分适用于我国卫生领域相关信息数据标识信息交换与共享

续表

序号	标准号	标准名称	标准内容
17	WS 363.17—2011	卫生信息数据元目录 第17部分：卫生管理	WS363的本部分规定了卫生管理相关信息数据元的数据元标识符、数据元名称、定义、数据元值的数据类型、表示格式和数据元允许值。数据元目录包括卫生管理相关数据元。本部分适用于我国卫生领域相关信息数据标识信息交换与共享
18	WS/T 303—2009	卫生信息数据元标准化规则	本标准规定了卫生信息数据元模型、属性、卫生信息数据元的命名、定义、分类，以及卫生信息数据元内容标准编写格式规范。本标准适用于下列活动：卫生信息数据元目录（数据元字典）的研究与制定，卫生信息数据元元数据注册系统的设计与开发，卫生信息标准的研究、教学与交流
19	WS/T 304—2009	卫生信息数据模式描述指南	本标准规定了卫生信息数据模式描述、主题域模式描述、类关系模式描述、数据集模式描述。本标准适用于医药卫生领域信息资源的组织与规划、卫生信息系统设计与开发，以及具体数据资源描述中的数据模式描述
20	WS/T 305—2009	卫生信息数据集元数据规范	本标准规定了卫生信息数据集元数据内容框架、卫生信息数据集核心元数据、卫生信息数据集参考元数据、引用信息与代码表。本标准适用于作为卫生信息数据集属性的统一规范化描述，也可作为医药卫生领域针对数据集制定专用元数据标准的依据
21	WS/T 306—2009	卫生信息数据集分类与编码规则	本标准规定了卫生信息数据集分类与编码需遵循的基本原则、技术方法以及应用规则。本标准适用于医药卫生领域各类卫生信息数据集分类与编码方案的制定
22	WS 364—2011	卫生信息数据元值域代码	WS 364的本部分规定了卫生信息数据元值域代码标准的数据元值域的编码方法、代码表格式和表示要求、代码表的命名与标识。本部分适用于卫生信息数据元值域代码标准的编制。分为以下17个部分： ——第1部分：总则； ——第2部分：标识； ——第3部分：人口学及社会经济学特征； ——第4部分：健康史； ——第5部分：健康危险因素； ——第6部分：主诉与症状； ——第7部分：体格检查； ——第8部分：临床辅助检查； ——第9部分：实验室检查；

续表

序号	标准号	标准名称	标准内容
22	WS 364—2011	卫生信息数据元值域代码	——第 10 部分：医学诊断； ——第 11 部分：医学评估； ——第 12 部分：计划与干预； ——第 13 部分：卫生费用； ——第 14 部分：卫生机构； ——第 15 部分：卫生人员； ——第 16 部分：药品、设备与材料； ——第 17 部分：卫生管理。 标准编号：WS/T 118—1999。 标准名称：全国卫生行业医疗器械、仪器设备（商品、物资）分类与代码。 标准主要内容：本标准规定了卫生行业医疗器械、仪器设备（商品、物资）的分类与代码。本标准适用于卫生行业各医疗、教学、科学研究和生物制品等单位对物资管理、计划、统计及会计业务等使用。 标准编号：WS/T 102—1998。 标准名称：临床检验项目分类与代码。 标准主要内容：本标准规定了临床检验项目的分类与代码。本标准适用于卫生系统各医疗、教学、科研单位及各级卫生行政部门；也适用于与检验有关的仪器设备、试剂等生产企业
23	WS 365—2011	城乡居民健康档案基本数据集	本标准规定了城乡居民健康档案基本数据集的数据集元数据属性和数据元目录。数据元目录包括城乡居民健康档案个人基本信息、健康体检信息、重点人群健康管理记录和其他医疗卫生服务记录的相关数据元。本标准适用于城乡居民健康档案的信息收集、存储与共享，以及城乡居民健康档案管理信息系统建设

表 6-6　数字卫生国家标准

序号	标准号	标准名称	标准内容
1	GB/T 14396—2001	疾病分类与代码	本标准规定了疾病、损伤和中毒极其外部原因、与保健机构接触的非医疗理由和肿瘤形态学的分类与代码。本标准适用于统计、医疗卫生、公安、民政、保险福利等部门各级行政管理机构对疾病、伤残、死亡原因等进行宏观管理和统计分析，也适用于各医学学科领域进行有关资料的收集、整理和分析
2	GB/T 24465—2009	健康信息学 健康指标概念框架	本标准建立了健康信息学领域中通用的健康指标概念框架。其目的是促进框架中通用词汇和概念性定义的制定
3	GB/Z 24464—2009	健康信息学 电子健康记录 定义、范围与语境	本指导性技术文件规定了电子健康记录的实用分类，给出了 EHR 主要类别的定义以及对 EHR 和 EHR 系统特性的支持性描述
4	GB/T 21715.1—2008	健康信息学 患者健康卡数据 第 1 部分：总体结构	GB/T21715《健康信息学 患者健康卡数据》分为 8 个部分，将来还可能增加新的部分。本部分为 GB/T21715 中的第 1 部分。本部分规定了本标准中使用 UML 标志语言定义的不同类型数据的总体结构，这些数据结构可存放于符合 GB/T 14916 中 ID-1 卡物理尺寸规定的卡中。本部分适用于患者健康卡的设计和规划。本部分不适用于健康领域之外其他用途的卡。本部分等同采用 ISO21549-1：2004《医疗信息学 病人医疗卡数据 通用结构》
5	GB/T 21715.2—2008	健康信息学 患者健康卡数据 第 2 部分：通用对象	GB/T21715《健康信息学 患者健康卡数据》分为 8 个部分，将来还可能增加新的部分。本部分为 GB/T21715 中的第 2 部分。本部分为通用对象的结构和内容构建了一个通用的框架。这些结构和内容用于构建患者健康卡中其他数据对象的数据，或者被它们所引用。但并不规定或者给出用于存储在设备中强制性特定数据集。本部分等同采用 ISO21549-2：2004 健康信息学 健康卡数据 第 2 部分：通用对象
6	GB/T 24466—2009	健康信息学 电子健康记录体系架构需求	本标准给出了电子健康记录体系架构（EHRA）的临床需求和技术需求集合，支持跨部门、跨国家和跨医疗保健服务模型使用，用于共享和交换电子健康记录。本标准给出了体系架构需求而不是体系架构本身
7	GB/T 21715.7—2010	健康信息学 患者健康卡数据 第 7 部分：用药数据	
8	GB/T 25512—2010	健康信息学 推动个人健康信息跨国流动的数据保护指南	采用国际标准：ISO 22857—2004《健康信息学 数据保护》以利于个人健康信息的国际间流动用指南，采用国际标准名称《健康信息学 推动个人健康信息跨国流动的数据保护指南》
9	GB/T 25514—2010	健康信息学 健康受控词表 结构和高层指标	采用国际标准：ISO/TS 17117—2002《健康信息 受控的保健术语 结构和先进指示器》

续表

序号	标准号	标准名称	标准内容
10	GB/T 21715.3—2008	健康信息学 患者健康卡数据 第3部分：有限临床数据	本部分使用UML、纯文本和抽象语法记法1（ASN.1）描述并定义了患者持有的健康数据卡使用或引用的有限临床数据对象。本部分规定了数据对象“有限临床数据”中所包含数据的基本结构，但是没有规定或者给出存储在设备中的强制性特定数据集。本部分适用于记录或传送患者健康卡的数据，这些数据可存放于符合GB/T 14916中ID-1卡物理尺寸规定的卡中。本部分等同采用国际标准ISO21549-3 2004《医疗信息学 病人医疗卡数据 有限的临床数据》
11	GB/T 21715.4—2011	健康信息学 患者健康卡数据 第4部分：扩展临床数据	采用国际标准 Health informatics—Patient healthcard data—Part 4：Extended clinical data
12	GB/Z 21716.2—2008	健康信息学 公钥基础设施（PKI）第2部分：证书轮廓	GB/Z21716《健康信息学 公钥基础设施（PKI）》分为3个部分，本部分为GB/Z21716的第2部分。本部分规定了在单独组织内部、不同组织之间和跨越管辖界限时医疗健康信息交换所需要的证书轮廓。本部分还详述了公钥基础设施（PKI）数字证书在医疗行业中形成的应用，并侧重描述了其中与证书轮廓相关的医疗保健问题。本部分参照ISO17090-2（DIS）《健康信息学 公钥基础设施（PKI）第2部分：证书轮廓》制定，其主要技术内容与ISO17090-2（DIS）一致。相对原文而言，本部分仅进行了少量修改，包括：根据中国国情，将正文中示例包括的国家名称、单位名称等修改为中国的中文名称
13	GB/T 25513—2010	健康信息学 安全、通信以及专业人员与患者标识的目录服务	采用国际标准：ISO/TS 21091—2005《健康信息学 专业人员和病人的安全、通信和标识用目录服务》
14	GB/T 25515—2010	健康信息学 护理参考术语模型集成	采用国际标准：ISO 18104—2003《医疗信息 护理用参考术语模式的综合》
15	GB/Z 26338—2010	健康信息学 国家及其行政区划标识符应用指南	本指导性技术文件给出了用于健康信息学领域的国家及其行政区划的标识符标准及其应用指南，适用于健康信息学相关应用的规划、开发、实施和分析
16	GB/Z 21716.3—2008	健康信息学 公钥基础设施（PKI）第3部分：认证机构的策略管理	本部分为在医疗保健过程中包括配置使用数字证书在内的证书管理问题提供了指南。它规定了证书策略的结构和最低要求，包括认证实施声明的结构等。它还给出了为实现跨国界通信所需的医疗健康安全策略的基本原则，以及专门针对医疗保健方面的安全要求的最小级别
17	GB/Z 21716.1—2008	健康信息学 公钥基础设施（PKI）第1部分：数字证书服务综述	GB/Z21716《健康信息学 公钥基础设施（PKI）》分为3个部分，本部分为GB/Z21716的第1部分。本部分简述了配置医疗保健数字证书所需的公钥密码算法和基本构件，并进一步介绍了不同类型的数字证书（包括标识证书、用于可依赖方的关联属性证书、自签名认证机构（CA）证书）以及CA等级体系与桥接结构。本部分适用于健康信息安全人员、专门从事健康信息应用软件设计的设计者和开发者使用。本部分是参照ISO17090-1（DIS）《健康信息学 公钥基础设施（PKI）第1部分：数字证书服务综述》而制定的

三、国家数字卫生项目浙江省数字卫生标准简介

（一）传染病防治基本数据集

通过制定此标准，规范业务操作，提供及时、完整和准确的信息，根据各病种监测和防治的实际情况，制定科学的监测信息管理标准，并将标准转化为数字信息，加强传染病防控的数字信息管理。标准规定了传染病防治基本数据集的内容范围、分类编码和数据元及其值域代码标准。适用于传染病防治机构、疾病预防控制机构、提供传染病诊治、服务的相关医疗机构及卫生行政部门。主要内容：传染病防治一般信息和传染病症状、体征。

（二）传染病信息系统基本功能规范

通过制定各类传染病信息系统系列标准，提升传染病诊治、报告和管理的信息系统规范化、标准化水平，实现系统的互联互通，满足传染病防治中各项业务需要，体现传染病防治业务“信息化、自动化、互动化”的建设要求，提高传染病防治能力和效率，保证传染病防治信息系统的稳定运行，推动传染病防治工作健康有序地发展。适用于解决医疗、防疫、计划免疫、疾病控制、卫生监督、保健、健康教育、科研教学等相关工作中所建立或即将建立的传染病信息系统相关信息的传输、存储和整合，实现不同部门之间、不同系统之间业务信息的共享。

（三）疾病检测基本数据集

通过对健康档案数据元字典中的所有数据元如艾滋病、结核病、糖尿病、肿瘤检测、冠心病等进行标准化设置和规范化描述，结合各种疾病检测的实际情况，制定科学的检测信息管理标准，从而加强疾病检测的数字信息管理。本标准规定了疾病检测基本数据集的内容范围、分类编码和数据元及其值域代码标准。主要内容：疾病种类、症状、体征及疾病检测的一般信息。适用于全国各级卫生行政部门、卫生服务机构及其他相关部门。

（四）疾病检测信息系统基本功能规范

为了加强疾病监测信息化工作的规范管理，推动和指导疾病监测信息系统的建设，保证疾病监测信息系统的质量，特制定疾病检测信息系统基本功能规范。本标准适用于浙江省各级卫生行政部门、卫生服务机构及其他相关部门。分地区、分年龄、分职业实时统计疾病监测信息，对重要传染病及生态环境、虫媒监测等危险因素的相关信息，进行采集、处理、存储、分析、传输及交换。找出其发展变化规律，便于相关部门进行疾病监测管理。对于当前突发公共卫生事件，通过历史事件和数据及当前事件相关信息的综合分析，得出事件发展变化趋势，以预警的形式为领导和专家决策提供服务支持，预警信息可通过网站、媒体、发文等方式通报。同时建立统一的能力评估指标体系，对区域疫情处置能力进行综合评估，对评估结果进行分级并入库管理。

（五）疾病控制实验室基本数据集

本标准对健康档案数据元字典中的所有数据元进行了标准化设置和规范化描述。本标准适用于全国各级卫生行政部门、卫生服务机构及其他相关部门。

（六）疾病控制实验室信息系统基本功能规范

提出了疾病监测信息系统的一般要求和特殊要求，一般要求主要是从疾病监测信息系统的开发、运行环境、日常维护、信息共享、数据管理和信息安全六个方面做出了一般性规定；特殊要求是针对各专病监测的管理对象和业务特点，分别从报告卡管理、质量控制、统计分析和系统管理四个方面详细给出了疾病监测信息系统应具备的管理功能。

（七）健康危害因素监测与风险评估基本数据集

本标准规定了健康危害因素监测与风险评估基本数据集的内容范围、分类编码和数据元及其值域代码标准。通过对影响人群健康的各种危害因素的监测，寻找危害因素可能的作用方式，并对危险因子进行评估，采用相应的干预控制措施。适用于各级卫生行政部门及提供健康危害因素监测与风险评估服务的各级各类医疗疾控机构。主要内容：健康危害因素监测与风险评估对象的基本情况，包括主要个人信息、监测情况、污染情况、饮食情况、身体活动等。

（八）健康教育功能规范

开展健康教育工作能实现对健康有害的生活习惯和生活生产方式进行干预，促使人们自觉地采纳有益于健康的行为和生活生产方式，消除或减轻影响健康的危险因素，预防疾病，促进健康，提高生活质量。通过制定健康教育基本功能规范，制定健康教育工作的内容、方法及评估规范，实现数据共享和互联互通，为浙江省各级医疗卫生机构、机关、学校、企事业单位、公共场所等各种场所开展健康教育与健康促进工作提供便利。结合国内实际健康教育需求情况，将健康教育工作分为重点领域健康教育工作（包括重大和重点疾病健康教育工作，突发公共卫生事件健康教育工作，控制烟草危害与成瘾行为的健康教育工作，流动人口的健康教育工作）和不同区域、场所健康教育工作两大类。

（九）公共卫生信息资源分类标准

公共卫生拥有一个独立的信息资源域体系，各业务领域的信息资源均有规范抽象的属性特征。基于对公共卫生信息的规划、开发、应用和管理需求，结合公共卫生信息资源分类的特性，本标准实现了公共卫生信息的有效交换和广泛共享，适用于公共卫生领域卫生信息数据集的分类。通过规定公共卫生领域卫生信息资源的分类目的、方法和内容，促进公共卫生信息的系统性规划、规范化管理、一致性表达。主要内容包括疾病预防控制类信息、公共卫生服务类信息、公共卫生管理类信息和卫生监督信息。

（十）突发公共卫生事件应急处置信息系统基本数据集

对健康档案数据元字典中的所有数据元进行了标准化设置和规范化描述，统一突发公共卫生事件应急处置信息管理数据标准，是突发公共卫生事件应急处置信息管理系统的标准和规范能够在全省范围内合理、有效、安全和可靠地实现报告与资源共享的基础。适用于各级卫生行政部门、卫生服务机构及其他相关部门。主要内容包括传染病报告卡、突发事件信息、应急物资、医疗机构地图空间表、设备数据信息、健康教育应急储备信息。

（十一）突发公共卫生事件应急处置信息系统功能规范

国家疾病预防控制中心已建立《疾病监测信息管理系统》、《突发公共卫生事件报告管理信息系统》等十多个分系统，并在国家、省级以及下级各单位制定了各类技术规范、文件等，规范了报告标准和突发事件的级别等。但各类规范、标准均以文字方式存在，没有一个有效的系统和平台将这些标准数字化，并与实际传染病监测报告系统相整合。导致各地在报告尺度的把握、事件性质的判断上容易出现问题，且各类规范标准也无法得到有效、及时的更新，难以满足预测预警、应急预案、应急处置的突发公共卫生事件综合预防和应急的要求。设计、开发统一突发公共卫生事件应急处置信息管理数据标准，保证突发公共卫生事件应急处置信息管理系统的标准和规范能够在全国范围内合理、有效、安全和可靠地实现报告与资源共享，并与监测报告、预警系统有机结合，提高信息系统的规范性，实现全国统一的、动态管理的和信息共享的突发公共卫生事件应急处置信息平台。标准适用于传染病暴发流行、食物中毒、职业中毒、农药中毒、其他化学中毒事件、环境卫生事件、群体性不明原因疾病、免疫接种事件、医院内感染、放射性卫生事件及其他卫生事件等相关信息的传输、存储和整合，实现各种信息的实时直报，实时查询，满足预测预警、应急预案、应急处置的突发公共卫生事件综合预防和应急的要求。

（十二）卫生信息基本数据集：乙型肝炎防治

本标准规定了乙型肝炎病人管理基本数据集的数据集元数据和数据元目录，包含 113 个数据元，17 个数据元值域代码表，是关于乙型肝炎防治信息术语规范、定义明确、语义语境无歧义的基本数据集。主要遵循数据元内涵信息在乙型肝炎防治信息采集、分析、统计、管理中的重要程度，规范乙型肝炎防治基本记录内容，实现乙型肝炎防治信息在收集、存储、发布、交换等应用中的一致性和可比性，保证乙型肝炎防治信息的有效交换、统计和共享，促进乙型肝炎防治的信息化、数字化发展。适用于乙型肝炎病人管理相关的卫生信息系统，为卫生机构处理分析个体的乙型肝炎临床诊疗信息和群体的乙型肝炎流行病学信息提供了关键信息采集元素的标准名称和范围，为乙型肝炎防治相关的计算机软件开发提供了卫生专业标准。

（十三）卫生监督基本数据集

卫生监督基本数据集包括：编制规范、行政许可与登记、卫生监督检查与行政处罚。本标准规定了卫生监督数据集标准的内容结构，数据元描述规则、分类代码和目录格式，以及数据集元数据描述规则、数据集分类编码；卫生监督信息卫生行政许可与登记基本数据集的数据元与代码；卫生监督信息卫生监督检查与行政处罚基本数据集的数据元与代码。适用于卫生监督领域相关数据集标准的编制和全国卫生监督相关部门。

（十四）卫生监督信息系统基本功能规范

不少基层卫生监督部门根据本单位工作的实际开发了卫生监督信息系统应用软件来处理卫生许可、日常监督和行政处罚的业务工作，然而由于各地开发的软件功能不一，相互之间的信息数据无法实现共享，“烟囱”现象十分明显。通过制定卫生监督信息系统基本功能规范提升卫生监督信息系统规范化、标准化水平，实现系统的互联互通，体现卫生监督业务“信息化、自动化、互动化”的建设要求，提高卫生监督规范化、信息化的能力，保证卫生监督信息系统的稳定运行，推动卫生监督工作健康有序地发展。目前卫生监督信息系统基本功能规范已经在浙江省卫生监督信息系统中采用与实施，系统在浙江全省107家卫生监督所推广使用，取得了良好的应用推广效果。标准主要包括卫生行政许可、卫生监督检查、卫生行政处罚、统计查询、管理相对人资料管理、文书管理、系统管理等方面的内容。

（十五）新型农村合作医疗系统基本功能规范

新型农村合作医疗信息系统是全国卫生信息系统的组成部分。目前各地新型农村合作医疗政策不一致，存在一定的差异，给规范化管理带来了一定的难度。本标准规定了新型农村合作医疗系统的业务系统功能规范、信息分类和编码、数据交换规范等。强调平台开发要遵循统一规划、统一标准和统一设计原则，并与建设中的国家卫生信息网内疾病控制、卫生监督、医疗救治、应急指挥等子系统相衔接。应充分利用、有机整合卫生系统现有的资源，避免重复建设。本着实用性、可靠性、先进性、经济性、开放性、可扩展性、易维护性和安全性等原则，充分考虑系统的整体性、科学性和可持续发展性，采取充分论证、试点运行、分步实施、全面推广的方法，紧密结合本地区实际，务求实效，以发展的眼光，建立新型农村合作医疗信息系统。内容涵盖了新型农村合作医疗的参合管理、补偿结算、审核管理、备案审批、基金管理、统计报表、决策分析、方案测算等所有内容，并且对新型农村合作医疗的标准代码以及数据交换做了规范，从而为新型农村合作医疗工作提供全面、自动化、标准化的管理及各种服务。适用于新型农村合作医疗系统的开发、测试和验收。

（十六）院前急救信息系统基本功能规范

院前急救信息系统是现代城市院前急救中心不可缺少的重要技术装备，也是城市公共基础设施的重要组成部分。近年来，各地急救指挥中心越来越多地应用现代通信、计算机、信息处理等高新技术和设备，建立起了院前急救指挥调度系统，大大提高了急救队伍为市民提供生命保障方面的效能。急救调度指挥系统在其中发挥着不可替代、至关重要的作用。但是，我国目前还没有一个可供遵循的、全国统一的、科学合理的急救中心通信与信息系统的建设标准。本规范的制定对于合理设计院前急救通信与信息系统，保证系统设计质量，增强系统的快速反应、科学决策和跨区域应急指挥调度能力，为市民提供生命救援保障是十分必要的。适用于各地市/县评估院前急救信息系统项目建设可行性和建设方案合理性及验收。

（十七）血液管理信息系统基本规范

血液管理中常常涉及大量的数据信息，包括献血者的资料、血液类型、采血时间、地点、经手人等，只有规范各项操作过程，才能更好地实现血液信息数据化管理。本标准通过对血液信息管理控制系统中各个子系统包括献血登记系统、机采管理系统、待检库管理系统、成分制备系统、检验管理系统、成品库管理系统和质量控制系统的具体功能进行详细描述，为软件设计、编码、测试、实施提供参考。

（十八）电子健康记录内容基本格式

电子病历软件系统是信息技术和网络技术在医疗领域应用的必然产物，是医院计算机网络化管理的必然趋势，是医疗机构对门诊、住院患者（或保健对象）临床诊疗和指导干预的、数字化的卫生服务工作记录，是居民个人在医疗机构历次就诊过程中产生的完整、详细的临床信息资源。电子病历的基本形式是各种医疗文档，就临床数据标准而言，对医疗文档的结构化和标准化是电子病历实现语义标准化的基本要求。本标准规定了医院电子病历软件系统的数据采集、电子储存、查询、统计、数据交换、数据输出等要求，适用于医院电子病历软件系统的设计、开发与应用。主要包括病历概要、病历记录、法定报告及医学证明、转诊记录和医疗机构信息等 5 个部分。

（十九）电子健康记录交换

医疗信息通常被保存于医疗院所自有的数据库系统内，必须经由相关软硬件配合和授权控制才能取得，病历共享的前提当然是数据互通，如果交换的双方无法了解彼此的内容，那自然无法交换。唯有共同遵守一个一致的规范、符合全体需求的内容定义与格式要求，才能达成真正有效的交换目的。本标准规定了医院电子病历软件系统的数据交换等要求，针对已信息化的医院病历数据，通过一套专属的代理服务程序进行 CDA 文件转换、产生。优点在于不仅能保留医院原有系统的稳定功能，不变动任何运作中的程序，其产生的专门供应电子病历查询调阅的开放系统，不但可以用作既有系统的备援措施，而且能直接促使医院拥有院际间交换数据的基础环境与功能。

（二十）医院管理信息系统基本功能规范

本规范以卫生部发布的医院信息系统规范为基础，增补日益成熟应用的转诊系统、标准化电子病历、无线医疗系统。构成更为完善的架构，最终为区域协同医疗服务。

（二十一）基本医疗功能规范

随着医药卫生体制改革的深入，基本医疗服务在我国卫生服务体系中显现出越来越重要的地位，在保障人民群众最基本的医疗卫生需求方面发挥了举足轻重的作用。虽然我国城乡基本医疗服务体系已初步建立，但仍存在诸多不足。通过对基本医疗服务过程中的导医、挂号、候诊（检）、就诊、收费、检验检查、取药、输液等环节，以及双向转诊服务和会诊服务的具体实施过程进行规范，保证基本医疗服务的安全性与高效性，为社区居民提供更广泛、更便捷、更人性化的健康服务。本标准适用于基本医疗子系统的使用和管理。

(二十二) 医疗业务流程规范

本标准规定了医务流程规范代码。

本标准适用于医院各类医疗文件管理、医疗查对、手术治疗规范、各种医疗管理审批等书写和编目。

(二十三) 影像医学检查技术及诊断疾病编码

影像检查操作是医学影像科不可或缺的最基本的日常医疗工作,同时也是医学影像信息学重要的基本信息之一。制定本标准的目的是为了进一步规范和统一国内影像检查操作的信息编码,提供一个 PACS 和 RIS 软件行业能健康发展的环境,便于在卫生数字化网络中进行数据交流和共享。目前国内没有一套完整的影像检查操作分类编码体系,本标准的开发将填补此项空白。标准对促进中国影像医学信息化的发展具有非常深远和积极的意义。本标准对 DICOM 标准、IHE 集成医疗信息系统进行对照、调整和修改,以适应中国临床医疗的需要,并与国际接轨。适用于医学影像科信息管理系统、医学图像归档与通信系统、医院信息管理系统、临床电子病历系统与国家区域卫生信息系统的开发、实施与应用。

(二十四) 影像信息系统基本功能规范

区域影像信息系统是实现三级医疗资源合理分配,用于解决“看病难、看病贵”的区域卫生信息解决方案的重要组成部分。为了能实现区域病人影像检查资料、影像设备和人才资源的全面共享,便于区域范围内影像的集中存储和管理,影像信息系统建设应在统一标准、统一规范的指导下开展,为今后构建基于居民健康档案的卫生信息服务平台奠定基础。本标准是针对于影像信息系统建设的相关技术、标准、协议和接口等基本功能提出的规范,符合 DICOM 和 HL7 国际标准;遵循 IHE 国际规范;符合 XML 1.0 标准;符合国际疾病分类标准;符合卫生部颁布的电子病历和健康档案数据标准。

(二十五) 临床实验室试验项目分类与编码

临床检验结果包括试验项目、结果、单位、参考范围等内容,试验项目是检验报告单中最关键、最重要的内容,但是试验项目名称没有统一的规范标准。目前,主要存在以下问题:①同一试验项目在不同医疗机构使用不同的名称;②试验项目名称设置随意、不规范;③部分领域的试验项目不全,遗失重要的检验信息;④不同医疗机构检验数据共享和交换困难。建立全国统一的临床实验室试验项目分类与编码标准,为临床检验结果信息共享和医疗机构互联互通、协同服务奠定基础。本标准规定了实验室试验项目的分类与编码,包括临检、生化、免疫、微生物、分子诊断等专业,适用于各级各类医疗机构实验室及相关的卫生行政部门,适用于不同医疗保健系统、不同医疗机构之间的数据交换与共享。

（二十六）临床实验室信息系统工作流程规范

制定适合我国国情的临床实验室信息系统（CLIS）工作流程标准，提出核心流程的最佳实践要求，明确人员的职责和分工，规范检验操作过程。可以对临床实验室工作流程进行优化，提高实验室的工作效率、管理水平，更好地为临床、患者服务。有利于明确医院内部职责和责任，提高 CLIS 开发、实施、培训、运行和维护的质量和效率，降低管理成本。并有利于提高检验质量和服务水平，提高实验室的核心技术能力。本标准规定了 CLIS 主要工作流程实践要求，包括申请、采样、流转、分析、审核、报告和管理共 7 个流程，明确人员的分工协作和处理环节之间的有机联系，适用于各级医疗机构 CLIS 的设计、开发、建设和管理。

（二十七）临床实验室信息系统基本功能规范

临床实验室信息系统是医疗信息系统的主要组成部分之一，对加强实验室管理、提高临床检验工作效率具有极其重要的作用。但是，目前国内医疗信息软件产品繁多，在开发和实施过程中投入了大量的重复劳动，造成了很大的社会资源浪费。本标准提出临床实验室信息系统（CLIS）的基本功能要求，作为我国 CLIS 功能的评价依据。能推动不同实验室、不同软件开发商根据临床检验的一般功能需求选择或开发软件产品，促进医疗数据交换和共享；规范实验室管理，提高实验室自动化程度和服务质量；提供 CLIS 发展方向和技术框架，促进我国实验室信息化技术和水平的提高。标准规定了 CLIS 实现标本检验前、中、后全过程的信息管理基本功能要求，以及实现人、财、物管理和系统安全管理的基本功能要求，适用于各级医疗机构 CLIS 的设计、开发、建设和管理。

（二十八）临床实验室信息系统数据传输与交换

本标准参照《HL7 Messaging Standard Version 2.6》和《IHE Laboratory Technical Framework Revision 2.1》的内容制定，采用其中与实验室数据传输有关的部分。制定我国 CLIS 的数据传输与交换标准并推广应用，可促进不同软件系统或单位及区域之间的数据交换，实现数据共享，消除或减少“信息孤岛”现象。标准可以作为实验室信息系统的数据格式标准，作为实验室信息系统与医院信息系统之间的接口标准，作为不同实验室信息系统之间的接口标准，作为检验仪器与实验室信息系统的通信接口标准。标准可以使不同的信息系统或检验仪器之间进行无障碍的数据交换，为医疗服务机构内部各部门之间的数据交换和区域服务机构之间的资源共享奠定基础。标准规定了临床实验室信息系统与其他医疗系统的数据传输与交换协议。适用于不同医疗机构临床实验室以及不同医疗信息系统间检验结果数据的交换和共享。

（二十九）远程诊疗流媒体数据编码通信标准

各医疗体系多为垂直封闭的信息系统，各种系统之间并不兼容，各种有效数据格式多为自有格式，导致无法对各系统间的资源进行共享，无法最大程度地发挥网络信息技术的优势。标准规定了远程医疗流媒体数据需遵循的编码与存储格式的规范，适用于远程医疗领域各类流媒体数据的编码与存储，以实现不同系统之间的视频、音频、图像等医疗数据信息共享。包括文件存储结构、数据对象存储结构、视音频压缩解压缩标准、文件加密与防止篡改等内容。

（三十）远程会诊流程服务规范

由于其在提高医疗机构临床诊断与医疗水平、降低医疗开支、满足广大人民群众保健需求方面有自身优势，远程会诊在我国的发展速度很快，很多医院都建立了自己的远程医疗系统。但是目前国内尚未对远程会诊流程服务进行明确规范，还处在摸索期。通过制定此标准，规范业务操作，优化远程会诊流程，减少不必要的医疗过失和资源浪费，便于远程医疗行业业务开展及管理工作，使其在医疗领域发挥更大的作用。本标准规定了远程会诊的申请、信息审核、协调、实施、意见处理、跟踪随访、管理等主要工作流程，远程医疗业务系统的开发亦可参照执行。

（三十一）基本健康信息数据集

本标准规定了基本健康信息数据元描述规则、数据元目录，适用于各级卫生行政部门、卫生服务机构及其他相关部门。

（三十二）妇女保健基本数据集

制定此标准能规范业务操作，提供及时、完整和准确的信息。以女性不同时期的生理、心理特征为对象，制定科学的以预防为主、保健为中心、防治结合等综合措施，将标准转化为数字信息，加强妇女保健的数字信息管理，促进妇女的身心健康，降低孕产妇死亡率，控制疾病的传播和遗传病的发生，从而提高妇女的健康水平。本标准规定了妇女保健领域数据集分类与编码遵循的基本原则、技术方法及应用规则，适用于各级医疗卫生妇女保健领域。主要内容：女性青春期、围生期、围绝经期各阶段的保健要点和相应措施。

（三十三）妇女保健流程规范

由于缺少国家标准，目前在妇女保健服务过程中尚未达到统一规范服务，服务对象信息也无法做到共享，迫切需要以电子信息系统形式编制妇女保健流程规范。本标准涵盖了女性青春期、围生期、围绝经期各阶段的保健要点，规范了服务重点和范围，供医疗机构专职从事妇女保健服务人员使用。本标准是根据国内外妇女保健服务需求，采用科学化、规范化、标准化理论设计建立的符合中国国情的标准化服务方案。从而保障妇女保健服务人员在任何时间、任何地点都能及时获取必要的信息，支持高质量的保健服务；也可使服务对象能掌握和获取自己完整的健康资料，参与健康管理，享受持续、跨地区、跨机构的妇女保健服务。

（三十四）儿童保健基本数据集

儿童保健服务并不仅仅由单一机构提供，而是由区域内数量众多、类别各异的医疗保健机构和相关机构共同提供，共同组成区域内的儿童保健服务体系。因此，建立儿童保健基本数据集规范有利于统一管理和机构之间的儿童保健数据共享。儿童保健子系统在长期运行过程中，将会积累大量的数据，为保证数据访问的速度，针对工作实际情况，应根据数据的类型和时间进行数据备份，将历史数据导出，保存到备份设备中，在需要时，可以直接选择数据导入恢复。本标准适用于卫生行业各医疗、教学、科学研究和生物制品等单位对物资管理、计划、统计及会计业务等使用。

（三十五）计划生育技术指导基本数据集

本标准规定了计划生育技术服务基本数据集的内容范围、分类编码和数据元及其值域代码标准，适用于全国各级各类提供计划生育服务的医疗卫生机构及相关卫生行政部门。

（三十六）计划生育技术指导流程规范

目前我国的计划生育技术服务还不够统一、规范。为了使计划生育服务更具时效性，服务过程更为完整和人性化，编制计划生育服务流程规范，并将服务对象纳入信息系统管理，有利于准确掌握服务对象生育信息和需求，有助于早期对不利于健康的因素进行干预，提高育龄妇女及下一代的健康水平。编制计划生育服务流程规范，可以在最大程度上保障计划生育服务人员在任何时间、任何地点都能及时获取必要的信息，掌握本省育龄妇女生殖健康信息，最大程度上做到资源共享，支持高质量的生殖健康服务；也可使服务对象能掌握和获取自己完整的健康资料，参与健康管理，享受持续、跨地区、跨机构的计划生育服务。涵盖了计划生育组织管理、计划生育技术服务、计划生育信息管理等内容，规范了服务重点和范围，供从事计划生育服务的专职人员使用。

（三十七）慢性病（老年病）防治基本数据集

结合我国目前慢性病（老年病）监测和防治的实际情况，制定科学的慢性病（老年病）防治信息管理标准，并将标准转化为数字信息，进一步加强慢性病（老年病）防治的数字信息管理。本标准对高血压、糖尿病、恶性肿瘤、脑卒中、重型精神疾病等社区管理记录信息的基本数据元集进行标准化设置和规范化描述。适用于各级卫生行政部门、基层卫生服务机构以及提供高血压、糖尿病、恶性肿瘤、脑卒中、重型精神疾病等社区管理的相关医疗保健机构。主要内容包括慢性病（老年病）防治一般信息和慢性病（老年病）症状、体征。

（三十八）慢性病（老年病）防治流程规范

在对社区管理对象进行个体化服务过程中，通过收集服务人群健康信息、识别高危人群和人群分类、慢性病患者管理分级、个体化危险因素干预和患者管理、管理效果评价、慢性病信息汇总分析等连续、动态过程的流程规范的制定，从而提高了慢性病（老年病）防治能力和效率，保证慢性病（老年病）防治的稳定运行，推动慢性病（老年病）防治工作健康有序地发展。本规范适用于所有开展社区高血压、糖尿病、脑卒中、恶性肿瘤、重型精神疾病等慢性病防治的基层卫生服务机构和相关医疗保健机构。

（三十九）康复基本数据集

通过制定此标准，规范康复医疗的业务操作，为物理治疗师及时提供患者的准确信息，便于其对现阶段的病人治疗情况进行评估，根据实际治疗效果，调整治疗方案。并将标准转化为数字信息，加强康复工作的数字信息管理。本标准规定了康复基本数据元的内容范围、分类编码及其值域代码。适用于各级卫生行政部门、卫生服务机构及其他相关部门。主要内容包括康复医疗数据（使用的物理治疗方案和药物）和康复基本信息数据（患者基本信息、诊疗机构信息、疾病相关信息等）。

（四十）康复工作流程规范

本标准规定了康复基本数据元的内容范围、分类编码及其值域代码，明确了康复工作的流程规范，保证了康复工作流程的合理性，有利于对康复病人的管理。适用于各级卫生行政部门、卫生服务机构及其他相关部门对康复病人进行系统化的管理。主要内容：如何逐步建立康复系统化的管理和建立过程中的注意事项，如在整个康复管理过程中要仔细记录此次康复管理中的信息，如果出现特殊的康复问题，要及时进行处理，如转诊等。康复治疗周期结束后，要认真总结此次治疗过程，并对治疗结果进行评估。

（四十一）计划免疫基本数据集

通过规定儿童预防接种基本数据集的内容范围、分类编码和数据元及其值域代码标准，明确需采集哪些相关数据，避免不必要的重复劳动，从而减轻了工作量。统一格式的数据不仅能提高对儿童预防接种的管理效率，且利于国家对儿童接种情况的监测。适用于医疗卫生机构、提供预防接种服务的相关医疗保健机构及卫生行政部门。主要内容：儿童基本信息、儿童接种情况信息及疑似预防接种异常反应信息。

（四十二）计划免疫工作流程规范

通过对于各个模块功能的详细分析整合，本标准制定了计划免疫工作流程中的儿童账册管理、预约通知管理、预防接种管理、生物制品管理、设备管理、免疫程序管理和系统设置等客户端功能模块，同时还包括疑似预防接种异常反应监测、门诊情况监测、质量控制、儿童资料查询、接种情况监测和统计分析等平台功能模块的规范。优化计划免疫工作流程，能提高计划免疫工作效率，推动计划免疫工作健康有序地发展。适用于提供预防接种服务的相关医疗保健机构、疾病预防控制机构、医疗卫生机构及卫生行政部门。

（四十三）生命事件基本数据集

本标准依据 WS/T 303—2009《卫生信息数据元标准化规则》和卫生部《健康档案数据元字典编制规范》中对数据元属性描述规则的有关要求，对死亡医学登记基本数据元进行了标准化设置和规范化描述。适用于全国各级卫生行政部门、疾病预防控制机构及提供疾病预防控制服务的相关医疗保健机构。主要内容：死者的基本信息，死亡的原因、时间和诊断机构。

（四十四）健康体检流程规范

区域数据中心涉及整个区域医疗卫生行业的各业务部门，各部门之间将会发生频繁的数据交换。通过统一的传输格式不仅减少了传输成本，提高了传输效率，还保证了数据的一致性、及时性、安全性，并减少维护成本。本标准的推行有利于整合资源，减少区域内硬、软件资源的重复投资；有利于挖掘医疗卫生数据，提高医疗质量和服务水平，有利于实现信息资源共享，消除信息孤岛；有利于优化医疗卫生服务流程，提高医疗资源公平性和可及性；有利于居民健康管理和服务，提高居民健康素质；有利于政府部门健康促进政策的制定和实施，加强政府对卫生监管的力度。适用于区域卫生信息平台电子健康体检应遵循的规范流程。

（四十五）双向转诊流程规范

双向转诊能积极发挥大中型医院在人才、技术及设备等方面的优势，同时充分利用各社区医院的服务功能和网点资源，促使基本医疗逐步下沉社区，社区群众危重病、疑难病的救治到大中型医院。本标准规范了双向转诊流程，严格遵循 WS/T 303—2009 卫生信息数据元标准化规则、WS/T 305—2009 卫生信息数据集元数据规范、WS/T 306—2009 卫生信息数据集分类与编码规则，以及健康档案基本数据集编制规范、健康档案数据元分类代码以及健康档案共用数据元等标准，保证双向转诊与健康档案之间的无歧义衔接。便于社区卫生服务机构、支援医院双方协同完成转诊业务。

（四十六）家庭病床管理规范

家庭病床是社区卫生服务的重要组成部分，方便老年人、残疾人等患者获得连续性医疗服务，可以缓解医院床位紧张程度，缩短病人住院时间，加快病床周转，节省住院费用。家庭病床可保持治疗、护理的连续性，使病人在医院外得到科学的医疗服务。目前关于家庭病床管理并没有现成可用的标准，本标准结合我国家庭病床与区域卫生信息化建设的实际需要，规范了家庭病床流程，保证家庭病床与健康档案之间的无歧义衔接。主要内容：家庭病床建床用例、家庭病床查床用例、会诊与转诊用例、撤床用例。

（四十七）临床疾病分类与编码

疾病分类编码是一项集知识性、专业性和技术性于一体的工作，分类的准确性将会直接或间接地影响疾病分类统计数据的准确性，也影响着医疗质量的评估和医疗资源的分配。虽然 ICD-10 中采用了尽可能多的标准名称和较权威的医学术语以满足应用，然而由于目前尚无统一的国际标准疾病诊断名称，在实际应用中仍有许多疾病的分类不能涵盖。常见疾病的现译名和我国医师的习惯用法仍存在明显差异，使专业人员的编码工作具有一定的难度。本标准主要研究和制定中国疾病信息化编码，构建既与国际接轨、又具中国特色的中国疾病分类编码标准。

（四十八）临床医学术语

医学标准术语是医学信息电子化处理的基础。国际上使用较多的是 SNOMED，是目前涵盖内容较全的术语集。但是由于SNOMED最初由病理科医生主编，其临床应用的直观性不够，而且由于我国未获得最新SNOMED的使用授权，故对最新版的SNOMED的翻译工作处于停滞状态。此外，对包括SNOMED在内的国际通用术语集进行翻译，创新性不够，单纯的翻译往往难以紧跟各术语集不断更新的步伐，版权问题也容易制约翻译工作。因此，迫切需要建立符合中国语言习惯的医学术语集和编码系统，才能实现医学信息在中国医疗卫生及相关行业的各级单位，包括医疗、行政、保险等部门之间储存、提取与分析的电子化。本标准为数字化医疗过程提供标准化的语言模式；同时在应用中能体现智能化的要求，包括利用标准化术语通过特定逻辑模式，协助疾病的诊断、鉴别诊断和治疗等。本标准适用于医疗卫生及相关行业的各级单位，包括医疗、行政、保险等部门的医疗信息交流，并便于使用者进行国内外交流。本标准主要包括术语和定义，对临床医学、诊断学、症状、体征、实验室检查、辅助检查、诊断等概念进行了明确的定义；术语领域的界定等。

（四十九）手术与操作编码

通过手术与操作编码的制定与实施，可应用于医疗文书和电子健康信息档案中手术及操作的规范化记录和编目，实现手术及操作相关信息的系统分类、存档及检索，以利于医疗服务管理、医保管理、医学研究和医疗质量评价。本标准采用开放的编码框架，与临床路径和电子病历等应用融合，实现与现行国际编码方案的兼容和延展，可被医院信息机构和第三方厂商所采用，具有良好的应用推广效果。本标准适用于医疗服务和医学研究中以诊断或治疗为目的所实施的手术和操作。

（五十）医疗器械分类与编码

医疗卫生行业涉及的医疗器械种类繁多，涵盖医疗设备、医用耗材和医用试剂等范畴，并且各种医疗器械的临床使用范围、制造原理千差万别。为了统一管理，实现数据传输的一致性以及提高医疗器械管理中的效率，对医疗器械进行分类并统一编码是非常必要的。目前国内在用的医疗器械分类与编码主要有两套：中国食品药品监督管理局在用的《医疗器械分类目录》，以及中国卫生部1999年颁布的卫生行业标准——《全国卫生行业医疗器械、仪器设备（商品、物资）分类与编码》。药监局的《医疗器械分类目录》只有两级分类，没有详细的目录。卫生部的分类与编码虽然较为详细，但是已有近十年时间没有更新。本标准适用于各个医疗机构、管理部门对医疗器械的统一编码管理，实现各个医疗机构、管理部门之间医疗器械相关信息的共享。标准中的数据涵盖了医疗器械的所有类别，完成了医疗器械的三级分类，并对各级目录进行了编码。

（五十一）诊疗项目编码

本标准规定了医疗诊疗项目的分类与代码，以诊疗项目的基本使用方向（即中、西医，医技还是临床等）作为主要分类依据，解剖部位作为次要分类依据。诊疗项目的制订与实施，可应用于电子病历中诊疗项目与操作的规范化记录和编目，实现诊疗项目相关信息的系统分类、存档及检索，以利于医疗服务管理、医保管理和医疗质量评价。适用于卫生行业各医疗、教学、科学研究和生产等单位区域卫生信息系统的开发、实施与应用。本标准主要包括医学影像学、超声、核医学、放射治疗、检验和病理。

（五十二）化学药品和生物制剂编码

药品编码是建立统一的居民个人健康档案、标准化电子病历、数字化医疗，实现跨地区、大区域卫生信息资源共享所必需的支撑性标准。然而，目前我国药品编码体系较多，“各自为政”。无论是工商企业、医疗机构自行设计的编码，还是各软件设计单位开发的编码，均只能在局部使用，相互之间不兼容，造成信息处理和流通效率低下，无法实现信息交流和共享。药品编码作为电子健康档案和电子病历的基础性标准，是必不可少的；也是现代医疗机构开展高效、优质的临床诊疗及医疗管理工作必需的信息资源；也是新一代HIS实现区域信息共享、协同服务的前提基础；同时，统一的药品编码对药品数据采集、数据分析、数据挖掘、信息处理、利用研究等方面都有重大意义，并对物流、财务、科研、教学等领域产生指导和引领作用。所以，药品编码是构建统一高效、资源整合、互通互联、信息共享的医药卫生信息系统的生命之码。本标准规定了化学药品和生物制剂的分类和编码，其特点是收载药品全面、一物一码、信息丰富、可识别性强。适用于以居民电子健康档案和电子病历为核心的“数字卫生信息共享系统”，同样适用于药品的生产、经营、科研、教学、统计、财务、监管等领域的信息处理和信息共享。

（五十三）中药分类与编码

现阶段中药饮片生产及销售流通各环节间，由于没有对中药名称进行统一的数字化处理，编写方式多种多样，无法实现数据共享、互联互通，相比于西药和中成药，尤其难以管理。在西药、中成药已经实现编码规范管理的今天，中药使用量最大的饮片始终没有一套规范的编码系统，目前我国对于中药饮片编码方面的标准几乎是空白，结合中药材及中药饮片的特殊性，我们在编制标准时，对中药材及中药饮片的分类、标准名称、炮制工艺、规格、原产地进行统一编码，以实现编码的唯一性。本标准适用于解决医疗机构如大型医院、社区医疗服务中心，中药流通环节如医药公司、零售药店，以及中药生产加工企业的规范化的中药信息共享。目前中药编码已通过与第三方软件厂商的合作，被试用于医药公司信息系统、中药饮片生产企业信息系统等多个厂商，并取得了良好的应用推广效果。

（五十四）卫生数据共享访问接口技术规范

包括电子病历数据传输规范和电子健康档案数据传输规范。由于医疗卫生业务涉及医疗、妇幼、防疫、计划免疫、疾病控制、卫生监督、保健、健康教育、科研教学、急救、血液供应等多条业务主线，这些业务信息的交换由于部门与系统的差异，所获取的数据在数据集关系、数据项定义、值域与代码上存在重大差异。通过数据传输规范的制订与实施，解决卫生医疗机构异构应用系统和异地之间的数据交换技术和标准规范问题，实现医院、社区、家庭之间及与社会其他部门之间业务和健康信息的存储、交换和获取。目前数据传输规范已经在课题的各项应用软件中广泛采用与实施，成为数据处理与交换的基础；

并且通过与第三方软件厂商的合作，被医院信息系统、电子病历系统、慢性病管理系统等多个部门的不同厂商所采用，在卫生行业软件数据传输规范化方面取得了良好的应用推广效果。

（五十五）全程健康档案索引技术规范

在医疗卫生行业的业务处理中，大部分都是对人进行服务的，如对新生儿的处理，对健康人的健康档案、健康保健，对患者的治疗等，这些都是人在不同时期需要的服务业务，想要让这些业务能相互交换，就必须采用统一的个人主索引。区域卫生信息系统的主要目标是如何更好地为广大居民提供医疗卫生服务。它应该是面向全人群及关注居民整个生命周期内发生的所有医疗信息。从而在一个区域内提供一个以居民为中心的统一的健康记录成为技术关键。为了能提供这样的统一、连续的健康记录，首先要确定居民的身份。个人主索引的建立就是为了在跨区域时确定居民的唯一身份。本标准的建立就是为了明确个人主索引的建立机制，规范个人主索引的组成形式。通过本标准的实施，为建立以电子健康档案和电子病历为核心的区域数据中心、“医疗一卡通”等信息系统提供了指导。

（五十六）检验结果报告文档规范

目前国内医学检验没有统一的标准，以致检验结果不能互联互通，无法共享。本标准制定检验结果报告文档规范适用于检验报告等。检验结果报告文档规范定义了一个CDA文档模板，规定了遵循ISO/HL7 27932：2008 CDA R2标准的检验结果报告中文档头和文档体的一系列约束。使用检验结果报告文档规范作为基础模板导出的检验结果报告文档必须遵循本部分定义的CDA文档头的约束。本标准定义的所有约束都遵循ISO/HL7 27932：2008 CDA R2标准。本标准定义的检验结果报告文档规范的约束遵循CDA医疗文档内容模块标准第1部分：基本医疗文档规范。本标准的检验结果报告文档规范定义中使用了定义于CDA医疗文档内容模块标准第3部分：CDA组件模板。

（五十七）卫生信息共享文档规范：检验记录

检验记录作为电子病历和个人健康记录的共享电子文档，内容包括病人的检验申请和实验室检验结果资料。检验记录共享文档提供人可读的格式，另外也提供机器可读的格式，以便检验结果整合到其他医疗系统。本标准遵循HL7 CDA和IHE XD-LAB TF的技术框架，符合CCD和IHE PCC TF要求，应结合我国临床检验现状和卫生信息共享中检验业务活动实际需求，制定检验记录文档模板。规定了检验记录的文档模板，遵循总则标准中文档架构的要求以及对文档头和文档体的一系列约束。对检验记录文档结构、报告内容、语义术语等内容进行规范，是我国临床检验数据元基本数据集标准的实施规范。本标准适合检验记录文档等应用，可供全国各地区在卫生信息化建设的技术方案制定、工程招投标和系统实施过程中参考使用。

（五十八）卫生信息共享文档规范：检查记录

基于国内对卫生信息共享的需求，本标准在遵照WST 304—2009卫生信息数据模式描述指南、WS/T XXX—2011 卫生信息共享文档规范——总则等相关标准基础上，结合卫生信息共享中孕产妇体格检查业务活动、儿童体格检查业务活动及成人体格检查业务活动的实际需求而制定。本标准规定了孕产妇体格检查、儿童体格检查及成人体格检查的文档模板，遵循总则标准中文档架构的要求以及对文档头和文档体的一系列约束，是一个关于孕产妇体格检查、儿童体格检查及成人体格检查的共享文档基本模板，各地在实施过程中可根据情况进行扩展。适合于孕产妇体格检查文档、儿童体格检查文档及成人体格检查文档等应用。本规范可供全国各地区在卫生信息化建设的技术方案制定、工程招投标和系统实施过程中参考使用。

（五十九）健康信息学 个人身份标识规范

一个人在其一生中要接受许多服务，如对新生儿的处理，个人健康档案的建立，健康保健，对患者的治疗等，这些都是人在不同时期需要接受的不同业务领域的服务，要让这些业务信息能够交互和共享，就必须采用统一的个人身份标识。建立个人身份标识体系，是构建健康信息资源共享平台非常重要的问题，只有在完整构建起来的个人身份标识体系下，才有可能使所整合在一起的健康信息存在真正的价值。标准的制定就是为了明确个人身份标识的确立方法，规范个人身份标识的内容。本标准的实施可以为以电子健康档案和电子病历为核心的区域数据中心、“一卡通”等信息系统提供指导和支持。标准规定了用于确定个人身份标识的有效身份证件的种类及其优先顺序，说明了有效身份证件之间的关联方法，给出了个人身份标识的确定方法。适用于健康信息系统的研发人员、管理人员和科研人员。

（六十）健康信息学 健康体检基本内容格式规范

国内体检机构从形式上分为两类，即公立医院的体检室和私立健康体检机构，目前尚未有统一的健康体检基本内容规范，体检机构拥有自己的健康体检项目和报告规范，以上原因均阻碍了健康信息的互通和共享。通过制定本标准，能规范目前国内的健康体检业务操作，避免不必要的体检项目，降低健康体检业务中的不合理性，做到统一标准，规范化管理，促进健康信息共享，加强居民健康信息的数字化管理。健康管理工作者能获得关于居民身体健康的及时、精确的数据，有利于其对居民的健康进行监控和提供更优质的健康服务。本标准规定了健康体检基本原则和基本内容，适用于健康体检。主要内容：健康体检基本要求、健康体检基本内容、健康记录与报告。

（六十一）健康信息学 HL7v3 参考信息模型

RIM 是勾勒所有 HL7v3 协议规范标准与其信息相关内容的原始参考。在 ISO/TC 215 “健康信息学标准化技术委员会”的语境中，RIM 给出了一个可用于研制更多健康信息学规范的参考模型。本标准等同采用 ISO/HL7 21731《健康信息学 HL7v3 参考信息模型》(版本 1)，是一个基于独立的、内容全面的健康信息模型的消息传输标准，可以推动健康信息学标准和 ISO/TC 215 相关规范之间的一致性。从 HL7 工作组和 HL7 国际联盟角度看，RIM 是各方达成一致的共识，经过信息综合得到的视图。本标准中规定的 RIM 可作为从其自身派生出的其他信息模型的依据，也可作为支持数据库和其他信息结构设计的基础。然而ISO/TC 215和HL7都认为定义针对具体标准的实现是否符合本标准的测试是毫无道理的。因此，本标准的用户不需要声称符合本标准。而且，作为本标准的制定者，ISO/TC 215和HL7都要求用户把造成用户不使用本标准或扩展本标准的具体需求通知它们。这将使本标准的后续版本能够满足更大范围的需求。

(六十二) 区域HIS功能规范

区域内的社区卫生服务中心（乡镇卫生院）共用一个HIS，将医疗信息数据集中在县（市、区）级平台上，便于区域卫生行政部门对管辖范围内的社区卫生服务中心（乡镇卫生院）的人、财、物进行实时监管，对管辖区域内的卫生信息进行统计分析。本标准规定区域HIS功能规范，平台除包括门诊管理分系统、住院管理分系统、药品管理分系统等业务系统外，还应具有卫生行政部门及各社区卫生服务中心（乡镇卫生院）的统计分析系统、决策分析系统等。能实现一体化，达到数据共享；支持普通的列级访问控制和行级访问控制，将系统管理和使用权限下放，使得业务人员真正成为数据的控制者。适用于区域卫生行政部门对管辖范围内的社区卫生服务中心（乡镇卫生院）的管理。

(六十三) 区域临床检验信息系统功能规范

制定本标准能规范区域临床检验信息系统必须包含的内容、区域临床检验信息交换的内容、区域临床检验数据使用的规范、系统的基本功能、系统使用的代码、临床检验标本识别码编码规则、临床检验标本容器条形码标签规格。协助区域内所有临床实验室相互协调并完成日常检验，在区域内实现检验数据集中管理和共享，通过对质量控制的管理，最终实现区域内检验结果的互认，为区域医疗提供临床实验室信息服务。

(六十四) 区域心电信息系统功能规范

制定本标准能实现心电检查数据的集中诊断和统一质控，可以方便地解决基层医疗机构专业人才缺少、诊断水平薄弱、治疗不及时等问题。包括对大型医院内部如门诊、病房所有心电图数据的采集、记录、传输、存储、报告到全院临床发布整个过程的记录和跟踪等功能；还可以将院前120急救采集、记录的心电图实时传输到医院，使得医院及早做好心脏病病人抢救的准备，从而实现对院前急救心电检查过程的数字化。本标准符合DICOM和HL7国际标准，主要包括：登记工作站功能规范、采集工作站功能规范、分析诊断工作站功能规范、数据统计工作站功能规范及管理工作站功能规范。

(六十五) 区域影像信息系统功能规范

区域影像信息系统是指区域范围内多家医疗机构联网组成的放射信息系统，实现放射检查的集中诊断和统一质控，充分利用和共享放射设备和人才资源，是实现三级医疗资源合理分配，用于解决“看病难、看病贵”的区域卫生信息解决方案的重要组成部分。本标准规定了浙江省区域影像信息系统功能规范，统一架构，并严格遵循IHE国际规范，符合XML 1.0标准，符合国际疾病分类标准，符合卫生部颁布的电子病历和健康档案数据标准。主要内容：区域放射信息系统与区域影像中心的功能规范。

（六十六）区域远程病理诊断信息系统功能规范

为加强卫生信息化工作的规范管理，进一步加快卫生信息化基础设施建设，保证医院病理诊断信息系统的质量，加强公立医院数字病理信息化的改革，提高基层公立医院病理常规及疑难肿瘤诊疗的质量和效率，保障医疗机构病理诊断的安全，降低医疗诊断费用，减轻患者负担，提高病理诊断准确率，保障病理质控体系的规范化，特制定《区域远程病理诊断信息系统功能规范》。本规范同时为各级医院进行数字病理远程诊断的指导性文件，是用于评价各级医院数字病理远程诊断水平的基本标准，也是数字病理科远程诊断系统评审的一个重要依据。

第三节　数字卫生标准存在的问题与展望

政府非常重视标准化，不仅仅出自对产业战略转型层面的需求，更是从实际的工作需求出发。从政府层面来看，不仅需要对医院的医疗服务进行监控，对公共卫生问题进行精准定位和决策，医疗更是民生问题，需要为医疗改革的推进提供有力的证据。各国政府对医疗卫生信息标准化都非常重视。从欧美的发展来看，都布局医疗卫生信息的发展；美国奥巴马的医改，电子病历的使用就是重要内容之一；而英国无线医疗和远程医疗的推进，无不是以信息化为主导。信息化对产业来说，最重要的就是标准化。标准化是重中之重，尽管我国发展的阶段与欧美国家不一致，但依然要把标准作为优先发展的重点领域。我国大多数医疗机构目前仍然处于信息化的初级阶段，面向业务的集成，以患者为中心的理念还处于萌芽阶段。但复杂之处就是我国各地区发展的不平衡性，部分地区已经达到较为发达的程度，但仍有不少地区的医疗卫生信息化还未开展，在这样的背景下，从目前来看标准化还具有一定的局部性。

尽管卫生信息标准得到了政府部门的重视，但是国内的医疗信息化市场还处于发展的初期，各医疗信息软件厂商以项目为重，把单个的医疗机构项目作为攻关的主要内容，基本都面向单一的医疗机构的应用需求，很少考虑到全国乃至国际性产品输出的战略，因此软件产品内容比较单薄，缺少优秀的系统设计和面向接口的应用开发，因此标准化的意识非常薄弱，标准化过程需要经历相当长的培育阶段，不仅需要有品牌意识，更需要有大市场的战略。

从医疗信息软件需求的产生过程来看，各地的医疗机构都有其特殊的应用需求，很难产生具有规模性的共性需求，因此面向医疗机构内部流程的设计和应用，满足机构特色的软件系统的快速开发和集成对开发商来说是最快的捷径。何况目前医疗机构处于强势地位，比如患者很短的时间内在不同的医疗机构就医，都可能被要求进行检验，这些机构间检验结果不能互认，甚至对于同样的检验项目，不同的医疗机构具有不同的项目指标内容和表达方式。这一方面确实存在不同的医疗机构由于使用不同的检验设备，因而存在不同的检验结果表达方式和不同的检验结果解读方式；另一方面医疗属于风险比较大的行业，对于历史数据的参考，尤其是患者自带的，有理由怀疑资料的可靠性，所以重复检验也是合理的。从现实医疗机构间的数据交换角度来看，标准还未得到广泛的应用，医疗机构需要有全局的标准化推动力来推动标准的实践与应用。

此外，对于具有良好标准化条件的医疗器械设备来说，医疗机构大多数使用进口的设备，因此面向底层的设备标准几乎没有国内的生产商，也就不需要对底层设备的标准进行关注了，而医疗器械的标准化也许是医疗信息化方面最具有通用性的方面，如国外的 IHE 测试即是对这方面标准的一种测试，但国内缺乏具有行业领头地位的生产商，缺少发展的机遇，标准化也未能列入日程。因此，医疗卫生信息的标准化有赖于国内医疗器械及软件开发商的蓬勃发展，有赖于国内产业结构的调整和政府采购中要求医疗机构对国产医疗器械设备的政策倾斜。

标准化不仅要求对标准进行执行，更重要的是能够制定出符合实际的标准。但由于前述的原因，我们的产业还处于模仿引进阶段，缺乏创新，缺少顶级的具有自主产权的产品，更缺少制定标准的人才，而人才的培养、创新产品的研发、品牌的培育是需要时间的。

标准的发展不仅需要政府的强烈需求，而且产业的参与，面向具体细分行业的生产商标准组织的自主形成，电子病历等相关信息化内容的立法工作，医疗机构信息互通的政策规定，等级医院评审条件对于医疗卫生信息标准内容的规定，以及整个医疗机构的布局和监管策略的改变，都是标准逐步形成需求，能够有自发的推动力，并积淀和形成标准化氛围的前提条件，可以说，标准化的推进是需要“组合拳”才能够真正实现的，同时也有赖于一个尊重知识产权、更法制化的市场经济环境的建设。

从目前的条件来看，对于国际标准组织已经形成的标准进行翻译、培训和推广，取得医疗界、产业界和政府部门的标准共识是最重要的，同时通过引进和翻译标准，培养标准化的人才，逐步参与国际标准的形成，为引导产业的理性健康发展奠定基础。

参考文献

段会龙．2008. 医学信息相关标准分析．中国生物医学工程学报，27（2）：206～212.

傅征，梁铭会．2009. 数字医学概论．北京：人民卫生出版社．

纪京平，屈建国．2008. 健康管理信息支撑体系功能设计探讨．中国数字医学，3（9）：48～51.

齐国隆，孔令人．2001. 医疗环境电子数据交换标准 HL7v3.0 的新进展．中华医院管理杂志，17（6）：361～363.

沈健．2006. 欧洲医疗卫生信息化：向更高的目标发展．中国卫生产业，（1）：81～83.

世界卫生组织．1990. 世界卫生组织概况．袁波，马涛译．北京：人民卫生出版社．

颜雨春，周典，朱启星．2010. 数字化医院建设与管理．合肥：安徽科学技术出版社．